乳腺超声造影
诊断图谱

Atlas of Contrast Enhanced Ultrasound of Breast

主 编 罗 俊 陈 琴 岳林先

副主编 王 冬 唐丽娜 罗 静

人民卫生出版社

·北 京·

图书在版编目（CIP）数据

乳腺超声造影诊断图谱 / 罗俊等主编 . —北京：
人民卫生出版社，2024.2
ISBN 978-7-117-35617-6

Ⅰ. ①乳… Ⅱ. ①罗… Ⅲ. ①乳房疾病－超声波诊断
－图解 Ⅳ. ①R655.804-64

中国国家版本馆 CIP 数据核字（2023）第 222373 号

| 人卫智网 | www.ipmph.com | 医学教育、学术、考试、健康，购书智慧智能综合服务平台 |
| 人卫官网 | www.pmph.com | 人卫官方资讯发布平台 |

乳腺超声造影诊断图谱

Ruxian Chaosheng Zaoying Zhenduan Tupu

主　　编：罗　俊　陈　琴　岳林先
出版发行：人民卫生出版社（中继线 010-59780011）
地　　址：北京市朝阳区潘家园南里 19 号
邮　　编：100021
E - mail：pmph @ pmph.com
购书热线：010-59787592　010-59787584　010-65264830
印　　刷：人卫印务（北京）有限公司
经　　销：新华书店
开　　本：889×1194　1/16　印张：28
字　　数：788 千字
版　　次：2024 年 2 月第 1 版
印　　次：2024 年 3 月第 1 次印刷
标准书号：ISBN 978-7-117-35617-6
定　　价：229.00 元

打击盗版举报电话：010-59787491　E-mail：WQ @ pmph.com
质量问题联系电话：010-59787234　E-mail：zhiliang @ pmph.com
数字融合服务电话：4001118166　E-mail：zengzhi @ pmph.com

编　者（按姓氏笔画排序）

王　冬　电子科技大学附属医院 / 四川省人民医院
王胜利　延安大学附属医院
邓椀月　电子科技大学附属医院 / 四川省人民医院
孔维芳　电子科技大学附属医院 / 四川省人民医院
白宝艳　延安大学附属医院
吕志红　鄂东医疗集团市中心医院
朱　鸿　电子科技大学附属医院 / 四川省人民医院
刘瑜妍　电子科技大学
刘锦平　电子科技大学附属医院 / 四川省人民医院
许华宁　南京中医药大学附属医院 / 江苏省中医院
李　一　电子科技大学附属医院 / 四川省人民医院
李超男　成都中医药大学
杨　勇　空军军医大学第二附属医院
杨　斌　中国人民解放军东部战区总医院
杨　磊　成都市第一人民医院
杨丽春　昆明医科大学第三附属医院 / 云南省肿瘤医院
吴　昊　电子科技大学附属医院 / 四川省人民医院
吴池华　电子科技大学附属医院 / 四川省人民医院
吴意赟　南京中医药大学附属医院 / 江苏省中医院
沈若霞　昆明医科大学第三附属医院 / 云南省肿瘤医院

张梓桢　曲靖市第一人民医院
陈　杰　电子科技大学附属医院 / 四川省人民医院
陈　琴　电子科技大学附属医院 / 四川省人民医院
陈轶洁　福建省肿瘤医院
尚　兰　电子科技大学附属医院 / 四川省人民医院
罗　俊　电子科技大学附属医院 / 四川省人民医院
罗　静　电子科技大学附属医院 / 四川省人民医院
岳林先　电子科技大学附属医院 / 四川省人民医院
周蕾蕾　电子科技大学附属医院 / 四川省人民医院
贯　成　成都中医药大学
骆云浩　电子科技大学附属医院 / 四川省人民医院
袁丽君　空军军医大学第二附属医院
唐丽娜　福建省肿瘤医院
黄大艳　电子科技大学
曹文斌　电子科技大学附属医院 / 四川省人民医院
龚　勋　西南交通大学
韩鄂辉　鄂东医疗集团市中心医院
程　艳　曲靖市第一人民医院
程印蓉　成都市第一人民医院

插图/秘书

蔡沁村　电子科技大学附属医院/四川省人民医院　　　　王　浩　资阳市人民医院

Atlas of Contrast Enhanced
Ultrasound of Breast

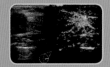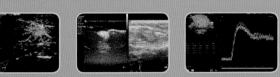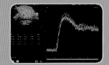

前　言

乳腺疾病已成为女性第一大疾病，严重威胁着妇女的身心健康。在我国，超声作为乳腺最重要的影像学检查方法之一，在乳腺疾病的早诊早治方面发挥了重要作用。随着超声新技术的不断发展，其在乳腺疾病诊疗一体化中的应用不断拓展更新，尤其是超声造影的出现，为应用超声了解病灶微灌注信息，从而使更精准地评估病灶成为可能。尽管乳腺超声造影的应用已有多年历史，相关的研究报道也较多，但一直未形成统一的诊断标准和共识，对其临床应用价值尚存在争议，其临床普及性还远远不足，尚缺乏一本系统介绍乳腺超声造影的专著供参考。

笔者所在单位超声科与乳腺外科 10 余年来通过多学科合作，在乳腺疾病超声造影的临床应用方面进行了多方向深入研究，摸索出一系列超声造影应用于乳腺疾病诊疗一体化方面的价值和经验。对乳腺可疑病灶的超声造影再评估，从而优化 BI-RADS 分类，降低不必要的穿刺活检；在乳腺癌前哨淋巴结活检的超声造影识别与定位；在乳腺癌新辅助治疗超声造影疗效评估及乳腺超声人工智能这四个方面，积累了超 1 万例病例。同时针对乳腺结节超声造影缺乏统一诊断标准的问题，笔者所在单位提出了乳腺超声造影良恶性病灶诊断预测模型，并通过单中心及多中心前瞻性研究证实了该系列预测模型的有效性。基于这些，笔者萌发了撰写此书的想法，希望把我们的经验和研究成果分享给广大读者，并借此共同推动乳腺超声造影及我国超声医学事业的发展。

本书精选和绘制图片 1 000 余幅，所有病例资料均筛选自笔者所在单位 13 年乳腺超声造影数据库及牵头的全国多中心研究数据库，且均有病理结果。多中心研究有来自全国 5 省 7 市 8 家医学中心提供的 1 738 例病例资料，为期 3 年完成。全书共分 14 章，包括乳房的解剖与影像学、乳腺超声造影概述、乳腺超声造影预测模型、乳腺上皮性恶性肿瘤、其他恶性肿瘤、乳腺良性上皮性肿瘤、乳腺其他良性肿瘤、应用乳腺超声造影预测模型漏误诊病例、乳腺 X 线微钙化的超声造影再评估与靶向活检、乳腺导管内病变的超声造影再评估及靶向活检、乳腺癌新辅助治疗的超声造影评估、乳腺癌前哨淋巴结的超声造影识别与定位、乳腺超声影像的人工智能，以及超声造影对乳腺外科临床诊疗的价值，全方位介绍了乳腺疾病超声造影。同时，在前期出版的电子图书《乳腺超声造影诊断图谱》的基础上，对部分内容和图片进行了更新和增补，新增了"乳腺导管内病变的超声造影再评估及靶向活检"和"乳腺 X 线微钙化的超声造影再评估与靶向活检"等内容，使读者能全方位、多维度地了解乳腺超声造影的应用。

本书的顺利完成，离不开参加多中心研究各位医师的辛勤付出和奉献，得益于笔者所在单位乳腺外科、放射影像科和病理科长期与我们的密切合作，使得 13 年乳腺超声造影之路一直坚持走下来，并在临床应用中生根发芽，造福于广大患者。同时，还要感谢所有在乳腺超声造影之路上提供帮助和付出的老师和同仁们，以及为本书的编写和出版提供无私帮助的朋友们。

尽管各位编者在本书的编写中付出了极大努力，但一些少见的乳腺病理类型由于数据库中没有实际病例或超声造影资料没有纳入本书，一些病例病史欠完整，超声二维图像较少，都是本书在编写过程中的遗憾和不足。且限于编者学识和经验的局限，书中难免有疏漏和错误之处，恳请各位专家学者和广大读者批评指正，您的建议和意见将是我们宝贵的财富。

罗　俊　陈　琴　岳林先

2023年5月于成都

Atlas of Contrast Enhanced
Ultrasound of Breast

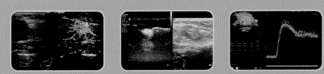

第一章　乳房的解剖与影像学 ………………………………………………………… 1

第一节　乳房的解剖结构与影像学 ……………………………………………………… 2

第二节　乳腺的组织结构与影像学 ……………………………………………………… 2

　　一、乳腺小叶 …………………………………………………………………………… 2

　　二、乳管系统 …………………………………………………………………………… 3

第三节　乳腺的密度与分级 ……………………………………………………………… 4

第四节　乳腺的血供、微循环与影像学 ………………………………………………… 6

　　一、乳腺的动脉血供 …………………………………………………………………… 6

　　二、乳腺的静脉回流 …………………………………………………………………… 6

　　三、乳腺的微血管与演进及增强乳腺影像学背景强化 ……………………………… 7

第五节　乳腺的淋巴引流 ………………………………………………………………… 10

第二章　乳腺超声造影概述 …………………………………………………………… 11

第一节　乳腺超声造影常规 ……………………………………………………………… 12

　　一、乳腺超声造影的给药途径及给药剂量 …………………………………………… 12

　　二、安全性及多次给药 ………………………………………………………………… 12

　　三、乳腺超声造影的仪器探头选择及参数调节 ……………………………………… 13

　　四、乳腺超声造影的时相 ……………………………………………………………… 15

　　五、乳腺超声造影的分析方法 ………………………………………………………… 16

　　六、乳腺超声造影的影响因素 ………………………………………………………… 18

　　七、乳腺超声造影的优势和局限性 …………………………………………………… 18

　　八、乳腺超声造影的禁忌证 …………………………………………………………… 19

第二节　乳腺超声造影基本方法 ………………………………………………………… 19

　　一、乳腺超声造影的适应证 …………………………………………………………… 19

　　二、乳腺超声造影的检查方法 ………………………………………………………… 20

　　三、乳腺超声造影的操作流程 ………………………………………………………… 21

　　四、乳腺超声造影的注意事项 ………………………………………………………… 29

第三章　乳腺超声造影预测模型 ……………………………………………………… 31

第一节　乳腺超声造影术语词典 ………………………………………………………… 32

第二节　乳腺超声造影定性分析模式病例示例 ………………………………………… 34

第三节　乳腺超声造影良恶性预测模型 ………………………………………………… 49

第四章　乳腺上皮性恶性肿瘤 ………………………………………………………… 55

第一节　微小浸润性癌 …………………………………………………………………… 56

第二节　浸润性乳腺癌 …………………………………………………………………… 72

　　一、非特殊类型浸润性乳腺癌 ………………………………………………………… 72

　　二、浸润性小叶癌 ……………………………………………………………………… 90

　　三、小管癌 ……………………………………………………………………………… 100

　　四、筛状癌 ……………………………………………………………………………… 102

　　五、黏液癌 ……………………………………………………………………………… 104

六、伴髓样特征的癌 ………………………………………………………………… 121
七、伴大汗腺化生的癌 ……………………………………………………………… 121
八、伴印戒细胞分化的癌 …………………………………………………………… 121
九、浸润性微乳头状癌 ……………………………………………………………… 121
十、非特殊型化生性癌 ……………………………………………………………… 123
十一、少见类型 ……………………………………………………………………… 130
第三节　上皮 - 肌上皮肿瘤 …………………………………………………………… 133
一、伴癌的腺肌上皮瘤 ……………………………………………………………… 133
二、腺样囊性癌 ……………………………………………………………………… 133
第四节　前驱病变 ……………………………………………………………………… 133
一、导管原位癌 ……………………………………………………………………… 134
二、小叶原位癌 ……………………………………………………………………… 160
第五节　乳头状病变 …………………………………………………………………… 162
一、导管内乳头状瘤伴导管原位癌 ………………………………………………… 163
二、导管内乳头状瘤 ………………………………………………………………… 164
三、包膜内乳头状癌伴浸润 ………………………………………………………… 166
四、实性乳头状癌 …………………………………………………………………… 166

第五章　其他恶性肿瘤 ……………………………………………………………… 173
第一节　间叶肿瘤 ……………………………………………………………………… 174
一、乳房肉瘤 ………………………………………………………………………… 174
二、血管肉瘤 ………………………………………………………………………… 174
三、恶性外胚层间叶肿瘤 …………………………………………………………… 176
第二节　纤维上皮性肿瘤 ……………………………………………………………… 178
叶状肿瘤 ……………………………………………………………………………… 178
第三节　乳头肿瘤 ……………………………………………………………………… 187
乳头 Paget 病 ………………………………………………………………………… 187
第四节　恶性淋巴瘤 …………………………………………………………………… 189
弥漫性大 B 细胞淋巴瘤 ……………………………………………………………… 189
第五节　乳腺转移性肿瘤 ……………………………………………………………… 192
一、淋巴瘤转移 ……………………………………………………………………… 192
二、转移性腺癌 ……………………………………………………………………… 195
三、宫颈鳞癌转移 …………………………………………………………………… 196
四、肺低分化腺癌转移 ……………………………………………………………… 197
五、恶性黑色素瘤转移 ……………………………………………………………… 199
第六节　少见乳腺癌 …………………………………………………………………… 199
一、男性乳腺浸润性癌 ……………………………………………………………… 199
二、炎性乳腺癌 ……………………………………………………………………… 200

第六章　乳腺良性上皮性肿瘤 ……………………………………………………… 201
第一节　上皮 - 肌上皮肿瘤 …………………………………………………………… 202
一、多形性腺瘤 ……………………………………………………………………… 202

　　二、腺肌上皮瘤 202

第二节　小叶肿瘤 203
　　非典型小叶增生 203

第三节　导管内增生性病变 203
　　一、普通型导管增生 203
　　二、柱状细胞变（包括平坦型上皮非典型性） 206
　　三、非典型导管增生 211

第四节　乳头状病变 217
　　一、导管内乳头状瘤 217
　　二、导管内乳头状瘤伴非典型增生 221

第五节　良性上皮增生 222
　　一、硬化性腺病 222
　　二、大汗腺腺病 227
　　三、微腺管腺病 230
　　四、放射性瘢痕 / 复合硬化性病变 230
　　五、腺瘤 232

第七章　乳腺其他良性肿瘤 237

第一节　间叶肿瘤 238
　　一、结节性筋膜炎 238
　　二、肌成纤维细胞瘤 239
　　三、韧带样型纤维瘤病 241
　　四、炎性肌成纤维细胞瘤 244
　　五、良性血管病变 244
　　六、假血管瘤样间质增生 244
　　七、颗粒细胞肿瘤 247
　　八、良性外周神经鞘膜肿瘤 248
　　九、脂肪瘤 249
　　十、血管脂肪瘤 250

第二节　纤维上皮性肿瘤 251
　　一、纤维腺瘤 251
　　二、良性叶状肿瘤 261
　　三、乳腺错构瘤 265

第三节　乳头肿瘤 267
　　一、乳头腺瘤 267
　　二、汗管瘤样肿瘤 268

第八章　应用乳腺超声造影预测模型漏误诊病例 269

第一节　具有良性预测模型表现的乳腺恶性肿瘤 270
　　一、导管原位癌 270
　　二、非特殊类型浸润性乳腺癌 272

第二节　具有恶性预测模型表现的乳腺良性病灶 284

一、纤维腺瘤 ……………………………………………………………………… 284

二、导管内乳头状瘤 ……………………………………………………………… 289

三、腺病 …………………………………………………………………………… 291

四、硬化性腺病 …………………………………………………………………… 294

五、非典型导管增生 ……………………………………………………………… 300

六、良性叶状肿瘤 ………………………………………………………………… 302

七、炎性结节 ……………………………………………………………………… 304

第九章　乳腺 X 线微钙化的超声造影再评估与靶向活检 ……………………… 311

第一节　乳腺 X 线在乳腺癌筛查中的应用 …………………………………… 312

一、一般风险(即除乳腺癌高危人群以外)女性 ………………………………… 313

二、乳腺癌高危人群 ……………………………………………………………… 313

第二节　乳腺 X 线的新技术及新进展 ………………………………………… 314

一、数字乳腺断层合成 X 线摄影 ………………………………………………… 314

二、对比增强双能数字化乳腺 X 线摄影 ………………………………………… 318

第三节　乳腺 X 线的判读方法及影响因素 …………………………………… 319

一、报告前充分了解病史、检查目的和 X 线摄影质量控制 …………………… 320

二、乳腺组织构成分型 …………………………………………………………… 320

三、清晰描述重要的发现,并与既往检查片对比 ……………………………… 320

四、对每个病灶进行完整的评估和分类 ………………………………………… 327

五、病灶的定位 …………………………………………………………………… 332

六、影响乳腺 X 线判读的因素 …………………………………………………… 333

第四节　乳腺 X 线引导下微钙化导丝定位及活检 …………………………… 333

一、乳腺 X 线引导下导丝定位活检 ……………………………………………… 334

二、乳腺 X 线引导下空芯针活检及真空辅助微创旋切术 ……………………… 339

三、定位及活检注意事项 ………………………………………………………… 341

第五节　乳腺微钙化的二眼超声检查方法及新技术的应用 ………………… 341

第六节　乳腺微钙化超声造影再评估及靶向活检 …………………………… 343

一、引导靶向活检 ………………………………………………………………… 344

二、探讨通过超声造影表现豁免部分患者穿刺活检的可能 …………………… 345

第十章　乳腺导管内病变的超声造影再评估及靶向活检 ………………………… 349

第一节　乳管 X 线造影 ………………………………………………………… 351

一、导管造影术应用及操作 ……………………………………………………… 351

二、乳腺 X 线导管造影影像表现 ………………………………………………… 351

第二节　乳管镜检查 …………………………………………………………… 354

一、乳管镜检查的适应证 ………………………………………………………… 354

二、乳管镜检查的禁忌证 ………………………………………………………… 354

三、乳管镜检查方法 ……………………………………………………………… 354

四、乳管镜检查观察与记录内容 ………………………………………………… 354

五、乳管镜检查的并发症 ………………………………………………………… 355

六、乳管镜检查的操作要点总结 ………………………………………………… 355

第三节　超声造影再评估及靶向活检 ………………………………………………………… 356

第十一章　乳腺癌新辅助治疗的超声造影评估 …………………………………… 361

第一节　乳腺癌新辅助治疗概述 ………………………………………………………… 362
第二节　新辅助治疗的意义和适应证 …………………………………………………… 362
第三节　新辅助治疗的疗效评估 ………………………………………………………… 363
　　一、病理学评估（金标准） …………………………………………………………… 365
　　二、实体肿瘤疗效评价标准 ………………………………………………………… 368
　　三、临床触诊 …………………………………………………………………………… 370
　　四、乳腺 X 线 ………………………………………………………………………… 370
　　五、乳腺磁共振成像 ………………………………………………………………… 371
　　六、正电子发射断层显像 …………………………………………………………… 372
　　七、乳腺超声 …………………………………………………………………………… 372
　　八、活检 ………………………………………………………………………………… 377
第四节　新辅助治疗疗效评估的超声检查规范 ……………………………………… 378
　　一、检查方法 …………………………………………………………………………… 378
　　二、图像分析 …………………………………………………………………………… 378
第五节　影响超声造影评估的因素及注意事项 ……………………………………… 381
　　一、超声设备 …………………………………………………………………………… 381
　　二、参数调节 …………………………………………………………………………… 381
　　三、医师 ………………………………………………………………………………… 381
　　四、造影剂 ……………………………………………………………………………… 381
第六节　超声造影局限性 ………………………………………………………………… 381
第七节　技术路线图 ……………………………………………………………………… 384
第八节　超声造影在新辅助治疗中的应用 …………………………………………… 385
　　一、新辅助肿瘤边界的体表勾勒、标记与标记夹定位 ………………………… 385
　　二、不同新辅助治疗疗效的超声造影评估示例 ………………………………… 386
　　三、新辅助治疗后大体标本图 ……………………………………………………… 394

第十二章　乳腺癌前哨淋巴结的超声造影识别与定位 ………………………… 395

第一节　乳腺癌前哨淋巴结活检 ………………………………………………………… 396
　　一、乳腺癌前哨淋巴结活检概述 …………………………………………………… 396
　　二、乳腺淋巴引流途径及腋窝淋巴结分水平 …………………………………… 397
　　三、乳腺癌术前腋窝淋巴结评估 …………………………………………………… 398
　　四、乳腺癌前哨淋巴结活检的适应证 ……………………………………………… 399
　　五、乳腺癌前哨淋巴结活检的禁忌证 ……………………………………………… 399
　　六、乳腺癌前哨淋巴结活检的特殊情况 ………………………………………… 399
　　七、现有前哨淋巴结识别与定位方法 ……………………………………………… 400
第二节　乳腺癌前哨淋巴结活检的超声造影识别与定位 ………………………… 402
　　一、检查准备 …………………………………………………………………………… 402
　　二、仪器的调节与使用 ……………………………………………………………… 406
　　三、操作方法与要点 ………………………………………………………………… 406

　　四、图像判读与要点 ··· 407

　　五、淋巴结显影不佳或不显影的影响因素与改善方法 ················· 410

　　六、增强淋巴管的发出位置与走行方式 ·································· 413

　　七、增强淋巴结的增强方式及前哨淋巴结的分布 ····················· 413

　　八、注意事项 ··· 415

　　九、与其他显影方法比较的优势与不足 ·································· 416

　第三节　超声造影引导下乳腺癌前哨淋巴结穿刺活检 ··················· 416

　　一、超声造影引导下乳腺癌前哨淋巴结穿刺活检概述 ················· 416

　　二、超声造影引导下乳腺癌前哨淋巴结穿刺活检操作流程 ············· 417

　　三、超声造影引导下乳腺癌前哨淋巴结穿刺活检应用价值 ············· 417

　　四、超声造影引导下乳腺癌前哨淋巴结穿刺活检注意事项 ············· 418

第十三章　乳腺超声影像的人工智能 ··· 419

　第一节　概述 ··· 420

　第二节　超声影像预处理 ·· 420

　　一、影像增强 ··· 421

　　二、影像去噪 ··· 421

　第三节　乳腺超声病灶区分割 ··· 422

　　一、概述 ··· 422

　　二、常用方法 ··· 423

　　三、评价指标 ··· 425

　第四节　乳腺超声影像自动识别 ··· 426

　　一、概述 ··· 426

　　二、传统纹理及形态特征 ·· 427

　　三、基于深度学习的方法 ·· 427

　　四、多模态超声影像融合 ·· 427

　第五节　总结与展望 ·· 429

第十四章　超声造影对乳腺外科临床诊疗的价值 ····························· 431

　　一、超声造影指导外科进行前哨淋巴结活检 ··························· 432

　　二、超声造影指导乳腺癌新辅助治疗患者疗效评价 ····················· 432

　　三、超声造影指导新辅助完成后残余病灶评估加术前定位
　　　　（勾针，标记夹或纳米炭染色标记残余病灶位置） ··················· 433

　　四、超声造影指导新辅助后保乳患者外科精确切除和指导病理科对
　　　　残余病灶精确取材 ·· 434

　　五、超声造影鉴别诊断 BI-RADS 4 类病灶，减少不必要的穿刺活检 ······ 434

附录　免疫组化名词 ··· 435

01

Atlas of Contrast Enhanced
Ultrasound of Breast

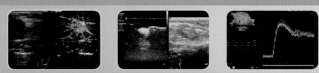

第一章　乳房的解剖与影像学

第一节 乳房的解剖结构与影像学

乳房由浅至深分为皮肤、皮下组织、浅筋膜浅层、乳腺组织、浅筋膜深层、乳房后间隙和胸大肌(图 1-1-1)。除乳头、乳晕外,整个乳腺周围有一层脂肪围绕,乳腺连同周围脂肪组织位于浅筋膜内,浅筋膜分为深浅两层将其包裹,浅层与皮肤紧密相连,深层附着于胸肌筋膜的浅面,乳房后面与其后方的胸大肌间存在一潜在间隙,称为乳房后间隙,该间隙可紧贴胸大肌,也可充满脂肪结缔组织。乳腺的每一个腺叶、腺小叶间都有纤维组织包围,这些纤维组织上连浅筋膜浅层,下连浅筋膜深层,在腺叶间形成垂直纤维束,称为乳腺悬韧带或 Cooper 韧带,影像上呈"篷帆样",乳腺悬韧带在解剖上起着固定乳腺与皮肤的作用。

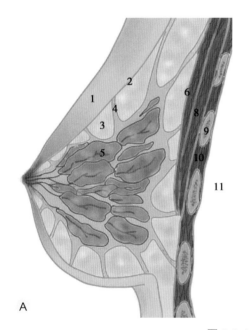
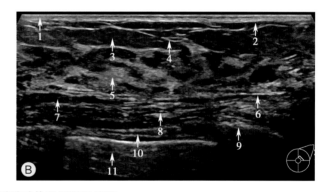

图 1-1-1 乳腺腺体及周围组织图
1. 皮肤及皮下组织;2. 浅层浅筋膜;3. 脂肪;4.Cooper 韧带;5. 乳腺腺体;
6. 深层浅筋膜;7. 乳房后间隙;8. 胸大肌;9. 肋骨;10. 肋间肌;11. 胸腔及肺组织

第二节 乳腺的组织结构与影像学

乳腺主要由乳腺小叶、乳管系统、间质成分、脂肪、穿插于其间的血管及淋巴管网组成。

一、乳腺小叶

乳腺小叶为构成乳腺的基本单位,由乳腺末梢导管、腺泡和小叶间间质组成。此单位是乳腺功能的基础,每个乳腺由 15~20 个腺小叶导管系统组成,即 15~20 个乳腺叶组成。一个乳房所含乳腺叶数目是固定不变的,而小叶的数目和大小可以有很大变化。一般来说青年女性乳腺小叶数目多而且体积大,绝经后小叶明显萎缩。

二、乳管系统

乳管系统为一由输乳管反复分支而呈现树状分支的结构单位,90%以上为2分支型,多分支型最多可达6分支,导管直径一般为2.0~4.5mm,随着导管分支逐渐变细。每个乳腺由15~20个腺小叶导管系统构成(图1-2-1A、图1-2-1B),每个系统组成一个乳腺叶,每个腺叶有其相应的导管系统,每个腺叶以乳头为中心呈轮辐样放射排列,各有一个导管向乳头引流,称输乳管(图1-2-1A),在乳头的基底部,距乳头开口约0.5cm处呈壶腹样膨大(图1-2-1C~图1-2-1E),口径为5~6mm,充满乳汁直径可达6~8mm,供暂时储存乳汁,该膨大区称乳窦。窦外末段输入管口径又缩小,并开口于乳头。从乳管开口到壶腹部的一段导管内衬以多层鳞状上皮细胞,以下的中小导管及腺泡内衬单层柱状细胞。若单个导管内的上皮细胞增殖呈乳头状突入管腔,称为导管内乳头状瘤。乳腺癌主要来源于腺管的柱状上皮细胞,发生于腺泡的癌仅占5%。

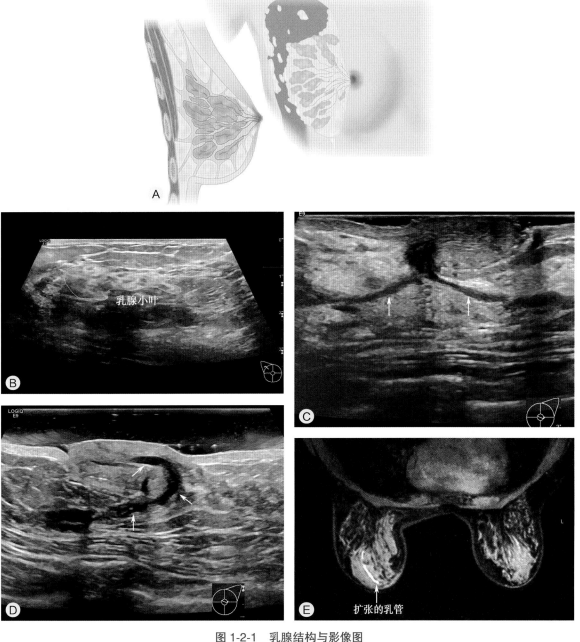

图 1-2-1　乳腺结构与影像图
A.乳腺模式图;B.乳腺小叶声像图;C、D.乳腺导管声像图;E.乳腺扩张导管MRI图

第三节　乳腺的密度与分级

不同人种女性乳腺组织构成的比例不尽相同,导致了不同女性间乳腺密度(致密性)的差异。相较于欧美白种女性及黑人种族/族群女性,亚裔女性乳房相对较小,皮肤、血管、腺小叶、导管及间质成分构成的腺体(在乳腺 X 线上表现为不透光或白色)较脂肪(在乳腺 X 线上表现为透光或黑色)的比例更高。乳腺 X 线上的乳腺密度定义为影像上不透光(白色)成分与透光的(黑色)脂肪的相对比例。不透光成分的比例增加,则乳腺 X 线显示乳腺密度就更大。乳腺密度与体格检查发现不相关,而是影像学表现,主要以乳腺 X 线检查进行评估。超声由于不能显示乳房的整体观,评估的重复性及一致性相对较差,所以超声仅用于初步评估或对病灶周围乳腺密度进行评估。乳腺密度增加可能导致乳腺影像学检查中良性肿块甚至乳腺癌的漏诊,尤其对乳腺 X 线影响较大。

影响乳腺密度测量值的因素较多。乳腺的生理构成可有很大的变异性。脂肪、结缔组织,以及导管和小叶成分所占比例的不同,导致乳腺 X 线显示的密度有所差异。乳腺 X 线显示的密度与乳腺大小或硬度无关。年轻女性的乳腺密度较高,也受各种因素的影响,例如月经状态、遗传因素、产次、雌激素和化学预防(他莫昔芬)的使用情况,以及体型等。在月经周期的不同阶段,乳腺密度也可能有所不同,乳腺在黄体期的密度比在卵泡期略有增加。这表明,对于绝经前女性来说,在卵泡期(即月经后 1~2 周)进行乳腺影像检查的诊断敏感性可能略有增高,尤其是对于已使用口服避孕药者。绝经期激素治疗可延缓乳腺组织因年龄因素而从致密型向脂肪型的转变。乳腺密度与患者年龄呈负相关,致密乳腺最常与 50 岁以下或绝经前的女性相关。然而,很多年龄较大的女性也存在致密乳腺,60~69 岁的女性中多达 44%,70~79 岁女性中多达 36%。

乳腺密度分级:目前有几种方式用于报告乳腺 X 线检查中的密度。最常用的方法是 2012 年第 5 版乳腺影像报告和数据系统(Breast Imaging Reporting and Data System,BI-RADS),由影像科医师通过直视评估来确定乳腺密度,所以有观察者间差异。

BI-RADS 按照量表将乳腺组织密度分为以下 4 级:

A 级:几乎完全为脂肪型(图 1-3-1A、图 1-3-2A、图 1-3-3A)。

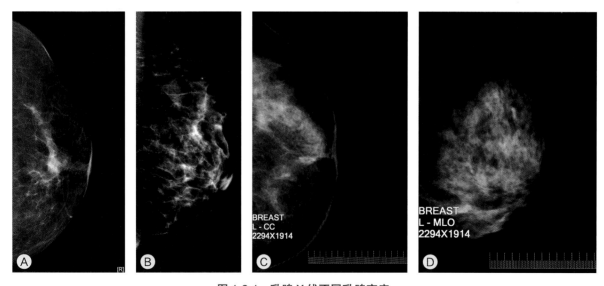

图 1-3-1　乳腺 X 线不同乳腺密度
A. 脂肪型;B. 散在致密型;C. 不均匀致密型;D. 极度致密型

B 级：散在纤维腺体致密型（图 1-3-1B、图 1-3-2B、图 1-3-3B）。

C 级：不均匀致密型（可能掩盖小肿块）（图 1-3-1C、图 1-3-2C、图 1-3-3C）。

D 级：极度致密型（降低乳腺钼靶摄影的敏感性）（图 1-3-1D、图 1-3-2D、图 1-3-3D）。

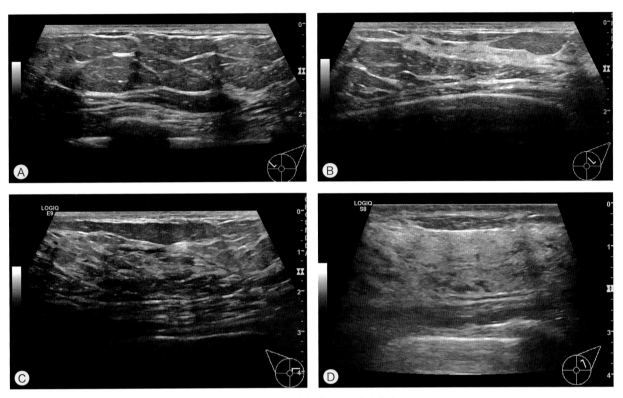

图 1-3-2 乳腺超声不同乳腺密度
A. 脂肪型；B. 散在致密型；C. 不均匀致密型；D. 极度致密型

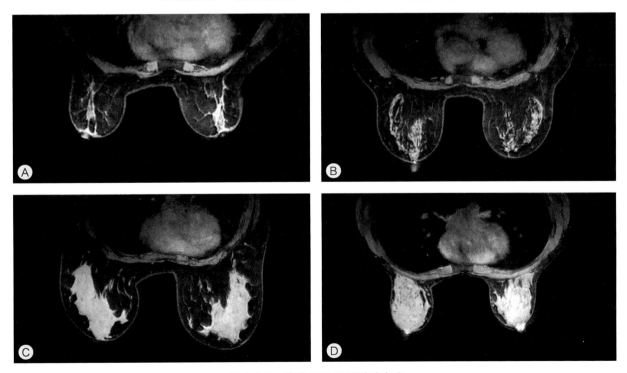

图 1-3-3 乳腺 MRI 不同乳腺密度
A. 脂肪型；B. 散在致密型；C. 不均匀致密型；D. 极度致密型

第四节 乳腺的血供、微循环与影像学

一、乳腺的动脉血供

乳腺主要由胸廓内动脉、胸外侧动脉及肋间穿支动脉供血(图 1-4-1A~ 图 1-4-1C)。胸廓内动脉发自锁骨下动脉,在相应肋间胸骨旁发出分支穿过胸大肌,主要供应乳房的内侧部分血供;胸外侧动脉发自腋动脉第 2 段,穿过腋静脉深面,经腋窝沿胸小肌下缘走行,负责胸大肌、胸小肌、前锯肌及乳房外侧部分血供;另外,第 3~5 肋间动脉从各相应的肋间穿出,与胸外侧动脉及胸廓内动脉分支吻合,供应乳房下部分血供。上述三组主要动脉在乳房内又不断分支并相互吻合形成血管网,且走行自然连续,但缺乏类似于肝脏及肾脏有规律的血管分支树结构,同一女性双侧乳房或不同女性间都不相同,无固定分支规律可循(图 1-4-1D)。

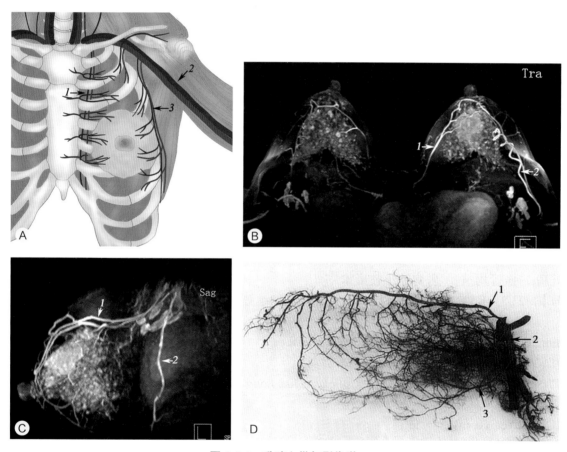

图 1-4-1 乳腺血供与影像学

A. 乳腺血供示意图;B. 乳腺增强 MRI 造影血管图;C. 乳腺增强 MRI 三维重建血管图;D. 乳腺血管铸型解剖标本

1. 胸廓内动脉;2. 腋动脉;3. 胸外侧动脉

二、乳腺的静脉回流

乳房的静脉可分为深、浅两组。其浅层静脉位于浅筋膜浅层的深面,横向的静脉汇集到胸骨边缘,穿过胸肌注入内乳静脉,纵向的静脉向锁骨上窝走行注入颈根部的浅静脉。乳房的深静脉回流主要有 3 条途径:

1. 胸廓内静脉穿支(即乳内静脉穿支),汇入同侧无名静脉,是乳腺癌转移至肺的主要途径。

2. 腋静脉属支主要引流乳房深部组织、胸肌和胸壁血液,汇入锁骨下静脉和无名静脉,是乳腺癌转移至肺的重要途径之一。

3. 肋间静脉是乳房最重要的引流静脉,汇入奇静脉,经上腔静脉入肺,是乳腺癌肺转移的另一途径。

三、乳腺的微血管与演进及增强乳腺影像学背景强化

增强乳腺影像学,包括增强磁共振、超声造影、增强乳腺 X 线都是基于肿瘤血管生成或新生血管的观念。肿瘤相关血管数量与通透性增加,血流动力学改变,能够快速摄入和释放造影剂,可帮助鉴别乳腺癌与乳腺良性病变。研究显示,从正常乳腺腺体逐渐发展为乳腺普通型导管上皮增生症(usual ductal hyperplasia,UDH)、导管上皮非典型增生(atypical ductal hyperplasia,ADH)、导管原位癌(ductal carcinoma in situ,DCIS)、浸润性导管癌(invasive ductal carcinoma,IDC)的过程中,刺激新生血管生成的血管内皮细胞生长因子(vascular endothelial growth factor,VEGF)表达水平及组织病灶的微血管密度不断增加(图 1-4-2)。

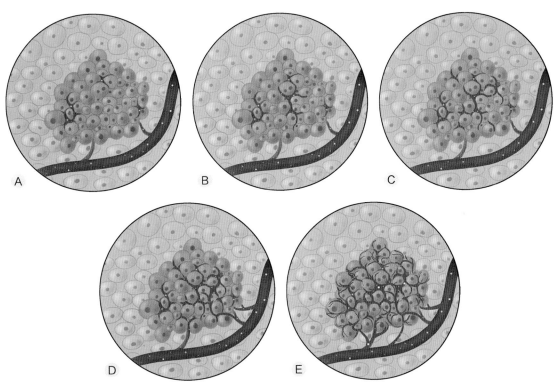

图 1-4-2 乳腺病灶微血管密度示意图
由 A 到 E,微血管密度不断增加

另外,对于不同女性或同一女性不同乳腺、不同生理状态下,其乳腺的微血管及微灌注也不尽相同。故背景实质强化是所有增强乳腺影像学都必须关注的问题(表 1-4-1)。背景强化指注射造影剂后正常纤维腺体组织的强化程度,而乳腺密度与造影剂无关。背景实质强化可能与将来发生浸润性乳腺癌的风险有关。一项多中心研究纳入了 4 247 例女性,中位随访时间 2.8 年,其中 176 例出现了乳腺原位癌或浸润性乳腺癌,轻度、中度和显著背景实质强化均与乳腺癌风险增加有关,风险比(hazard ratio,HR)分别为 1.8 (95%CI=1.1~2.90)、2.4 (95%CI=1.5~3.9)和 3.4 (95%CI=2.1~5.7)。在浸润性乳腺癌亚组中,合并轻度、中度和显著背景实质强化也与乳腺癌风险增加有关(HR 2.7,95%CI=1.7~4.5)。与背景实质强化程度增加有关

的未来发生浸润性乳腺癌的风险和乳腺密度无关。

对于背景强化非常明显或受抑制的患者,可能会导致增强影像判读的困难,导致假阳性或假阴性的结果。故以下一些可能影响乳腺增强的因素要予以注意:

1. 月经周期　为了尽量减少月经周期中生理性腺体强化的影响,未绝经患者或者接受周期性激素替代治疗的患者应该在月经周期的第5~15天进行增强影像检查。

2. 哺乳　哺乳期的正常激素改变会引起乳腺密度增加和快速弥漫性强化,干扰对结果的正确解读,因此哺乳期乳腺超声造影的价值有限。

3. 癌症治疗　乳腺超声造影受癌症治疗的影响目前尚不太清楚,但参考乳腺MRI的既往研究,检查前12~18个月内进行过手术和/或放疗可导致假阳性结果。另一项纳入40例女性的前瞻性研究显示,他莫昔芬明显抑制了背景强化,使得乳腺MRI甚至难以检测到乳腺良性病变,芳香酶抑制剂在较小程度上也有此影响。故对有以上情况的患者行乳腺超声造影检查及结果判读时要考虑到其受影响的可能。

4. 绝经状态　对于绝经后对乳腺超声造影的影响程度目前尚不清楚。但有乳腺MRI研究报道,绝经后乳腺癌患者更常表现为初期缓慢造影剂摄取和延迟扫描持续强化,而不是典型的早期快速造影剂摄取和延迟MR序列上的廓清。依笔者经验认为,乳腺超声造影更多地关注早期动脉相表现来进行判读和诊断,对延迟相关注不多,其诊断价值有限,且超声造影剂在乳腺内的存留时间明显短于乳腺MRI上钆造影剂的存留时间。就目前绝经后患者乳腺超声造影研究和笔者自身经验来看,绝经状态对超声造影动脉相表现没有明显影响,对于乳腺癌大多表现为早期快进高增强,与MRI所反映的初期缓慢造影剂摄取并不一致。

表 1-4-1　乳腺背景的增强程度

背景极少强化	背景轻度强化	背景中度强化	背景重度强化
纤维腺体组织强化范围<25%	纤维腺体组织强化范围25%~50%	纤维腺体组织强化范围51%~75%	纤维腺体组织强化范围>75%
图 1-4-3A、图 1-4-4A	图 1-4-3B、图 1-4-4B	图 1-4-3C、图 1-4-4C	图 1-4-3D、图 1-4-4D

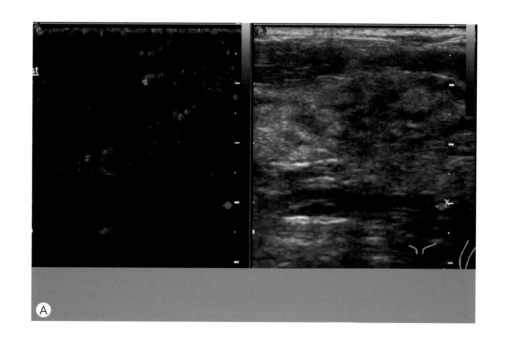

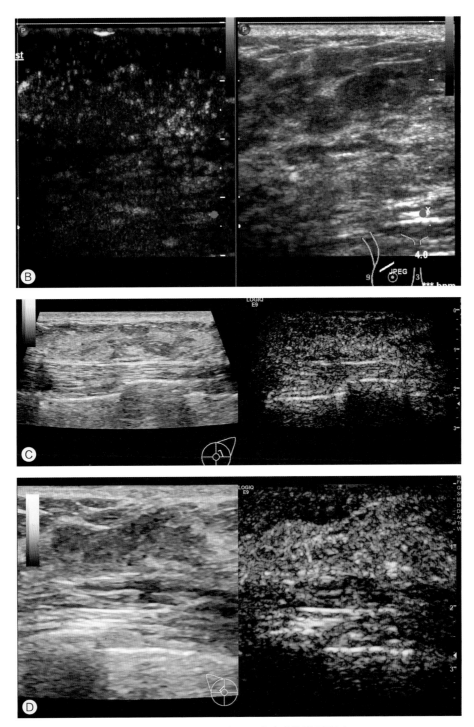

图 1-4-3　CEUS 时不同乳腺腺体增强强度
A. CEUS 背景极少强化；B. CEUS 背景轻度强化；C. CEUS 背景中度强化；D. CEUS 背景重度强化

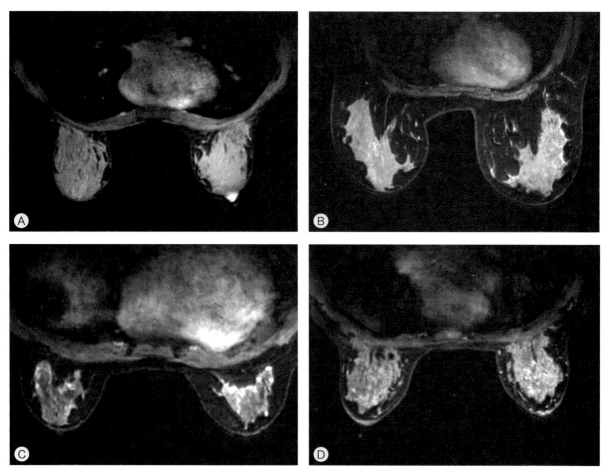

图 1-4-4 增强 MRI 时不同乳腺腺体增强强度
A. MRI 背景极少强化；B. MRI 背景轻度强化；C. MRI 背景中度强化；D. MRI 背景重度强化

第五节 乳腺的淋巴引流

乳腺的淋巴管主要流入腋窝淋巴结，约占 75%，另外 20%~25% 引流至胸骨旁淋巴结，少数可注入锁骨上淋巴结，甚至引流到膈下、腹壁或对侧腋窝。乳腺各部位淋巴引流方向并无恒定界限，乳房内淋巴管网相互吻合成丛，大多数情况下都是先向乳晕周围引流后再向腋窝区淋巴结引流。

更多信息详见第十二章第一节。

Atlas of Contrast Enhanced
Ultrasound of Breast

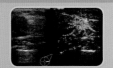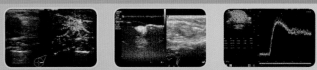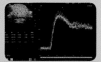

第二章　乳腺超声造影概述

第一节 乳腺超声造影常规

一、乳腺超声造影的给药途径及给药剂量

（一）经血管（静脉）途径给药

经血管途径给药是目前所用超声造影剂的适应证,通常经肘静脉团注超声造影剂(图 2-1-1),通过观察靶器官和病灶的微血管灌注信息,用于诊断、鉴别诊断或治疗后疗效评估等。目前,乳腺超声造影经血管途径给药,所用剂量要在 3.6~4.8mL 才能达到较好的显影效果,这和目前的超声造影剂与所用超声诊断设备及探头的相互匹配、参数调节都有关系。随着设备不断更新换代,新的超声造影剂不断研发,相信所用剂量会逐渐降低。

（二）经非血管途径给药

经非血管途径给药不是目前所用超声造影剂的适应证,检查前须保证患者充分的知情同意。可经生理(乳管造影)或病理性管道(窦道等)注入超声造影剂,或将超声造影剂注射入皮下、皮内、腺体组织内,通过观察生理性管道的走行及通畅性,病理性管道与病灶间的关系,淋巴管网的走行及引流淋巴结的情况,用于诊断及鉴别诊断。通常,经生理或病理性管道注入造影剂,可参考造影剂原液按 1∶10 稀释后注射;经皮下、皮内、腺体内注射超声造影剂用于淋巴管网及引流淋巴结的显示(图 2-1-2),通常不进行稀释,注射剂量各医学单位报道不一,0.2~4mL 都有报道,故开展此项检查时应根据所在单位情况摸索决定,通常注射 1~2mL 可保证显影效果。

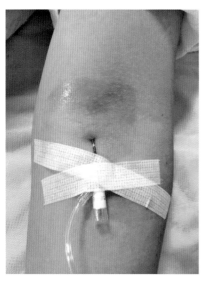

图 2-1-1 经肘静脉注射留置针以备团注超声造影剂

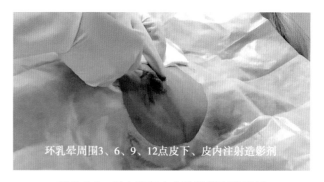

环乳晕周围3、6、9、12点皮下、皮内注射造影剂

图 2-1-2 经皮下和皮内注射超声造影剂

二、安全性及多次给药

乳腺超声造影经血管途径给药因单次给药剂量较大,重复多次给药会增加患者的经济负担,故应尽可能一次完成全部诊断,避免多次给药。对于不考虑经济因素或确需多次给药的患者,两次给药时间应

间隔 10 分钟,在此期间可采用切换至灰阶超声、人为调高机械指数、Flash 爆破或给予彩色多普勒等形式加速微泡破裂,缩短间隔等待时间。总的单次累积给药安全剂量没有确切证据,不同超声造影剂也不相同,但注射用六氟化硫微泡说明书上给了 56mL 的安全剂量报道,可作为参考。目前所用超声造影剂注射用六氟化硫微泡经血管途径给药的安全性同其他脏器超声学造影一样,非常安全,不良反应发生率极低。经非血管途径给药的安全性现阶段没有确切的数据支撑,但基于全球现有该途径给药方式的研究报道及笔者所在单位超 1 000 例病例无不良事件记录,其安全性与经血管途径给药类似。

三、乳腺超声造影的仪器探头选择及参数调节

所有具有超声造影功能并支持浅表线阵探头造影的超声诊断仪器均可用于乳腺超声造影检查。由于乳腺超声造影对设备的造影效果、探头选择及参数调节要求很高,故在开展乳腺超声造影前,必须充分论证其造影效果,与设备应用专员共同调节造影参数至乳腺超声造影最佳模式。常规高频线阵探头不能用于乳腺超声造影,而必须选用低频线阵探头。下面将根据笔者所在单位临床工作实际,列举几种超声仪器的乳腺超声造影参数及所用探头供读者参考(图 2-1-3~图 2-1-7)。

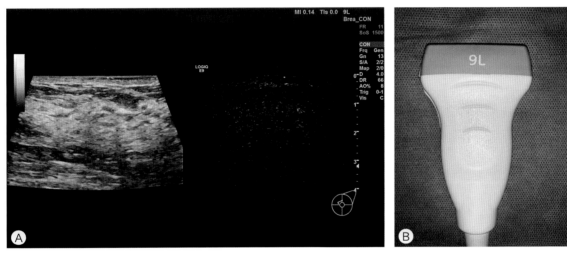

图 2-1-3　GE Logic E9 乳腺超声造影参数及所用探头
A. GE Logic E9 乳腺超声造影参数;B. GE Logic E9 乳腺超声造影探头 9L

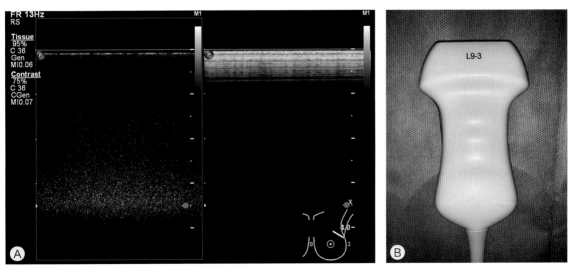

图 2-1-4　PHILIPS IU ELITE 乳腺超声造影参数及所用探头
A. PHILIPS IU ELITE 乳腺超声造影参数;B. PHILIPS IU ELITE 乳腺超声造影探头 L9-3

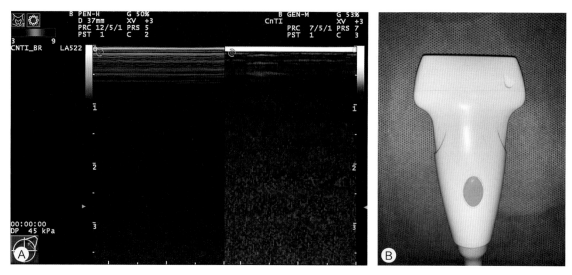

图 2-1-5　ESAOTE TWICE 乳腺超声造影参数及所用探头
A. ESAOTE TWICE 乳腺超声造影参数；B. ESAOTE TWICE 乳腺超声造影探头 LA522

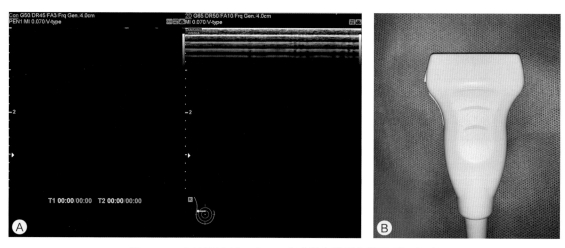

图 2-1-6　SAMSUNG RS80A 乳腺超声造影参数及所用探头
A. SAMSUNG RS80A 乳腺超声造影参数；B. SAMSUNG RS80A 乳腺超声造影探头 L3-12A

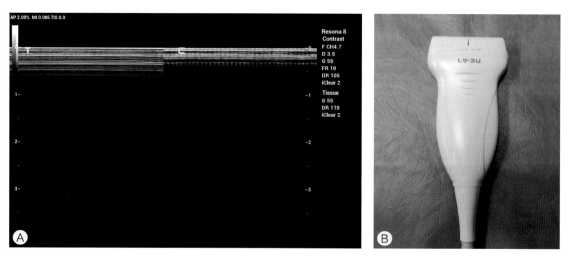

图 2-1-7　MINDRAY Resona 8 乳腺超声造影参数及所用探头
A. MINDRAY Resona 8 乳腺超声造影参数；B. MINDRAY Resona 8 乳腺超声造影探头 L9-3U

四、乳腺超声造影的时相

乳腺因为只有单一动脉供血和静脉回流,故与大多数器官一样,经血管途径给药时,其增强时相分为动脉相和静脉相。通常情况下,乳腺在推注超声造影剂后 5~12 秒开始增强,19~26 秒达峰,之后进入静脉相,2~3 分钟造影剂消失(图 2-1-8)。经非血管途径给药(皮下、皮内注射淋巴管显影)时,通常在注射完造影剂并按摩 30 秒 ~1 分钟后淋巴管增强显影,持续时间 6~14 分钟,并且可以通过再次按摩使淋巴管再次显影。

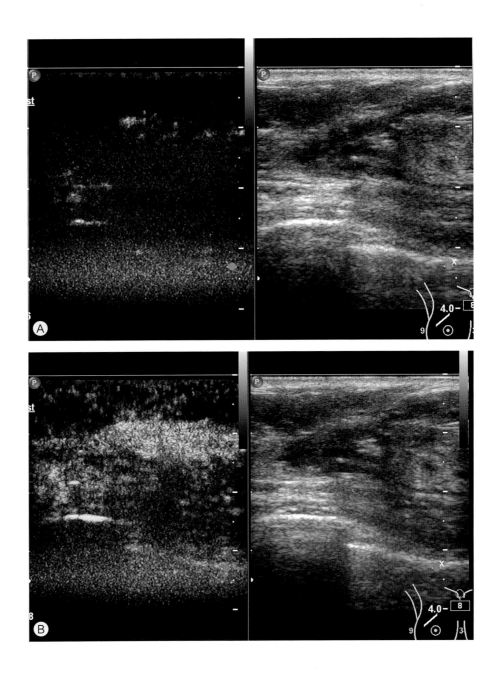

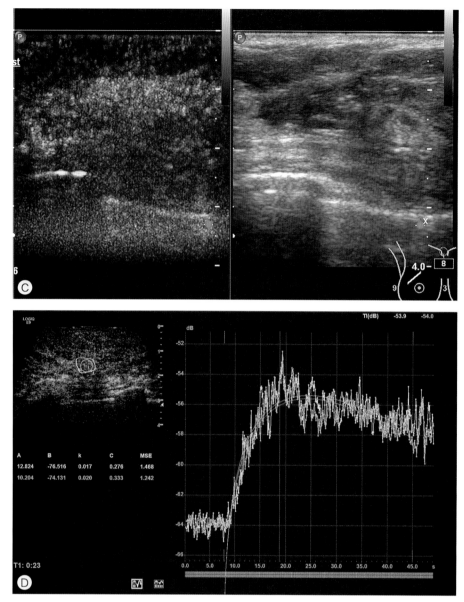

图 2-1-8 乳腺超声造影各个时相增强模式

A. 12 秒开始增强；B. 20 秒增强强度达到峰值；C. 43 秒时已处于静脉消退期；D. 超声造影定量分析曲线：
可显示感兴趣区域约 8 秒开始增强，19 秒达峰，之后进入静脉消退期，呈平台型缓慢消退

五、乳腺超声造影的分析方法

分为定性分析和定量分析两大类。

（一）定性分析

是一种主观性判读，在造影中或对存储的超声造影动态视频进行动态或逐帧回放，通过医师肉眼视觉观察病灶与周围相对正常乳腺腺体在不同增强模式下的造影表现，根据乳腺超声造影定性分析模式词典（具体见"第三章第一节"）进行判读、分析，是乳腺超声造影主要的分析方法。定性分析存在观察者间不一致的情况，规范描述词典、设定诊断标准（预测模型）、早期的学习曲线和对判读困难病例的多医师会诊讨论，都是提高观察者间一致性的有效方法。

（二）定量分析

是通过应用在机或脱机的定量分析软件，对存储的保持同一造影切面稳定不动的超声造影视频片段

（通常为 0~50 秒）进行分析，选取病灶的相应感兴趣区与周围相对正常乳腺腺体，绘制一系列时间强度曲线（time-intensity curve，TIC），并得到一系列定量分析参数（图 2-1-9）。这些参数包括但不限于：到达时间（AT）、上升时间（RT）、达峰时间（TTP）、峰值强度（PI）、流入斜率（WIS）、平均渡越时间（MTT）、峰值半降时间（TPH）、曲线下面积（AUC）等。通过比较病灶与病灶间、病灶与正常腺体间 TIC 曲线及参数，或同一乳腺癌患者新辅助治疗过程中自身参数的前后动态变化，用于诊断及鉴别诊断。由于不同的超声设备厂家推出的定量分析软件、算法不同、参数缩写及单位不同，加之影响定量分析参数的因素多种多样（如注射剂量不同、注射部位不同、患者体循环或心功能差异、增益调节、造影参数不同、扫查方法不固定等），故目前没有统一的诊断标准和参考截值。在充分控制其他可变因素的情况下，超声造影定量分析参数作为同一患者的自身前后对比相对较为可靠，如用于新辅助治疗疗效的动态评估。另外，定量分析可作为定性分析的有效补充，帮助纠正因视觉错觉或误差而造成的主观偏倚。

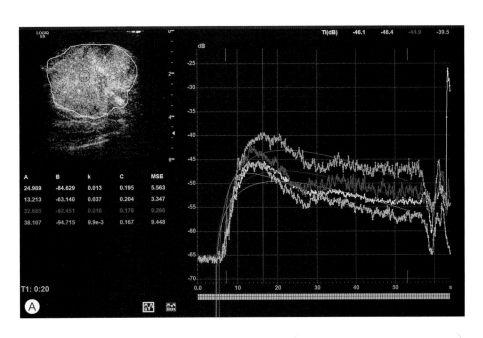

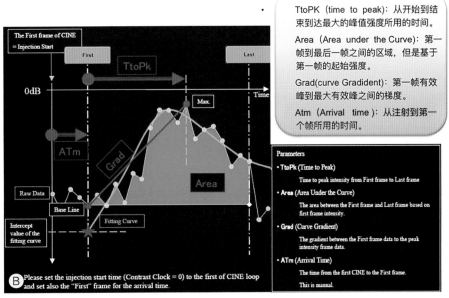

TtoPK（time to peak）：从开始到结束到达最大的峰值强度所用的时间。

Area（Area under the Curve）：第一帧到最后一帧之间的区域，但是基于第一帧的起始强度。

Grad（curve Gradident）：第一帧有效峰到最大有效峰之间的梯度。

Atm（Arrival time）：从注射到第一个帧所用的时间。

伽马变量曲线

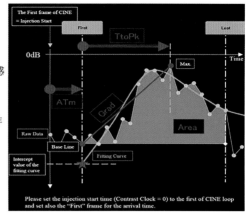

TtoPk：达峰时间，在曲线到达时间（First）和末尾时间（Last）之间最大强度的时间。

Area：曲线下面积，以到达时强度为基线，与感兴趣区的血容量和血流速度相关。

Grad：梯度，从到达强度到峰值强度的梯度，与平均灌注速度相关。

ATm：到达时间，需手动设定（即First），是非常重要的指标，它影响其他参数的值。

C

图 2-1-9 乳腺超声造影定量分析

A.超声造影定量分析曲线；B、C.定量分析参数示意图

六、乳腺超声造影的影响因素

1. 选用的超声设备及探头不完全匹配乳腺超声造影。

2. 造影参数调节不佳。

3. 造影剂用量不足。

4. 注射用针内径过小或选择了较细的外周血管注射。

5. 推注造影剂过慢或造影剂未充分摇匀。

6. 患者生理状态(如处于月经期或为乳腺腺体背景弱增强)或接受了影响微循环的治疗(如靶向治疗、化疗、放疗等)。

7. 造影切面、聚焦点位置选择不适当,增益调节过低或过高,深度过深或过浅,周围正常腺体不足。

8. 乳房过大、病灶位置过深。

9. 探头贴合不佳或加压过重。

10. 其他原因。

七、乳腺超声造影的优势和局限性

(一) 优势

1. 操作相对简单、无辐射、检查时间短、价格相对便宜。

2. 造影剂无肝肾毒性、安全性高、可多次反复进行。

3. 全程实时动态观察靶器官或病灶的微灌注信息,具有很好的时间分辨率及较高的组织分辨率。

4. 可方便易行地在超声造影下避开无增强区或选择异常增强区行靶向活检,以提高穿刺阳性率。

5. 可被淋巴管网吸收,用于识别和定位前哨淋巴结。

(二) 局限性

1. 不能作为筛查性检查,只能作为诊断性检查。

2. 必须基于传统二维灰阶超声识别到靶目标后方能行超声造影,对传统超声不能识别的病灶,虽可在其他乳腺影像学(乳腺 X 线或 MRI)指导下进行定位,但要求超声医师具备较高的乳腺多种影像学诊断综合能力。

3. 由于超声诊断目前的固有特性,扫查范围较局限,不能在同一时间点全面扫查整个乳腺。

4. 由于目前所用的超声造影剂在乳腺超声造影中持续时间较短,尤其是动脉相大致只有 20 秒的时间,且单次诊断所用剂量较大,故对多灶性或多中心病灶的诊断具有局限性,其时间经济 - 诊断效能不及乳腺 MRI。

5. 乳腺超声造影定性分析是与病灶周围相对正常的腺体进行比较所得,故对于弥漫性病变或病灶周围缺乏相对正常腺体,或病灶侧乳腺增强强度本身异于健侧乳腺时,超声造影的应用都具有局限性;对于有经验的医师,可以通过快速移动探头扫查同侧乳腺其他象限正常腺体或对侧乳腺正常腺体与病灶进行对比行定性分析,但因探头的移动导致非相同时间点非同一图像内比较,故存在一定的判读误差,不推荐常规应用。

6. 乳腺超声造影的实时性是牺牲了全面性所得的,故乳腺超声造影必须与其他乳腺影像学有机结合,相互补充,其仍然存在假阴性和假阳性的问题。

7. 目前的乳腺超声造影还不能得到冠状面的有效信息,对病灶的判断还不够全面。

8. 造影的定量分析价值没有得到有效体现,还有待进一步研究。

9. 存在观察者间一致性问题,可重复性、同质化和标准化还有待完善提高。

10. 乳腺超声造影对病灶是否侵及皮肤和后方胸大肌,从而指导乳腺癌 T 分期有一定价值,但不及乳腺 MRI。

八、乳腺超声造影的禁忌证

禁忌证

1. 对超声造影剂过敏、伴有右向左分流的心脏病患者、重度肺高压患者(肺动脉压 >90mmHg)、未控制的高血压患者和成人呼吸窘迫综合征患者。

2. 孕妇。

3. 18 岁以下儿童慎用。

4. 哺乳期妇女慎用。

第二节　乳腺超声造影基本方法

一、乳腺超声造影的适应证

(一)乳腺囊实性病变的鉴别诊断

内部透声差的乳腺囊性病变,或呈奶酪样改变的积乳囊肿,乳腺血肿或脂肪坏死,有时难以与真实性结节相鉴别,或乳腺实性病变表现为极低回声,难以与囊性病变鉴别时,超声造影可以作出明确诊断。

(二)乳腺导管内分泌物或新生物的鉴别诊断

当乳腺扩张导管内透声不佳,出现异常回声,超声造影可明确鉴别诊断乳腺导管内异常回声是无活性分泌物还是新生物。

(三)乳腺的急、慢性炎症

对于传统灰阶超声难以判断是否有脓腔形成时可明确有无脓腔形成。对于有脓腔形成的,可以较传统灰阶超声更准确地判断脓腔的分布、范围、形态及分隔情况,指导穿刺抽脓或引流管安置部位,并判断治疗疗效。

(四)乳腺 BI-RADS 4 类病灶的再评估

基于笔者所在单位已完成的全国多中心研究数据及已发表的其他学者的研究论文,对于传统灰阶超声分为 BI-RADS 4 类病灶,超声造影可以进一步优化 BI-RADS 分类,有效降低不必要的穿刺活检,提高穿刺活检的癌症阳性率,与弹性成像等新技术结合提高诊断的准确性,并使漏诊率控制在 2% 以内,尤其是对于 BI-RADS 4A 及 4B 类的患者,获益最大。

(五)乳腺 X 线及 MRI 可疑病灶的再评估

对于乳腺 X 线或 MRI 提示的 BI-RADS 4 类以上但传统灰阶超声初次检查未探及或分为 BI-RADS 4 类以下的病灶,超声造影结合弹性成像等新技术,可提高诊断准确性,降低不必要的穿刺活检,对确有必要行活检的病灶,可对高增强区行靶向活检。

(六)指导穿刺活检部位,在降低穿刺次数的同时提高穿刺阳性率

对于传统灰阶超声分为 BI-RADS 5 类或经超声造影评估后为 BI-RADS 4 类以上的病灶,超声造影可以指导穿刺活检部位的选择,有效避开液性暗区或坏死区,提高穿刺阳性率。

(七)乳腺病灶术后残留、复发与瘢痕、填充物或血肿的鉴别诊断

乳腺病灶术后残留、复发与瘢痕、填充物或血肿均可表现为低弱回声,传统灰阶超声有时难以鉴别,超声造影可以明确术后填充物或血肿,呈无增强,而瘢痕多表现为慢进不均匀性低增强甚至无增强,当残留或复发的良性病灶及恶性病灶表现为高增强时,可与瘢痕相鉴别,并可引导穿刺活检病灶高增强区以提高穿刺阳性率。

(八)乳腺癌新辅助治疗的疗效评估

已有研究报道,在乳腺癌新辅助治疗前、治疗中及治疗后,通过对病灶连续动态的超声造影定性和定量参数的判读、分析及前后比较,可较传统灰阶超声更准确地判断病灶的真实大小、边界,并引导病灶范围的标记,更准确地判断坏死区指导病灶初始标记夹的安置部位,更准确地判断病灶的退缩方式,并作为疗效评估的有效方法之一,指导临床治疗方案的及时调整,可在术前更准确地指导术后标本的病理取材,提高疗效判读的准确性。

(九)乳腺癌前哨淋巴结的识别与定位

超声造影可准确识别引流淋巴管的发出部位、数量、走行方式,准确识别与定位前哨淋巴结的数量和位置,并可引导前哨淋巴结术前穿刺定位或活检,体表标记淋巴管走行,与其他显影法相结合,有效提高前哨淋巴结的检出成功率及数量,降低活检的假阴性率,利于手术医生术前规划,降低操作难度,提高活检成功率。

(十)其他潜在的应用

如通过血管途径或非血管途径判别乳腺癌前哨淋巴结是否有转移,通过乳管注射造影剂行乳管造影判定乳管通畅性,通过病理性窦道注射造影剂判断窦道与病灶的关系等。

二、乳腺超声造影的检查方法

(一)乳腺超声造影检查前患者准备

一般无须特殊准备。若临床怀疑乳腺增生症所致增生结节,最好于月经干净后 3~7 天检查;对于乳头溢液的患者,检查前应避免挤压导管,以利于溢液原因的筛查。乳腺癌新辅助治疗评估应在下一治疗周期开始前或手术前进行。乳腺癌前哨淋巴结的识别与定位应在手术当天或前一天进行。

（二）造影前准备及配制超声造影剂

1. 须仔细询问及回顾患者病史，回顾既往乳腺相关检查，包括超声、乳腺 X 线及 MRI。

2. 签署《超声造影知情同意书》。

3. 护理准备 备好过敏抢救设备及药物。按超声造影剂说明书配制造影剂 5mL 备用。乳腺超声造影对针头和注射部位要求较高，尽可能选择配制的针头或不低于其大小的其他针头，选择肘静脉注射，否则可能影响乳腺超声造影效果。

（三）患者体位

常规采用仰卧位，患者解开上衣，充分暴露乳房，双手上举过头；当乳房丰满，外侧象限检查困难时，可辅以侧卧位。行乳腺癌新辅助治疗疗效评估的患者，造影体位应与基线评估时保持一致。行乳腺癌前哨淋巴结超声造影识别与定位时，患者应摆手术体位，患侧手臂外展应与术中体位尽可能保持一致。

（四）造影前的超声检查

造影前应用传统灰阶超声全面扫查患侧乳腺及腋窝，重点扫查既往检查可疑病灶所在象限，结合既往检查确定超声造影靶目标及造影切面。评估病灶所在部位乳腺腺体致密性，二维及彩色多普勒（CDFI）超声常规检测肿块的大小、形态、边界、内部回声、血流及与周边组织的关系，充分利用现有超声新技术（如弹性成像）全面评估病灶。当病灶位置表浅、位于乳头后方或与探头耦合不佳时，可应用超声垫。

三、乳腺超声造影的操作流程

（一）造影切面的选择

在避开病灶液性暗区和有粗大钙化后方伴声影的前提下选择病灶最大的超声切面，或沿皮肤非平行生长或血流信号最丰富有滋养血管的切面作为超声造影切面。

（二）图像的调节

将病灶置于图像中心位置，两侧留有足够的正常乳腺腺体。当病灶较大在一个超声切面无法完整显示时，可选择病灶边缘最不规整或血流信号最丰富的切面并占据图像的 1/2 部分，另 1/2 部分留有足够正常乳腺腺体，必要时可选择腹部探头行超声造影。当病灶位于 ACR 1~2 级乳腺组织中时，应尽可能选择同一切面上能显示足够多的正常乳腺腺体。

（三）乳腺造影的仪器调节及探头选择

选择合适的超声造影低频线阵探头，启用调节好的乳腺超声造影模式。造影时选择双幅图像显示，再次确定病灶与周围正常腺体的关系是否合适，调节合适的深度，将聚焦点调节至病灶后方水平，调节总增益及分段增益至造影背景刚好仅能显示乳腺内线条状结缔组织，且从浅面到深面亮度均匀一致为佳，设置准确的体表标志。

（四）造影的执行和视频存储

嘱患者平静呼吸，经肘前静脉团注振荡好的微泡混悬液 3.6~4.8mL，继之快速推注 5~10mL 生理盐水。这样使大量的微泡悬浮于血液中，增加了血液与气体的声阻抗差，使微泡的背向散射增强相对应部位回声信号也增强，使得超声回声的信噪比明显提高。推注造影剂同时启动计时按钮，固定探头于同一切面不动，从 0 秒开始启动动态视频存储，在同一切面根据不同超声造影表现维持 30~45 秒（如果需要做定量分析，应保持探头稳定不动至少 60 秒），之后移动探头全面扫查病灶，主要观察有无明亮血管征及其走行，有无增强缺损区，并将造影全过程动态视频图存储，便于后期处理及分析。（表 2-2-1）

表 2-2-1 乳腺超声造影流程图

顺序号	内容	释义	图例	备注
1	确定造影病灶	1)详细回顾病史及既往检查 2)全面扫查双侧乳腺及腋窝淋巴结 3)对可疑病灶行详细普通灰阶超声检查 4)结合弹性成像等新技术判断有无行超声造影必要	图 2-2-1A 图 2-2-1B 图 2-2-1C 图 2-2-1D 图 2-2-1E	结合其他新技术的第二眼超声可以排除掉一部分没有必要行超声造影检查的患者,但也有一定的漏诊率
2	签署《超声造影知情同意书》	告知造影的目的、必要性、价值、局限性、风险、注意事项等	图 2-2-2	尽管 SonoVue 有很好的安全性,但知情同意仍然必不可少
3	配制超声造影剂及注射留置针	按说明书要求配制超声造影剂备用,并选择肘静脉注射留置针	图 2-1-1	此处的配制方法是以 SonoVue 为例
4	选择造影探头	根据不同的超声仪器选择并切换为正确的超声造影探头	图 2-1-3 图 2-1-4 图 2-1-5 图 2-1-6 图 2-1-7	大多数情况下,标配的浅表线阵探头不适宜于乳腺超声造影,而应选用更低频率的浅表线阵探头
5	选择造影切面	1)指导患者合理体位 2)选择病灶最大径线/非平行生长/形态不规则/血流丰富切面 3)避开液性暗区及粗大钙化后方伴声影切面	图 2-2-3 图 2-2-4 图 2-2-5	正确的造影切面选择是为了尽可能在一次造影中收集到更多的病灶有效诊断信息,避免重复给药
6	调节图像	1)将病灶置于图像中心位置 2)调节图像深度使病灶两侧留有足够正常腺体 3)调节合适的分段增益和总增益 4)设置准确的体表标志或注释	图 2-2-6	合适的病灶位置是为了在获得更多更清晰的有效信息前提下,尽可能有更多的病灶周围正常腺体作对比
7	切换乳腺超声造影模式	1)选择双幅同步显示 2)再次调节造影总增益至仅能显示乳腺内纤维条索影 3)调节聚焦点至病灶后方边缘	图 2-2-7A 图 2-2-7B	造影开始前的基础增益不宜过高或过低,过高可能掩盖病灶的增强信息,过低可能使本可显示的增强信息显示不清
8	推注造影剂并启动计时录像	1)避免探头过度加压 2)嘱患者平静呼吸,保持体位不动,避免咳嗽、说话 3)推注造影剂 3.6~4.8mL,同时启动计时器并开始录像 4)维持探头稳定不动至少 50~60 秒 5)之后可移动探头全面扫查病灶及周围组织		该步骤的重点不在于分析造影表现,而在于准确完成造影过程并储存高质量的造影视频便于事后分析,故该步骤要把主要精力放在病灶的造影扫查上
9	分析与判读	1)动态回放或逐帧回放视频进行定性分析 2)必要时应用同步测量或勾勒病灶判断增强后范围变化 3)选取稳定视频节段行定量分析 4)根据乳腺超声造影预测模型并结合患者所有信息综合分析并给出合理结论及意见,出具超声造影报告	图 2-2-8A 图 2-2-8B 图 2-2-8C	定性分析是乳腺超声造影的主要分析方式,定量分析可作为有益补充
10	患者留观	患者留观 30 分钟后方可取针及离开	图 2-2-9 图 2-2-10	不同造影剂的过敏反应发生率及处理建议,参见药品使用说明书

注:本流程图适用于乳腺结节的超声造影,"乳腺癌新辅助治疗超声造影评估"及"乳腺癌前哨淋巴结超声造影识别与定位"操作流程图见第九章及第十章。

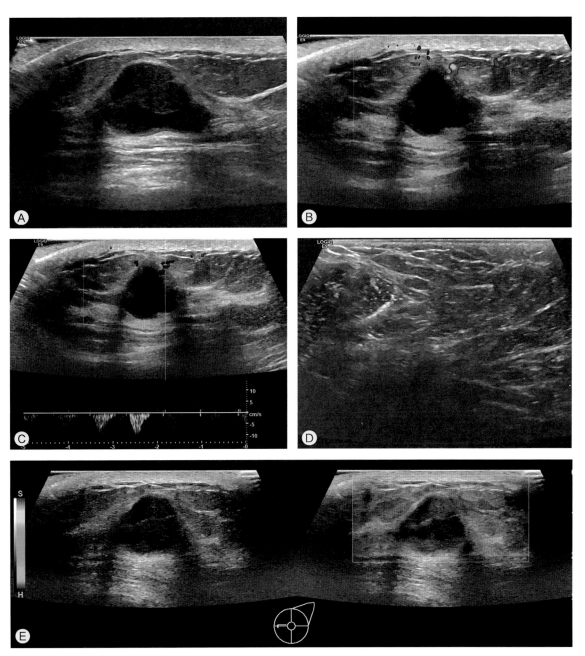

图 2-2-1 确定造影病灶
A. 病灶二维图像；B、C. 病灶 CDFI 图像；D. 同侧腋窝淋巴结情况；E. 病灶弹性成像图像

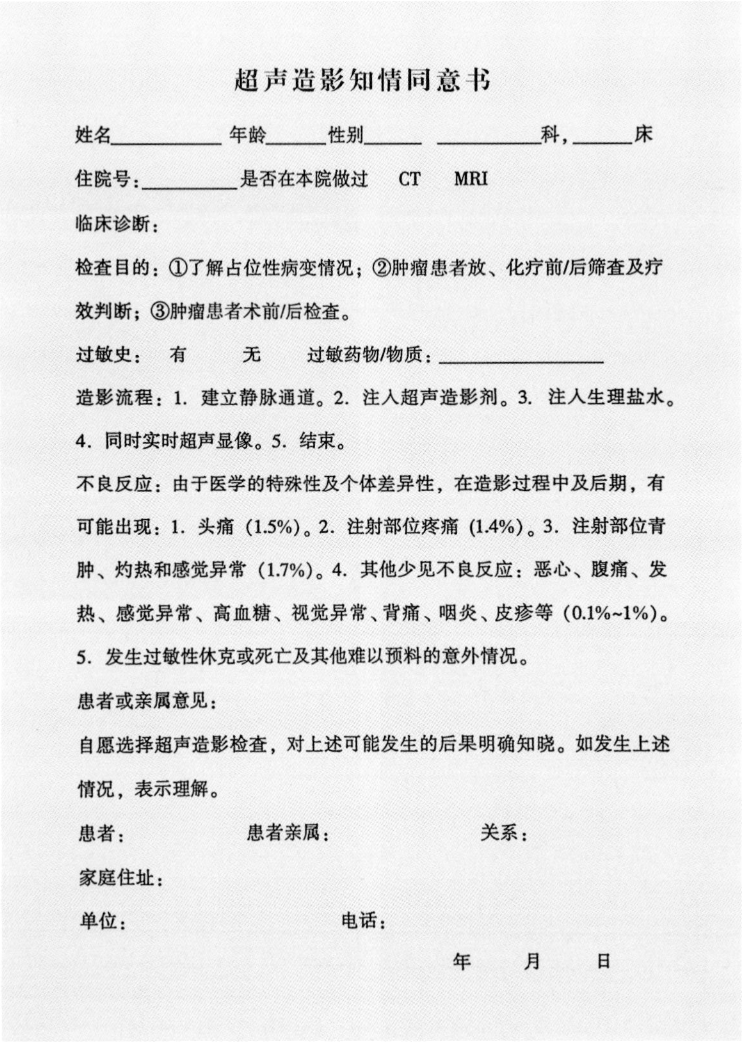

超声造影知情同意书

姓名_____ 年龄_____ 性别_____ _____科,_____床

住院号：_____是否在本院做过　　CT　　MRI

临床诊断：

检查目的：①了解占位性病变情况；②肿瘤患者放、化疗前/后筛查及疗效判断；③肿瘤患者术前/后检查。

过敏史：　有　　　无　　　过敏药物/物质：_____

造影流程：1. 建立静脉通道。2. 注入超声造影剂。3. 注入生理盐水。

4. 同时实时超声显像。5. 结束。

不良反应：由于医学的特殊性及个体差异性，在造影过程中及后期，有可能出现：1. 头痛（1.5%）。2. 注射部位疼痛（1.4%）。3. 注射部位青肿、灼热和感觉异常（1.7%）。4. 其他少见不良反应：恶心、腹痛、发热、感觉异常、高血糖、视觉异常、背痛、咽炎、皮疹等（0.1%~1%）。

5. 发生过敏性休克或死亡及其他难以预料的意外情况。

患者或亲属意见：

自愿选择超声造影检查，对上述可能发生的后果明确知晓。如发生上述情况，表示理解。

患者：　　　　患者亲属：　　　　　关系：

家庭住址：

单位：　　　　　　　电话：

年　　　月　　　日

图 2-2-2　签知情同意书

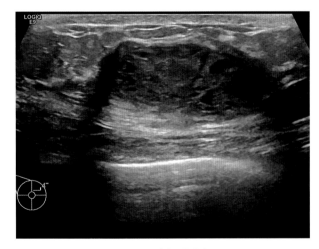

图 2-2-3　病灶最大切面

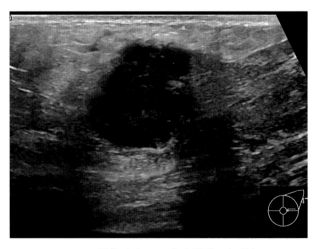

图 2-2-4　纵横比大于 1 或边界最不规整切面

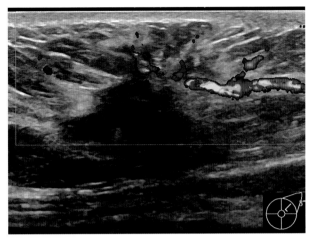

图 2-2-5 血流信号最丰富或有滋养血管切面

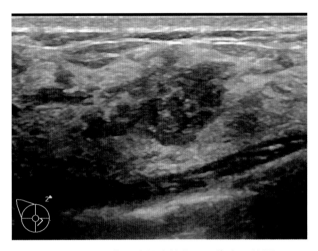

图 2-2-6 调节深度使病灶位于图像中心位置

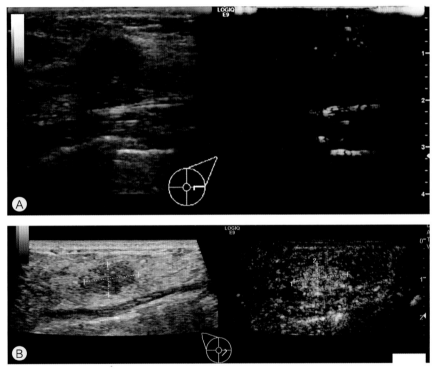

图 2-2-7 切换造影模式及调节参数

A. 调节合适总增益及分段增益；B. 聚焦点放置在病灶后方

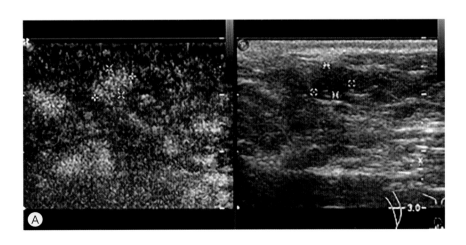

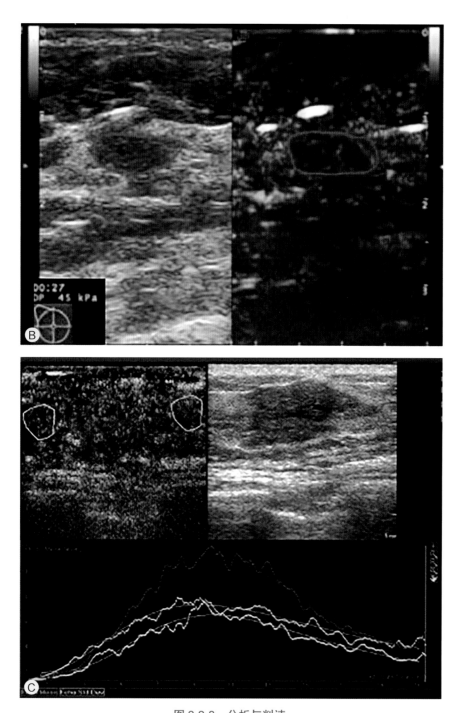

图 2-2-8　分析与判读

A. 同步测量病灶大小与高增强范围；B. 勾勒病灶与增强范围；C. 定量分析

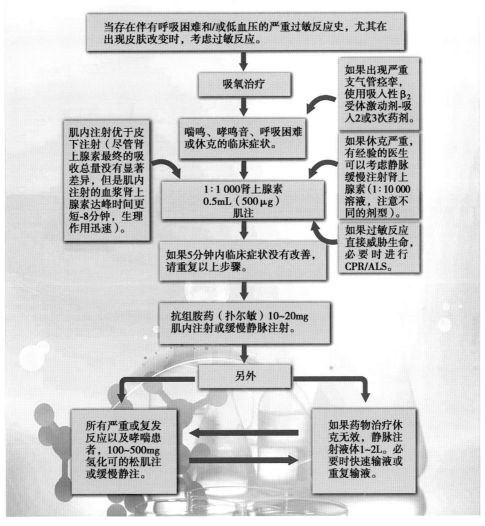

图 2-2-9　超声造影不良反应处理流程图

造影剂不良反应处置要点

一般地，对比剂注射后1小时以内出现的不良反应属于急性不良反应(acute adverse reactions)，根据病情严重程度又可分为轻、中、重度。

轻度：恶心、轻度呕吐
　　　荨麻疹
　　　瘙痒
中度：严重呕吐
　　　显著的荨麻疹
　　　支气管痉挛
　　　面部/喉部水肿
重度：低血压性休克
　　　呼吸骤停
　　　心跳骤停
　　　惊厥

常用的两种预防用药方法：

· 泼尼松(强的松) 50mg，注射对比剂前13小时、7小时、1小时口服 + 苯海拉明50mg，注射对比剂前1小时静脉注射、肌内注射或口服。
· 甲基强的松龙32mg，注射对比剂前12小时、2小时口服，也可增加使用抗组胺药。

造影剂急性不良反应一线治疗的简单指南

检查室内应备有一线急救药品和设备
· 紧急处理药品推车
· 氧气
· 肾上腺素1:1 000
· 组胺H$_1$受体阻滞剂
· 阿托品
· β$_2$-受体激动剂定量吸入剂
· 静脉补液 – 普通生理盐水或林格液
· 抗惊厥药(安定)
· 血压计
· 单向经口呼吸器
· 吸痰设备
· 监护设备
· 训练有素的人员
绝大部分造影剂不良反应都是无法预料的，必须一丝不苟地进行准备。

喉头水肿

支气管痉挛

· 面罩吸氧（6～10L/min）
· β 受体激动剂吸入剂，2～3喷，按需重复。
　– 如吸入剂治疗无效，使用肾上腺素（皮下注射、肌注、静注）。
· 肾上腺素（1:1 000）皮下注射 0.1～0.3mL（= 0.1～0.3mg）
　– 如明显低血压，肾上腺素(1:10 000) 缓慢静注 1～3mL。
　– 按需重复，累积剂量最高达 1mg。
· 如严重支气管痉挛或氧饱和度持续低于88%，立即呼叫协助。

低血压 – 单纯性低血压

· 抬高双腿
· 氧气面罩吸氧（6～10L/min）
· 静脉补液：快速，普通生理盐水或乳酸林格液。
· 如果无效：肌内注射1:1 000肾上腺素，0.5mL（0.5mg），必要时重复给药。

低血压和心动过缓 – 血管迷走反应

· 抬高双腿
· 氧气面罩吸氧（6～10L/min）
· 静脉注射阿托品0.6～1.0mg，必要时于3～5分钟后重复给药，成人总剂量可达3mg（0.04mg/kg）儿童患者静脉注射。0.02mg/kg（每次最大剂量0.6mg），必要时重复给药，总量可达2mg。
· 静脉内补液：快速，普通生理盐水或乳酸林格液。

低血压和心动过速 – 过敏反应

· 腿部抬高60°以上（推荐）或特伦伯格卧位（头高脚低位）
· 监护：心电图、氧饱和度、血压
· 面罩吸氧6～10L
· 快速静脉摄入大量乳酸林格液或生理盐水
　– 如治疗无效，肾上腺素（1:10 000）缓慢静注1mL。
　– 按需重复，累积剂量最高达1mg。
· 如仍乏效，立即呼叫协助。

图 2-2-10 超声造影不良反应处置要点

四、乳腺超声造影的注意事项

1. 探头压力适度,太轻使探头与皮肤贴合不紧,声像图上显示为阴影,图像不清晰,太重则可能压闭小血管影响造影表现。

2. 大多数情况下,定性分析在乳腺造影判读中起主要作用,当定性分析的各项造影模式判读没有困难且无须定量分析辅助诊断时,保持探头在同一切面稳定不动储存视频的要求可以随时终止(如病灶表现为典型的快进高增强),此时可移动探头全面扫查病灶及周围正常腺体,观察病灶整体造影表现,有无增强缺损区及增强血管影与病灶的关系。保持探头同一切面稳定不动是基于定量分析准确性的要求,需要定量分析辅助诊断或乳腺癌新辅助治疗超声造影评估时,需要一定时间内(40~60秒)具有稳定的视频。不需要定量分析时,越早进入动态扫查阶段,越有利于病灶的全面评估,尤其当需要判断病灶边缘明亮血管是否真正穿入病灶内,还是从病灶旁经过的乳腺正常血管,了解病灶是否有增强缺损区,以及当病灶周围正常乳腺腺体稀少,需要与乳腺其他部位正常腺体比较时尤为重要。

3. 大多数情况下,乳腺超声造影的判读是病灶与正常腺体间增强模式的比较,因此留够病灶周围正常乳腺腺体组织尤为重要。但当患者为ACR1~2级非致密性乳腺或病灶周围缺少足够正常腺体时,可通过早期快速移动探头与同侧乳腺同象限或对侧乳腺同象限正常腺体比较来解决,在这种情况下,提前设好要对比的象限及部位做到心中有数非常重要,这样可以快速移动探头,减少因寻找靶目标而损失的时间,因为大多数情况下对乳腺病灶造影判读至关重要的动脉相时间窗在40秒以内。

4. 大多数情况下,一个造影切面即可有效判读乳腺病灶的造影模式,故在造影前选择合适的造影切面非常重要,只有极少数情况下如某切面造影效果不满意时,在另一切面再次造影可以得到更满意的效果,两次造影间隔时间应大于10分钟。

5. 乳腺造影增强模式受多种情况影响,与病灶的发展阶段、分化程度、乳腺是否处于增殖期或哺乳期都有关系。如乳腺恶性肿瘤在其发展过程中会经历少血管期、富血管期(图2-2-11),尤其是当肿瘤还较小时,可能新生血管尚未形成,超声造影可表现出等增强甚至低增强,而在富血管期可表现出典型的快进高增强,而有出血坏死时可表现出无增强。同时,在同一非均质性病灶内,不同部位、不同回声类型及不同彩色血流表现的切面,造影也可表现出不一样的增强模式,所以拥有扎实的乳腺普通灰阶超声诊断基础是进行乳腺超声造影的前提。尽管乳腺超声造影表现复杂且多种多样,但基于6类乳腺超声造影良恶性预测模型(详见第三章第三节)进行判读可以解决大多数临床问题。

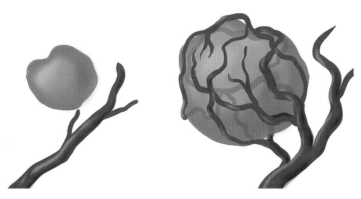

图 2-2-11　乳腺肿瘤的微血管演进示意图

6. 定量分析时,对不同区域分别取样,或包络整个病灶取样,所获得的时间 - 强度曲线参数也会出现差异,故取样时应尽可能包络病灶最大范围,并在病灶内及正常腺体以相同的感兴趣区面积多点取样进行相互比较,取样时应避开首先增强的滋养血管或无增强区,定量分析作为定性分析的辅助工具,应基于定性分析判读结果综合分析。

7. 对造影表现认识不足,分析、判读不准确,仪器的质量、参数条件、造影操作方法不当,亦可影响造影表现和诊断准确性。

8. 分析时应综合患者年龄、病史、生理阶段、体格检查、乳腺X线、传统灰阶超声、CDFI、弹性成像及超声造影进行分析。

乳腺超声造影是传统灰阶超声的有益补充,要充分结合患者情况、超声各项新技术及其他检查综合分析而得出合适诊断,不可能达到100%准确,仍有病灶在行乳腺超声造影后评估为BI-RADS 4类需要组织学活检,病理学仍是疾病诊断的"金标准"。乳腺超声造影对大于4cm、非占位性、多中心及弥漫性病灶的良恶性鉴别诊断有一定价值,但更多的是其局限性,其诊断准确性依赖于超声医师对乳腺超声造影的经验。单纯乳腺超声造影对恶性肿瘤和炎性团块的鉴别诊断较困难。乳腺超声造影不能判断病灶的病理类型。乳腺超声造影对超声仪器、探头频率、仪器超声造影参数的调节、选用的针头及注射部位均有一定要求,任何一项不足都可能带来表现不佳的造影图像和不准确的诊断。乳腺超声造影的造影剂剂量需要3.6~4.8mL,一支造影剂无法反复使用,故第一次造影前,各项准备工作和选择显得至关重要。乳腺超声造影的定性分析在诊断方面的重要性优于定量分析,定量分析主要用于纠正定性分析的主观偏倚和在定性分析难以抉择时作为辅助诊断工具,但在乳腺癌新辅助治疗的超声造影疗效评估时例外。

03

Atlas of Contrast Enhanced
Ultrasound of Breast

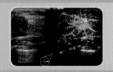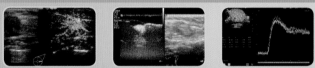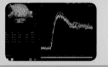

第三章　乳腺超声造影预测模型

乳腺超声造影预测模型分为良性预测模型和恶性预测模型两大类,每一类又有 3 种亚类,共计 6 种预测模型。其中 A、B、C 模型为恶性预测模型,D、E、F 模型为良性预测模型。这些预测模型的提出,是基于既往国内外研究的总结及笔者所在单位 10 余年乳腺超声造影研究总结所提出的,并通过了单中心及多中心前瞻性研究的验证,具有较好的临床适用性及诊断准确性。该预测模型的提出意在规范乳腺超声造影的诊断标准,通过格式化形式简化判读及诊断难度,降低初学者的学习难度,提高观察者间的一致性。尽管在良恶性病灶间各预测模型仍有交叉重叠,但应用该预测模型可提高传统灰阶超声鉴别诊断困难的乳腺病灶的诊断准确性,较大幅度降低不必要的穿刺活检,提高阳性预测值,降低假阳性率,同时使假阴性率控制在 2% 以内。在临床实践中,符合良性预测模型的可分为 CEUS-BI-RADS 3 类,符合恶性预测模型的可分为 CEUS-BI-RADS 5 类;有一部分病例会同时符合同一大类中 2 种或 2 种以上亚类的表现,但不影响最终的 BI-RADS 分类;另外,有一部分病例可能不符合任一种亚类,这时分为 CEUS-BI-RADS 4 类。在此特别要指出,对于临床实践中具体病例的最终 BI-RADS 分类,不能单凭超声造影预测模型,必须结合患者多方面因素综合分析得出。

第一节　乳腺超声造影术语词典

乳腺超声造影术语词典,是指经血管途径给药并行定性分析时,其不同增强模式的表述及定义(表 3-1-1);对于非血管途径给药(如前哨淋巴结识别与定位)增强淋巴结的增强模式表述,详见第十二章第二节,本章不做赘述。乳腺经血管超声造影的定性增强模式术语词典如下:

(一) 增强时间(快进、同进、慢进)

与正常乳腺腺体组织比较而非脂肪组织,大多数时候通过与病灶周围正常腺体组织比较来判断病灶的增强时间。

(二) 增强强度(高增强、等增强、低增强、无增强)

与正常乳腺腺体组织比较而非脂肪组织,大多数时候通过与病灶周围正常腺体组织比较来判断病灶的增强强度。

(三) 增强均匀性(均匀性、不均匀性)

当病灶出现无增强区或低增强时,视为不均匀性增强,除此之外视为均匀性增强。

(四) 增强后病灶边缘(光整、模糊、难以分辨)

增强后肿块边缘光滑锐利无分叶或仅有 2~3 个大波浪状分叶视为光整;与周围有增强强度差异的组织分界不清视为模糊;等增强时视为难以分辨。

(五) 增强后病灶形态(规则形、不规则形、难以分辨)

规则形包块圆形和椭圆形;不规则形指边缘模糊、成角、小分叶或毛刺;等增强时视为难以分辨。

(六) 增强后病灶范围(扩大、不变、缩小、难以分辨)

增强后与周围正常腺体比较有增强强度差异的病灶本身,其增强范围大小与普通灰阶超声所示病灶范围大小相比较,当某一径线测值变化大于 2mm 时判定为扩大,小于 2mm 时判定为不变,等增强时判定为难以分辨。

(七) 增强缺损(有、无)

高增强或等增强时普通灰阶超声所示病灶实性成分区域有无造影剂进入。当病灶本身呈低增强时,该项不作判读。

（八）滋养血管 / 明亮血管征（有、无）

造影时观察到病灶边缘或病灶内有较病灶其他实性成分首先增强的明亮血管征，并动态扫查该明亮血管穿行于病灶内。

（九）"太阳征" / "蟹足征"（有、无）

高增强的病灶周围出现类似"蟹足"或"太阳光"样的放射状高增强条索。

表 3-1-1 乳腺超声造影定性分析模式

超声造影定性分析模式		病例示例	
增强时间	快进	图 3-2-1A	图 3-2-1B
	同进	图 3-2-1C	图 3-2-1D
	慢进	图 3-2-1E	图 3-2-1F
增强强度	高增强	图 3-2-2A	图 3-2-2B
	等增强	图 3-2-2C	图 3-2-2D
	低增强	图 3-2-2E	图 3-2-2F
	无增强	图 3-2-2G	图 3-2-2H
增强均匀性	均匀	图 3-2-3A	图 3-2-3B
	不均匀	图 3-2-3C	图 3-2-3D
增强灶边缘	光整	图 3-2-4A	图 3-2-4B
	模糊	图 3-2-4C	图 3-2-4D
	难以分辨	图 3-2-4E	图 3-2-4F
增强后病灶形态	规则	图 3-2-5A	图 3-2-5B
	不规则	图 3-2-5C	图 3-2-5D
	难以分辨	图 3-2-5E	图 3-2-5F
增强后病灶范围	扩大	图 3-2-6A	图 3-2-6B
	不变	图 3-2-6C	图 3-2-6D
	缩小	图 3-2-6E	图 3-2-6F
	难以分辨	图 3-2-6G	图 3-2-6H
增强缺损	有	图 3-2-7A	图 3-2-7B
	无	图 3-2-7C	图 3-2-7D
滋养 / 明亮血管征	有	图 3-2-8A	图 3-2-8B
	无	图 3-2-8C	图 3-2-8D
"太阳征" / "蟹足征"	有	图 3-2-9A	图 3-2-9B
	无	图 3-2-9C	图 3-2-9D

第二节　乳腺超声造影定性分析模式病例示例

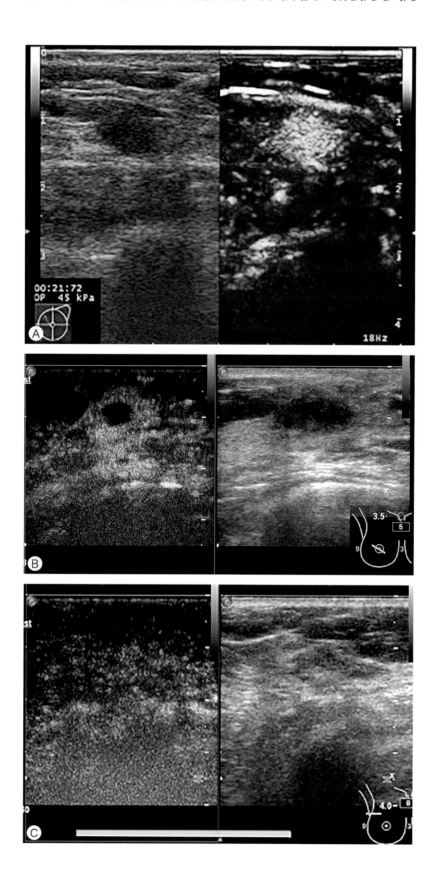

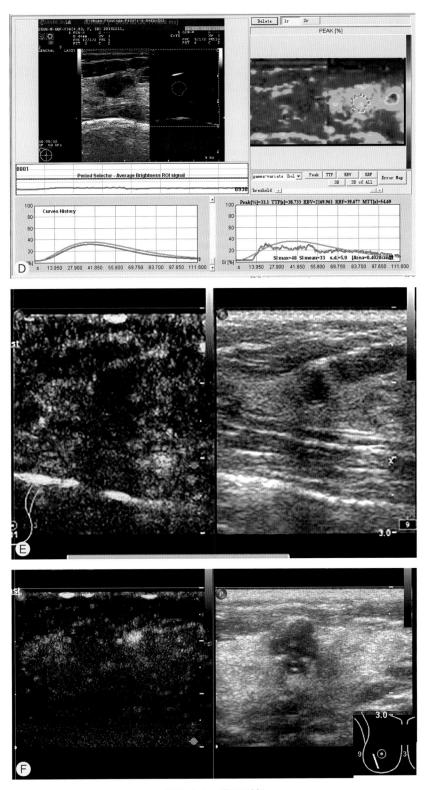

图 3-2-1　增强时相

A. 快进；B. 快进；C. 同进；D. 同进；E. 慢进；F. 慢进

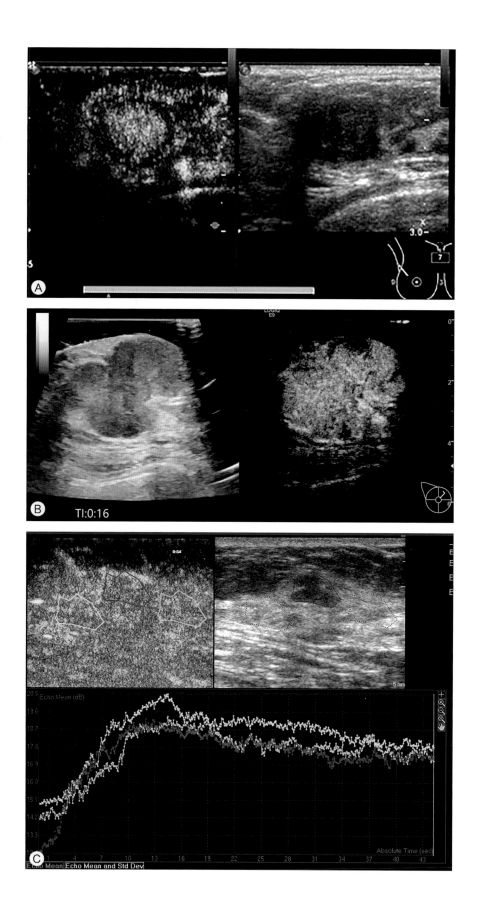

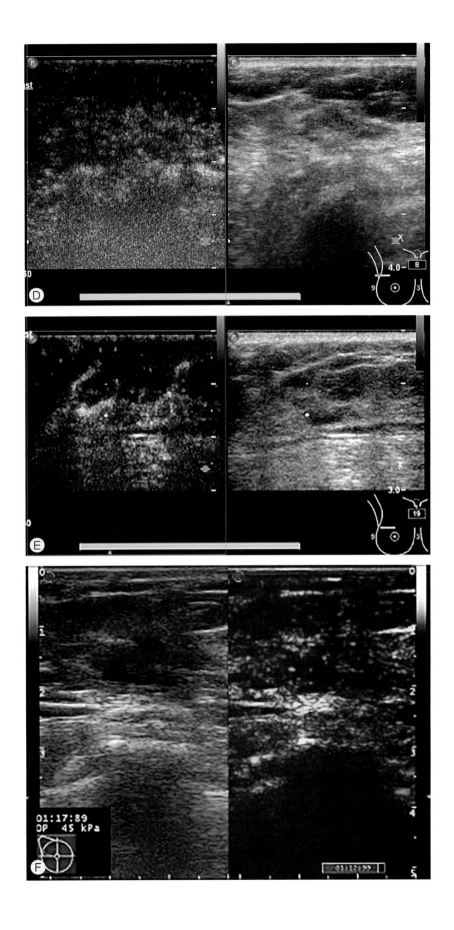

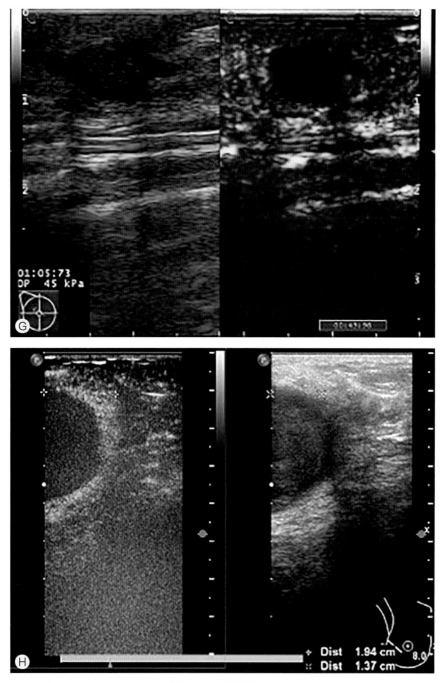

图 3-2-2　增强强度
A. 高增强；B. 高增强；C. 等增强；D. 等增强；E. 低增强；F. 低增强；G. 无增强；H. 无增强

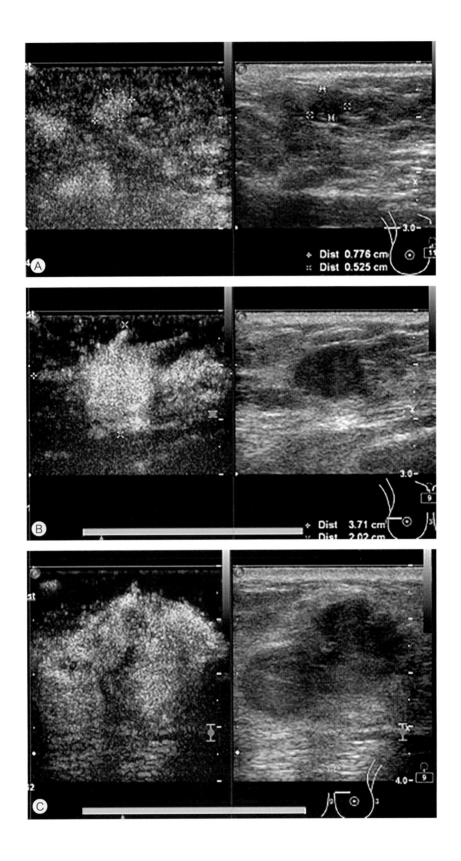

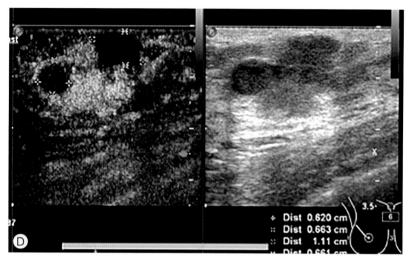

图 3-2-3 增强均匀性
A. 均匀性；B. 均匀性；C. 不均匀性；D. 不均匀性

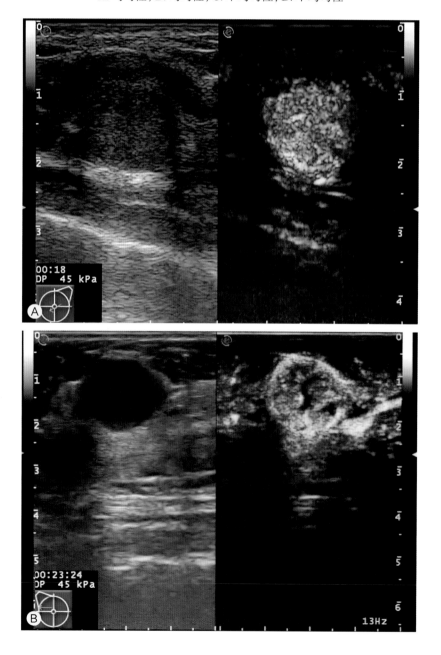

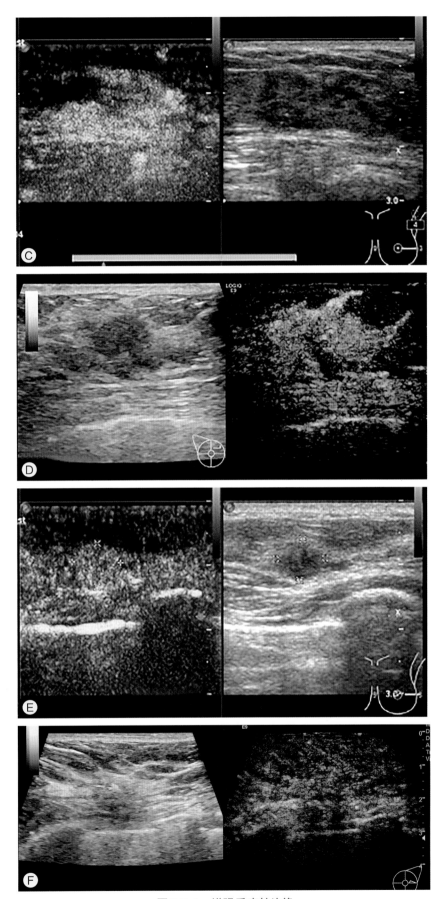

图 3-2-4 增强后病灶边缘
A. 光整；B. 光整；C. 模糊；D. 模糊；E. 难以分辨；F. 难以分辨

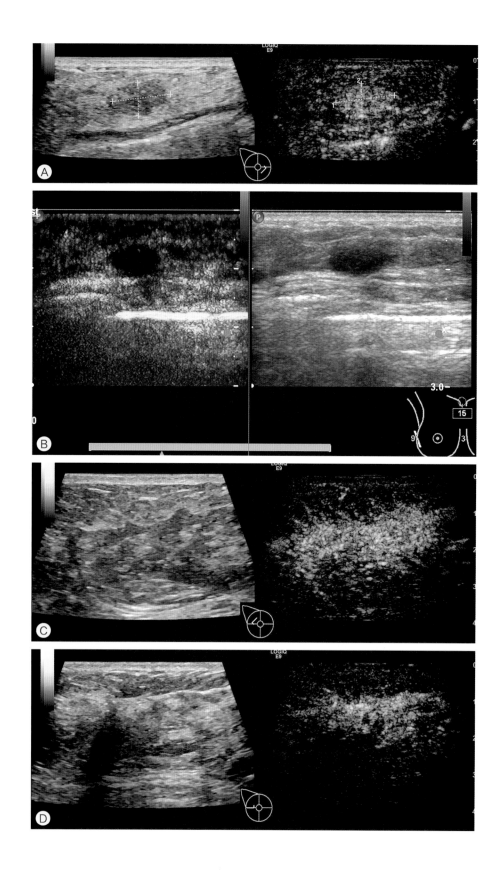

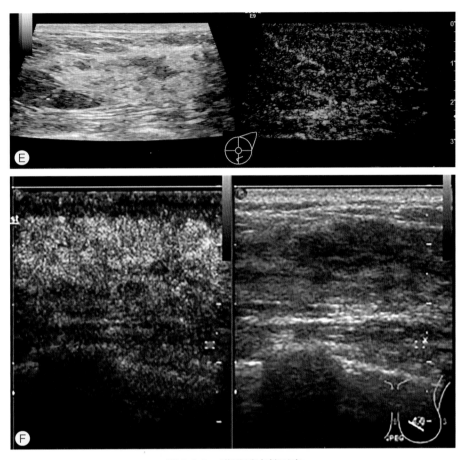

图 3-2-5　增强后病灶形态
A. 规则；B. 规则；C. 不规则；D. 不规则；E. 难以分辨；F. 难以分辨

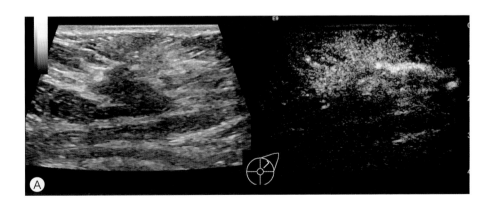

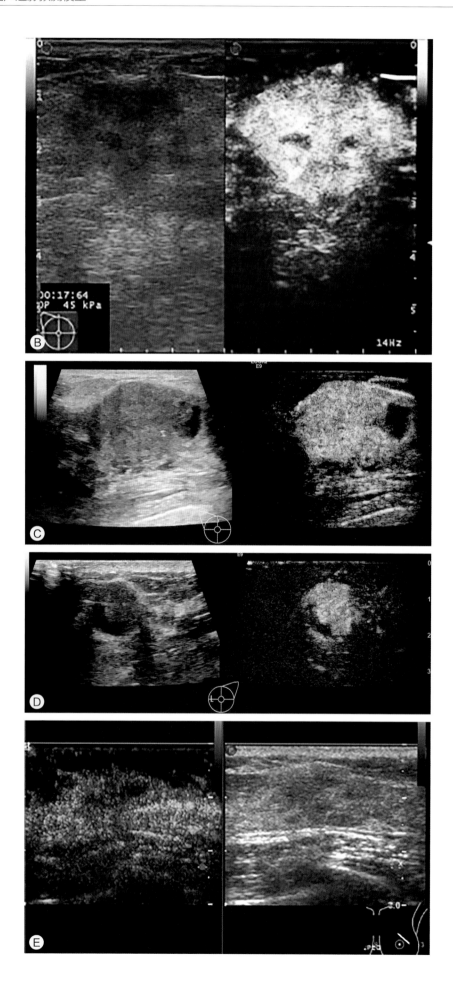

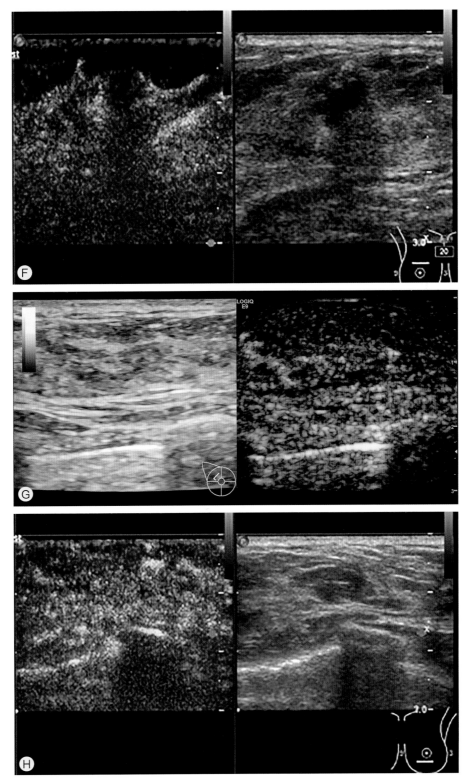

图 3-2-6　增强后病灶范围
A. 扩大；B. 扩大；C. 不变；D. 不变；E. 缩小；F. 缩小；G. 难以分辨；H. 难以分辨

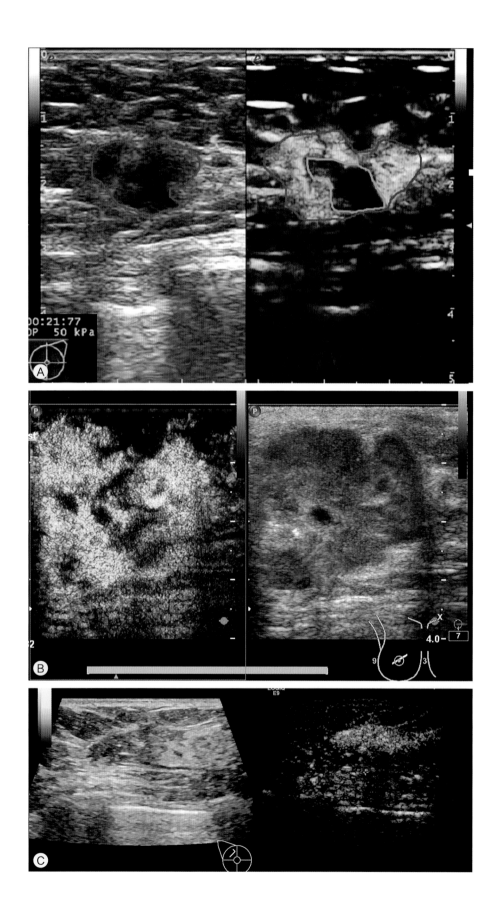

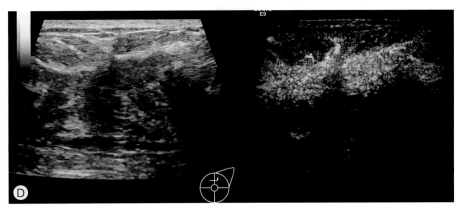

图 3-2-7　增强缺损
A. 有缺损；B. 有缺损；C. 无缺损；D. 无缺损

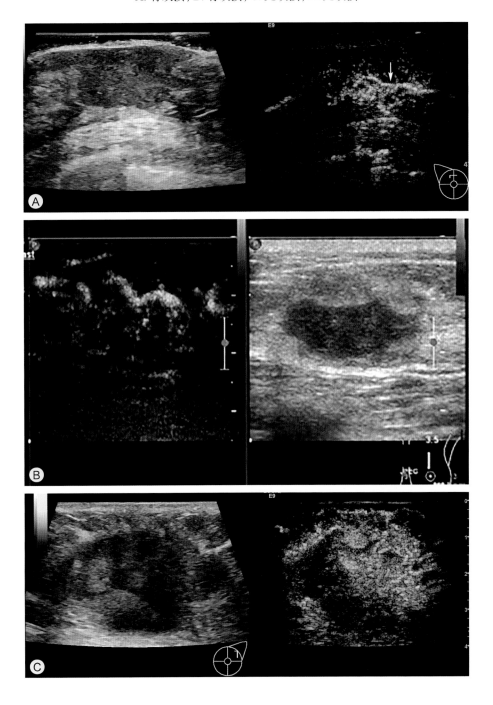

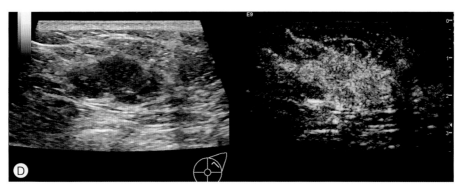

图 3-2-8 滋养 / 明亮血管征
A. 有；B. 有；C. 无；D. 无

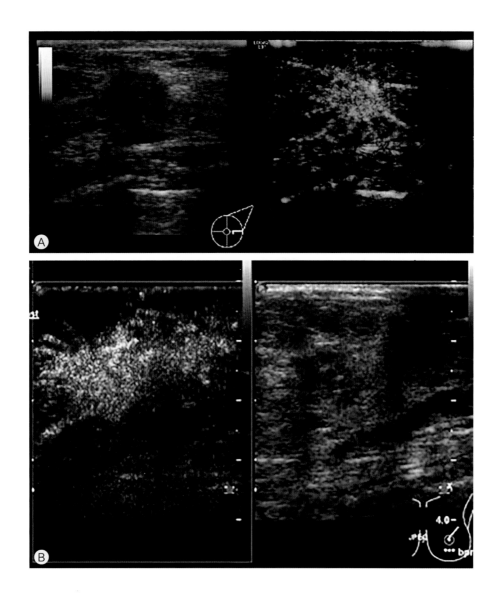

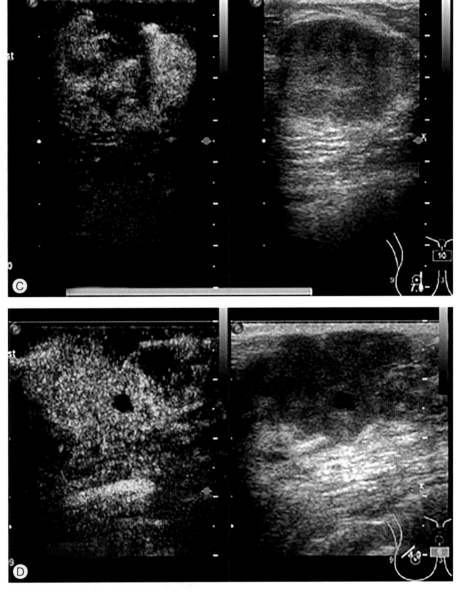

图 3-2-9 "太阳征"/"蟹足征"
A. 有; B. 有; C. 无; D. 无

第三节 乳腺超声造影良恶性预测模型

　　乳腺病灶的超声造影表现多种多样,良恶性病灶间常存在同病异像、异病同像的表现,故在实际临床工作中面对一个病灶多种造影模式表现,如何有效分析这些模式并作出准确的诊断和鉴别诊断非常重要。笔者基于既往关于乳腺超声造影的研究和所在单位 10 年乳腺超声造影病例的积累总结,提出了乳腺超声造影良恶性预测模型。该模型总结出了良恶性病灶最常见的各三种造影定性模式组合,剔除了干扰判读的其他模式表现,使应用简化,并经笔者单位单中心和全国 8 家单位超 3 000 例真实世界多中心研究,验证了其可行性和有效性。(图 3-3-1、表 3-3-1)

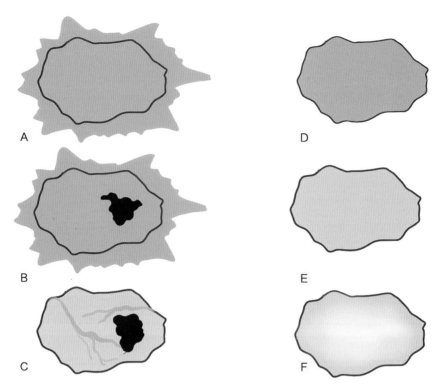

图 3-3-1 乳腺良恶性病灶超声造影预测模型

表 3-3-1 乳腺良恶性病灶预测模型及病例示例

超声造影预测模型		定性模式特征	病例超声造影示例	
恶性预测模型	A 模型	高增强,增强后范围扩大,伴或不伴形态不规则	图 3-3-2A	图 3-3-2B
	B 模型	高增强,有增强缺损,伴或不伴增强后范围扩大	图 3-3-3A	图 3-3-3B
	C 模型	快进或同进,高增强或等增强,有滋养血管征或蟹足征,伴或不伴增强缺损	图 3-3-4A	图 3-3-4B
良性预测模型	D 模型	高增强,增强后范围不变,边缘形态与灰阶病灶边缘形态保持一致,无增强缺损、滋养血管及蟹足征	图 3-3-5A	图 3-3-5B
	E 模型	慢进或同进,等增强,与周围正常组织融为一体,边缘及形态难以分辨,无增强缺损及滋养血管征	图 3-3-6A	图 3-3-6B
	F 模型	慢进或同进,低增强,增强后范围不变或缩小,无滋养血管征	图 3-3-7A	图 3-3-7B

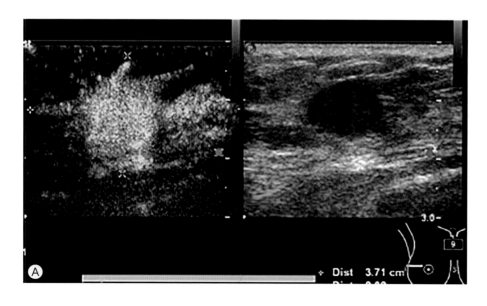

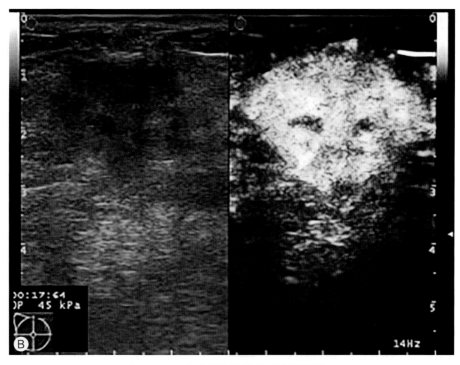

图 3-3-2 乳腺超声造影恶性预测模型 A

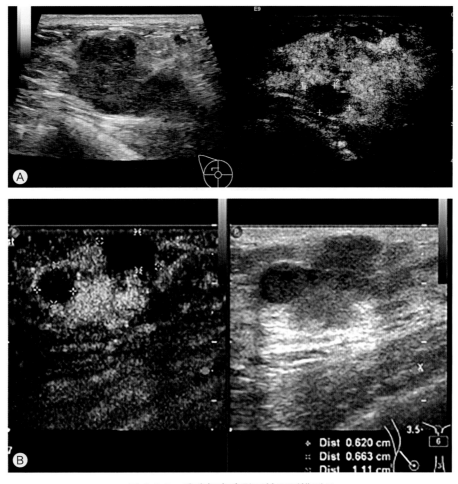

图 3-3-3 乳腺超声造影恶性预测模型 B

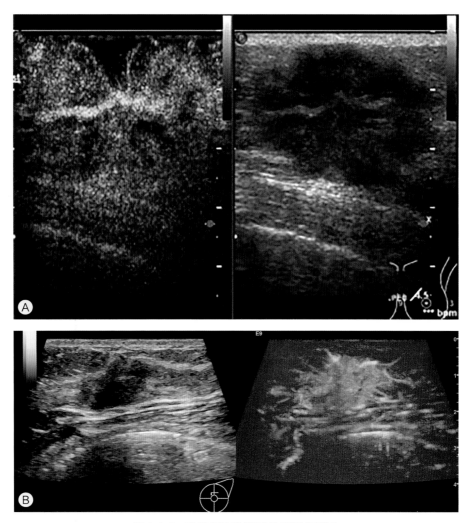

图 3-3-4 乳腺超声造影恶性预测模型 C

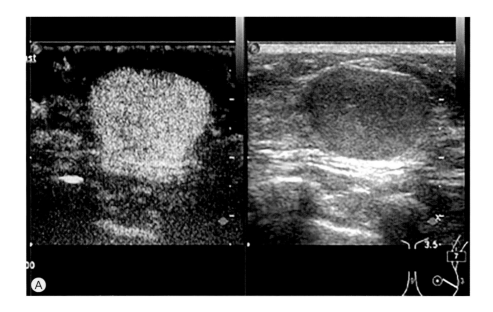

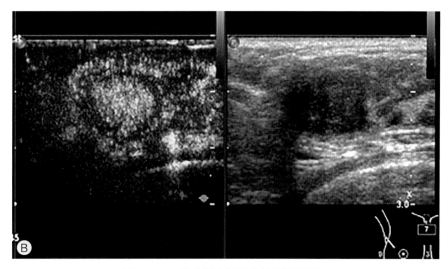

图 3-3-5 乳腺超声造影良性预测模型 D

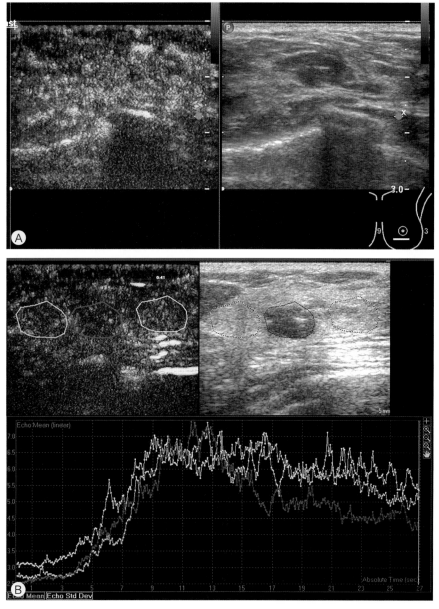

图 3-3-6 乳腺超声造影良性预测模型 E

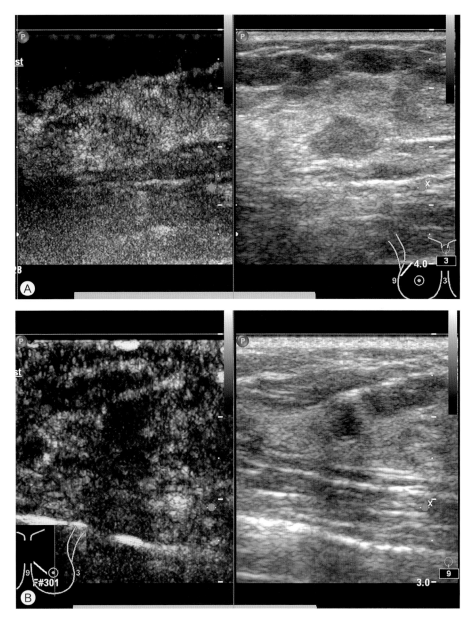

图 3-3-7　乳腺超声造影良性预测模型 F

04

Atlas of Contrast Enhanced
Ultrasound of Breast

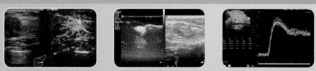

第四章　乳腺上皮性恶性肿瘤

乳腺恶性肿瘤种类繁多,但大多数乳腺恶性肿瘤都起源于上皮成分,归为癌。据统计,浸润性乳腺癌中,浸润性导管癌约占76%,浸润性小叶癌约占8%,导管/小叶癌约占7%,黏液癌(胶样癌)约占2.4%,小管癌约占1.5%,髓样癌约占1.2%,乳头状癌约占1%,其他亚型还包括化生性乳腺癌与浸润性微乳头状癌等,总共占比不到5%。

最新的流行病学数据显示,乳腺癌已成为我国女性发病率第一,病死率第五位的恶性肿瘤。相较于欧美人群,我国女性乳腺癌的发病年龄更早,普遍提前10年左右,故其危害性相对更大,早诊早治仍是最重要的预防手段。尽管在欧美国家,乳腺X线是乳腺癌筛查最常用最有效的手段,但由于中国女性乳腺结构更偏致密,导致超声检查在我国乳腺癌的筛查中具有更高的效能和性价比。国内外已有多项关于乳腺X线及超声在乳腺癌筛查中价值的多中心研究,这些研究肯定了影像学的重要价值,同时也面对一个问题,即在筛查出的大量分为BI-RADS 4类及以上乳腺可疑结节中,50%~70%最后病理证实都是良性病灶,导致每筛查出一个乳腺癌,需要付出巨大的时间经济成本,使绝大部分患者接受不必要的穿刺活检。故在普通灰阶超声诊断为BI-RADS 4类及以上的乳腺可疑结节中有效筛查出乳腺癌的同时尽可能减少不必要的穿刺活检是乳腺超声造影最为重要的价值之一。

乳腺癌的发生发展是一个多因素长期共同作用的结果。研究证实,从乳腺正常腺体发展为普通型导管上皮增生,进而发展为不典型增生、导管原位癌,最终转化为乳腺癌的过程中,乳腺的微血管密度和决定血管生成的血管内皮生长因子(vascular endothelial growth factor,VEGF)的表达水平不断提高,这奠定了乳腺增强影像学(增强X线、超声造影、增强MRI)在良恶性病灶鉴别诊断中的基础,也是增强影像学优于非增强影像学的原因。

第一节　微小浸润性癌

美国癌症联合委员会和国际抗癌联盟(American Joint Committee on Cancer and the International Union for Cancer Control,AJCC-UICC)将微浸润乳腺癌定义为浸润灶不超过1mm的浸润性乳腺癌,几乎都见于导管原位癌(ductal carcinoma in situ,DCIS),表现为肿瘤细胞小病灶已穿过基底膜侵入周围间质,因此通常是指伴微浸润的DCIS。微浸润乳腺癌在小叶原位癌(lobular carcinoma in situ,LCIS)或无原位癌的情况下相对少见。其组织学类型往往伴有高级别DCIS和粉刺型坏死,较大病灶DCIS和多中心DCIS的情况下微浸润的风险增高。该病理类型据估计在所有乳腺癌中占比不到1%。

DCIS最常因为乳腺X线钼靶摄影异常发现被诊断,而微浸润乳腺癌更常表现为可触及的肿块,通常代表的是伴间质促纤维增生的DCIS区域,其中的微浸润灶自身不可触及,还可能发生乳头溢液。某些研究表明,微浸润乳腺癌最常见的影像学表现是伴或不伴钙化的肿块,同样很可能是伴间质反应的大片DCIS区域,而不是微浸润本身;其他研究则发现,微浸润乳腺癌与DCIS类似,最常见的影像学表现是钙化。多数诊断性活检采用针芯穿刺进行活检。因此,病理学结果可能仅显示为DCIS或存在"疑似"微浸润病灶的DCIS。只有切除了整个病变区域时才能进行完整评估,并作出微浸润乳腺癌的最终诊断。

微浸润乳腺癌的预后极好,5年总体生存率为97%~100%;患者的生存率似乎介于单纯DCIS和小浸润性癌之间,可能更接近于DCIS。一项中位随访8.5年的病例系列研究显示,伴微浸润的DCIS患者与单纯DCIS患者相比,复发率或5年生存率没有差异。

病例 1：女,46 岁,无乳腺癌家族史。(图 4-1-1)

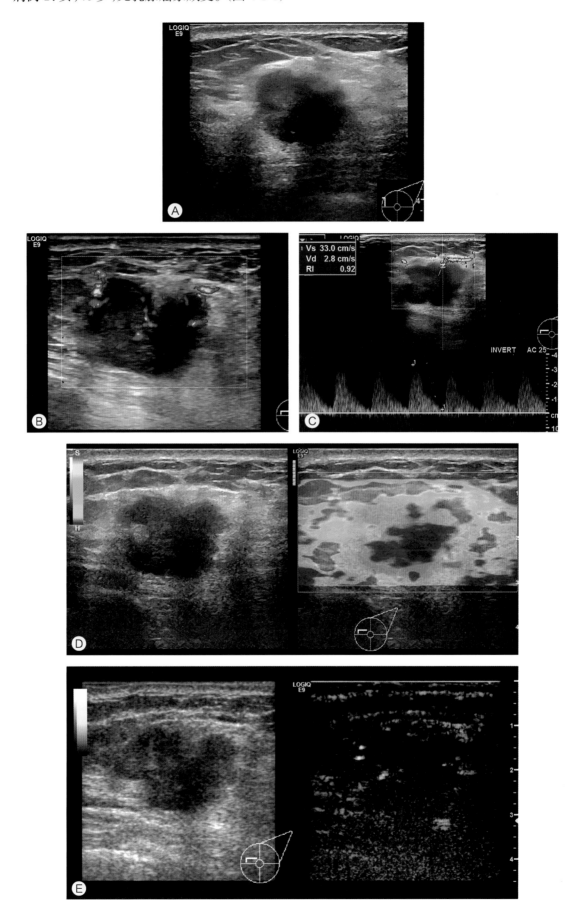

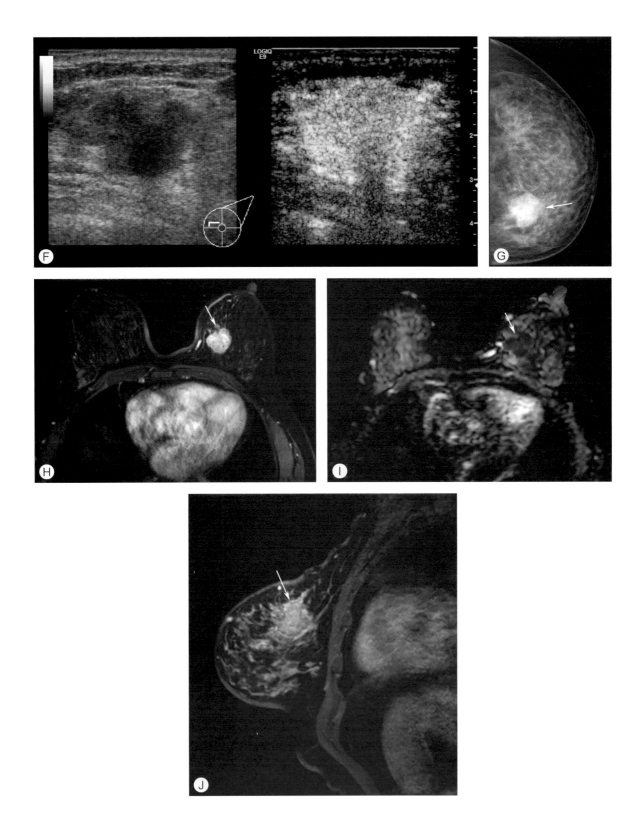

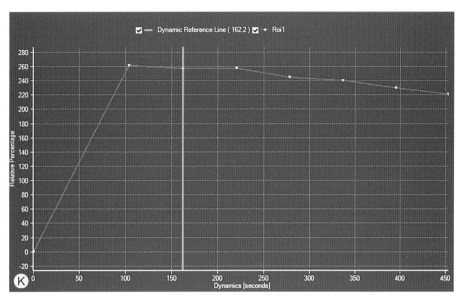

图 4-1-1 导管内癌伴局灶间质浸润

A. 左乳内上象限低回声结节,大小约 33mm×25mm×18mm,不规则形,边缘不光整,沿皮肤平行生长,后方轻微声衰减,其内无钙化,无周围腺体纠集征,BI-RADS 4B 类;B. CDFI:结节内探及较丰富杂乱分布血流信号;C. PW:呈高速高阻血流,Vmax 33.0cm/s,RI 0.92;D. 弹性成像:4 分,质硬,考虑恶性;E、F. CEUS 主要表现及再分类:结节于 11 秒开始增强,呈弥漫性增强,符合 A 模型(呈快进高增强,增强后病灶范围扩大),CEUS-BI-RADS 5 类,增强不均匀,边缘不光整,无滋养血管征及蟹足征,无增强缺损区;G. 乳腺 X 线(CC);H~K. 乳腺 MRI

病例 2:女,38 岁,无乳腺癌家族史。(图 4-1-2)

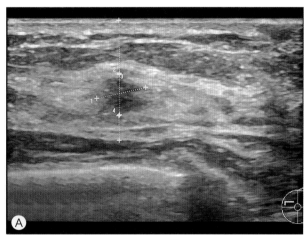

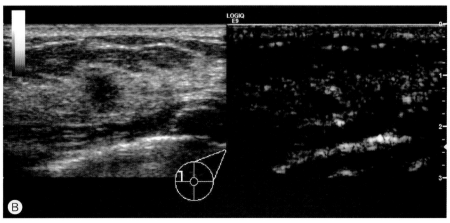

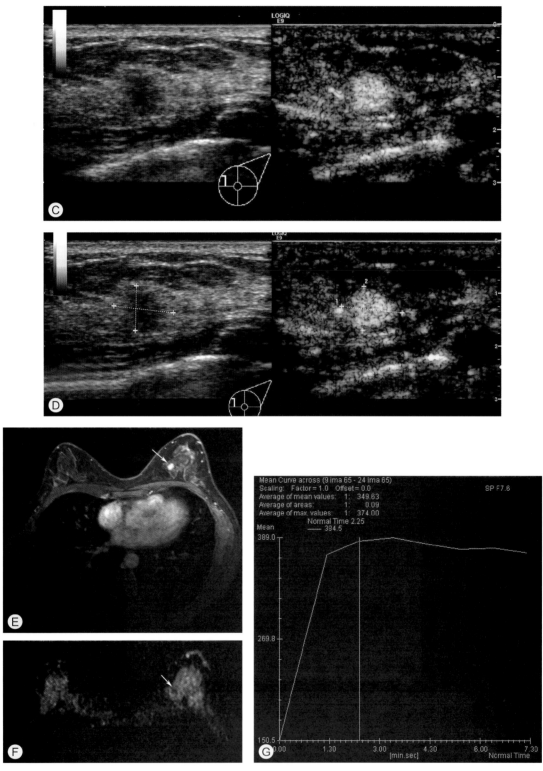

图 4-1-2　导管内癌伴局灶间质浸润

A. 左乳内上象限低回声结节,大小约 10mm×8mm×6mm,不规则形,边缘不光整,沿皮肤平行生长,后方无声衰减,其内无钙化,无周围腺体纠集征,BI-RADS 4A 类;B、C. CEUS 主要表现及再分类:结节于 8 秒开始增强,呈弥漫性增强;符合 A 模型(呈快进高增强,增强后病灶范围扩大),CEUS-BI-RADS 5 类;D. CEUS:从肉眼判断高增强范围扩大不明显,容易和 D 模型相混淆,但回放视频后多角度测量高增强范围,并与二维病灶范围比较,有轻微扩大,病灶呈均匀性增强,边缘尚光整,无滋养血管征、蟹足征及增强缺损区;E~G. 乳腺 MRI

病例 3：女，45 岁，无乳腺癌家族史。（图 4-1-3）

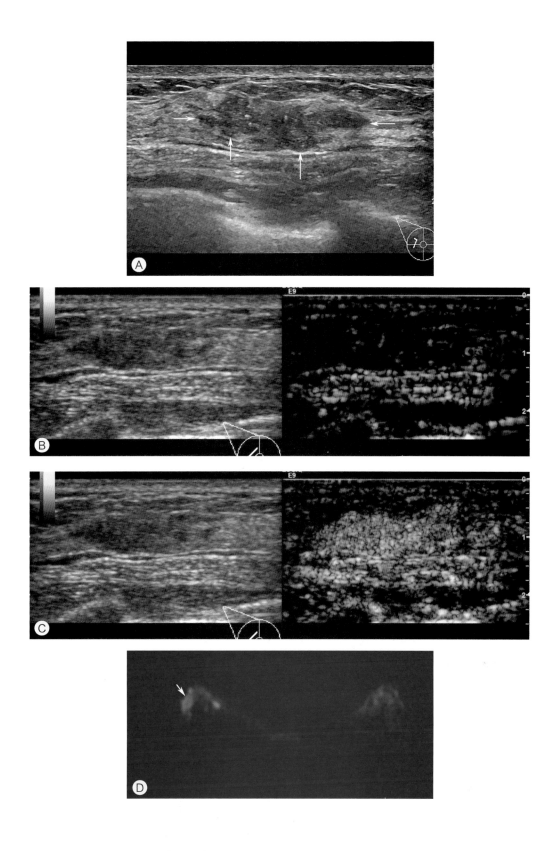

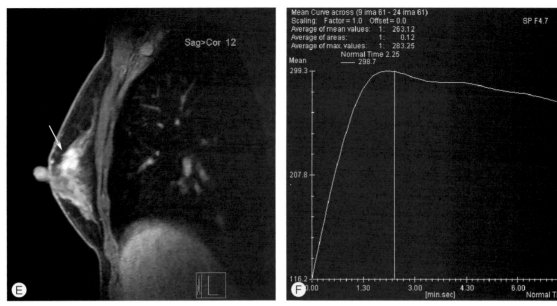

图 4-1-3　广泛导管内癌伴局灶间质浸润

A. 右乳 9~10 点低回声结节,大小约 27mm×16mm×8mm,不规则形,边缘不光整,沿皮肤平行生长,后方无声衰减,其内有钙化,无周围腺体纠集征,BI-RADS 4A 类;B、C. CEUS 主要表现及再分类:结节于 15 秒开始增强,呈弥漫性增强,符合 D 模型(呈快进高增强,增强后病灶边界形态范围与二维保持一致,增强均匀,无滋养血管征、蟹足征及增强缺损区),CEUS-BI-RADS 3 类,该病例与微血管增加的腺病 CEUS 表现相似,单纯依靠 CEUS 表现易漏诊,结合普通灰阶超声及其他新技术可给予准确的分类;D~F. 乳腺 MRI

病例 4:女,47 岁,无乳腺癌家族史。(图 4-1-4)

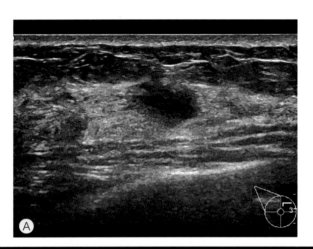

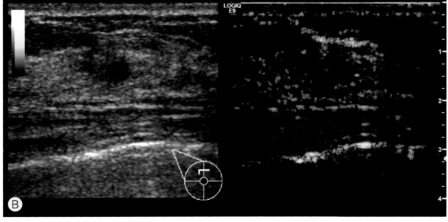

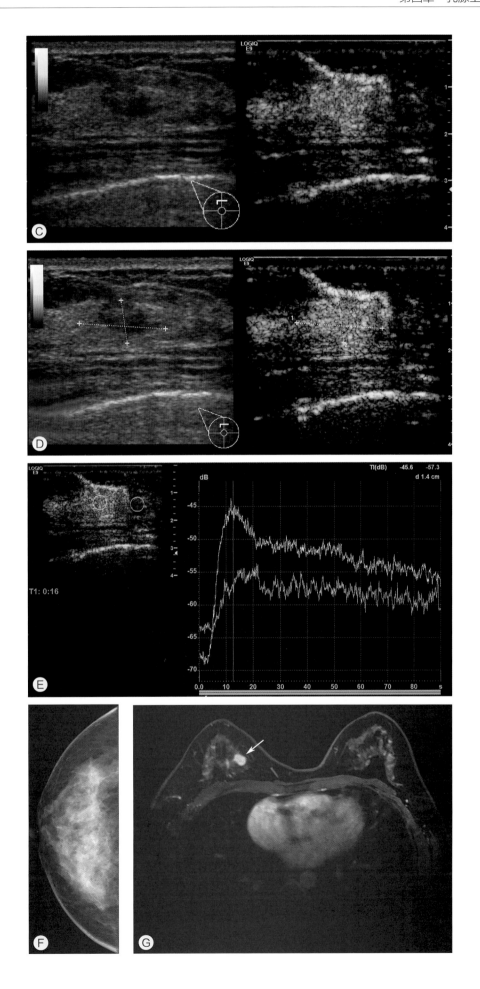

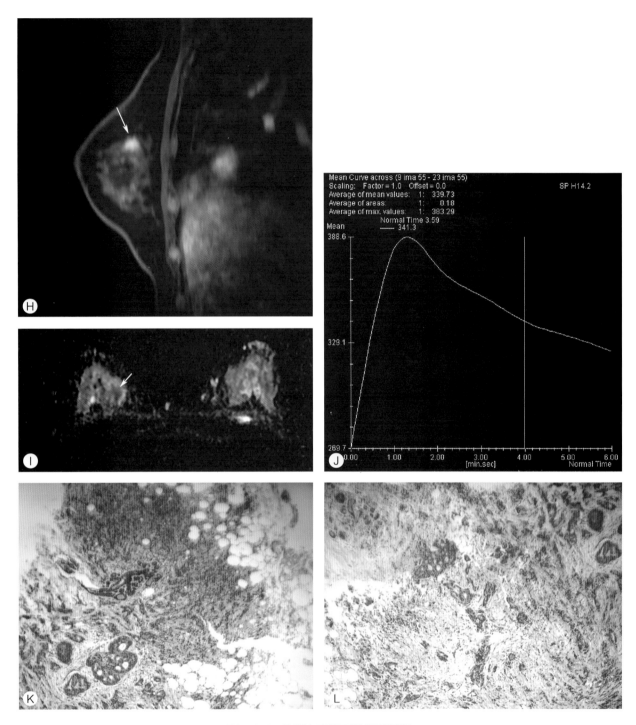

图 4-1-4 导管内癌伴局灶间质浸润

A. 右乳内上象限低回声结节,大小约 14mm×9mm×7mm,不规则形,边缘不光整,沿皮肤平行生长,其内无钙化,后方无声衰减,无周围腺体纠集征及导管扩张,BI-RADS 4A 类;B、C. CEUS 主要表现及再分类:结节于 8 秒开始增强,呈弥漫性增强,符合 A 模型(呈快进高增强,增强后病灶范围扩大),CEUS-BI-RADS 5 类;D. CEUS:增强后范围从肉眼判断有轻度扩大,经测量高增强范围及二维病灶范围比较,明确有扩大,增强均匀,无滋养血管征、蟹足征及增强缺损区,病灶前方明亮血管为病灶外乳腺内正常走行血管,未进入病灶内;E:CEUS 定量分析:病灶早于周围腺体开始增强,增强强度高于周围腺体,并提前达峰;F. 乳腺 X 线(CC);G~J. 乳腺 MRI;K、L. 病理:导管内癌伴局灶间质浸润

病例5:女,39岁,无乳腺癌家族史。(图4-1-5)

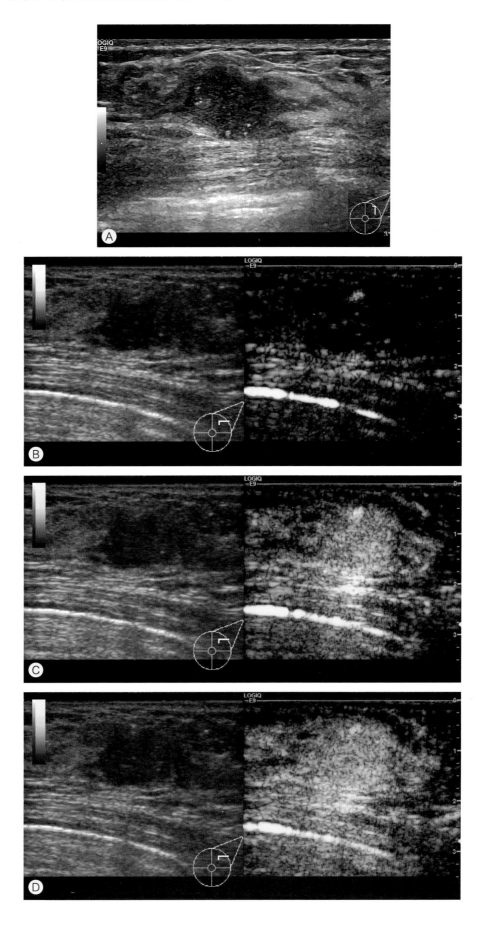

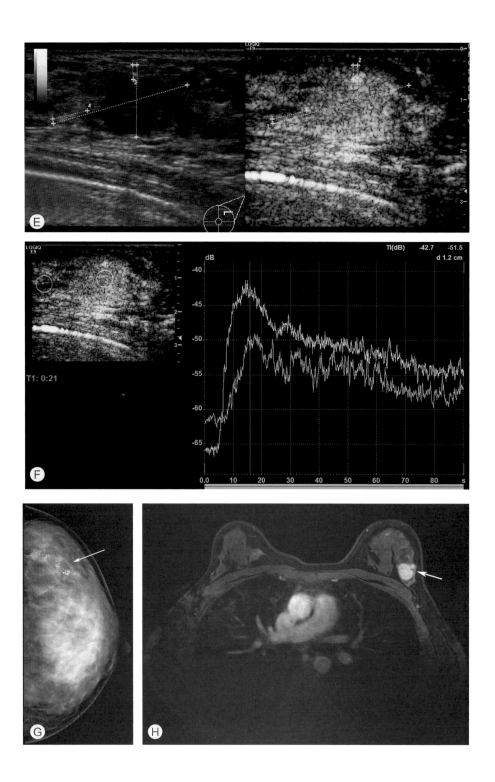

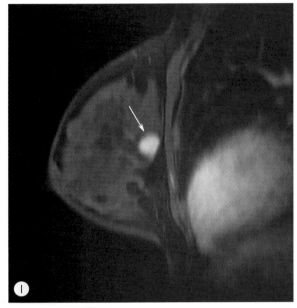

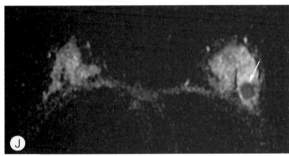

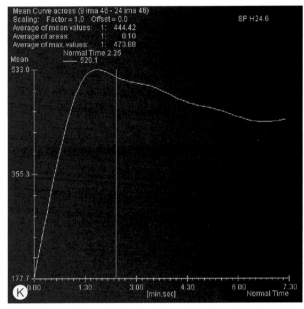

图 4-1-5　广泛导管内癌伴局灶间质浸润

A. 左乳外上象限低回声结节,大小约 19mm×16mm×12mm,不规则形,边缘不光整,沿皮肤平行生长,其内有钙化,后方无声衰减,无周围腺体纠集征,BI-RADS 4B 类;B~D. CEUS 主要表现及再分类:结节于 11 秒开始增强,呈弥漫性增强,符合 A 模型(呈快进高增强,增强后病灶范围扩大),CEUS-BI-RADS 5 类;E. CEUS:增强后范围从肉眼判断有轻度扩大,经测量高增强范围及二维病灶范围比较,明确有扩大,增强均匀,有滋养血管征、蟹足征及增强缺损区,病灶前方明亮血管为病灶外乳腺内正常走行血管,未进入病灶内;F. CEUS 定量分析:病灶早于周围腺体开始增强,增强强度高于周围腺体,同步达峰;G. 乳腺 X 线(CC);H~K. 乳腺 MRI

病例 6:女,63 岁,无乳腺癌家族史。(图 4-1-6)

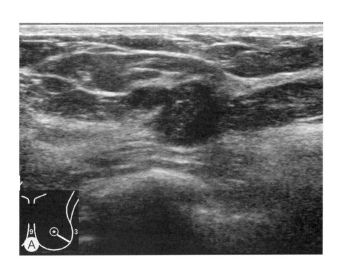

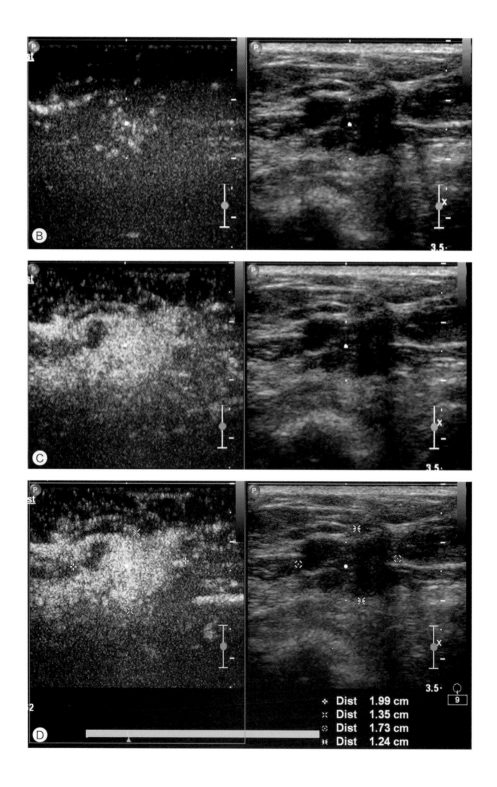

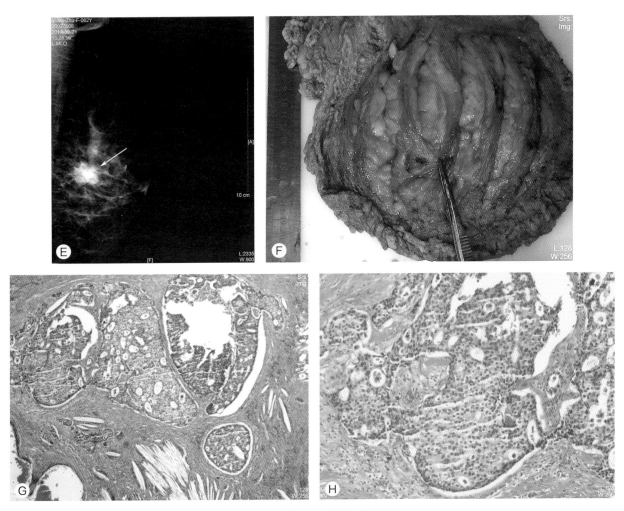

图 4-1-6 导管内癌伴局灶间质浸润

A. 左乳外下象限低回声结节,大小约 17.2mm × 15.6mm × 10.1mm,呈不规则形,边缘不光整,沿皮肤平行生长,其内无钙化,无后方声衰减,无周围腺体略有纠集征,BI-RADS 4C 类;B、C. CEUS 主要表现及再分类:结节于 12 秒开始增强,呈弥漫性增强,符合 A/B 模型(呈快进高增强,增强后病灶范围扩大,有增强缺损区),CEUS-BI-RADS 5 类;D. CEUS:增强后范围通过分别测量高增强范围及二维病灶范围相比较向两侧有扩大;E. 乳腺 X 线(MLO);F. 大体标本图;G、H. 病理镜下图

病例 7:女,63 岁,无乳腺癌家族史。(图 4-1-7)

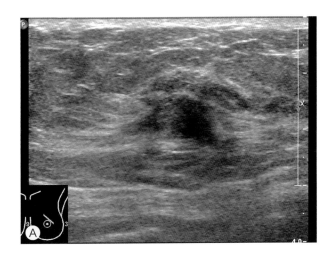

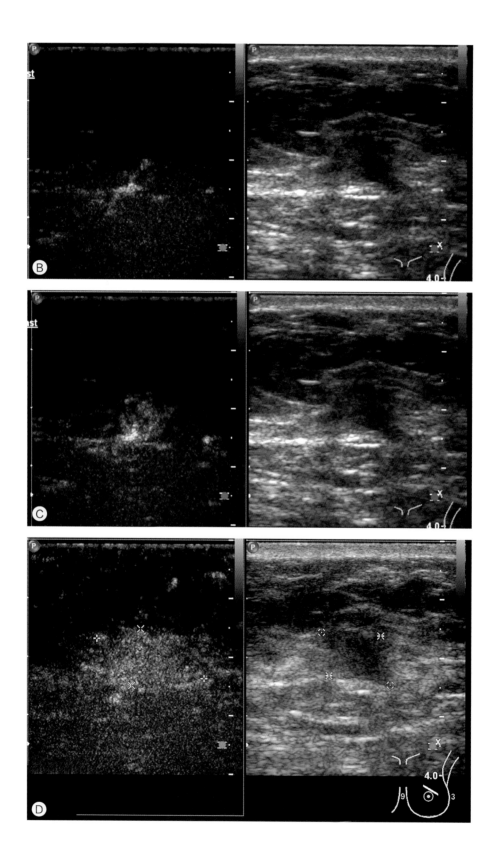

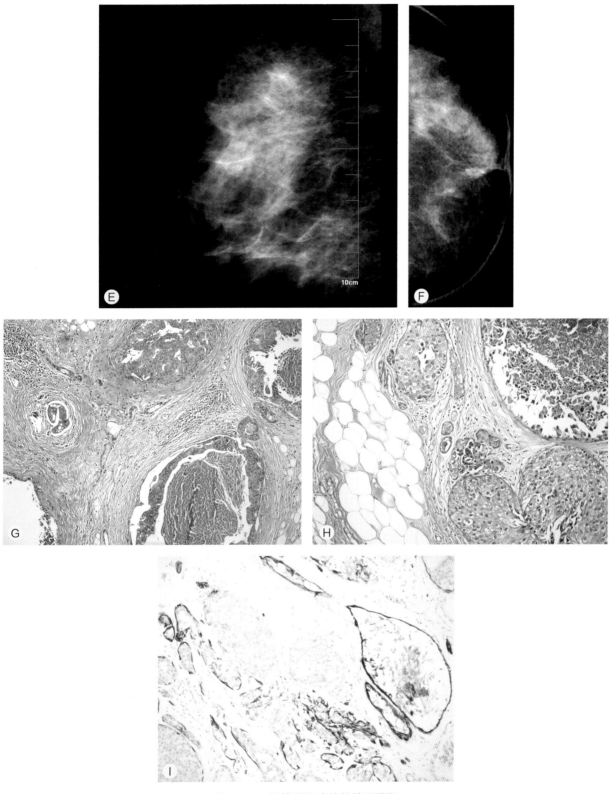

图 4-1-7　导管原位癌伴灶性区浸润

A. 左乳外上象限低回声结节,大小约 17.2mm×7.8mm×11.8mm,呈不规则形,边缘不光整,沿皮肤平行生长,其内无钙化,无后方声衰减,无周围腺体略有纠集征,BI-RADS 4C 类;B~D. CEUS 主要表现及再分类:结节于 10 秒开始增强,呈弥漫性增强,符合 A/C 模型(呈快进高增强,增强后病灶范围扩大,有滋养血管征),CEUS-BI-RADS 5 类,增强后范围通过分别测量高增强范围及二维病灶范围相比较,有扩大;E、F. 乳腺 X 线(MLO/CC):左乳外上象限见一结节影,边界可辨,大小约 0.7cm×0.6cm,形态稍欠规整,考虑 BI-RADS 4A 类;G~I. 病理:导管原位癌伴灶性区浸润

第二节　浸润性乳腺癌

一、非特殊类型浸润性乳腺癌

非特殊类型浸润性乳腺癌（invasive carcinoma of no special type，NST）指一组包含多形性癌、伴有破骨样间质巨细胞的癌、伴有绒癌特征的癌和伴有黑色素特征的癌，四种亚类的乳腺浸润性癌，临床中主要指浸润性导管癌，是浸润性乳腺癌最常见的类型，占70%~80%。该病随年龄增加而迅速增长，多见于40岁以上女性。临床上多数患者因乳腺肿块就诊，也可由乳腺X线筛查或超声偶然发现。

大体病理学评估可见这些病变通常为质硬、灰白的沙砾样包块，杂乱无章地侵犯周围组织，形成典型的不规则、星状轮廓。其镜下特征为肿瘤细胞排列呈巢状和索状，由数量不等的腺体结构形成。细胞学特征可为无明显异常，也可为高度恶性。恶性细胞浸润乳腺实质会引起纤维化反应，在很大程度上，正是由于这种反应，典型浸润癌才会在临床上呈现明显可触及的包块，在放射影像学上呈现致密影，在超声检查中呈现实性回声特征。

病例8：女，58岁，无乳腺癌家族史。（图4-2-1）

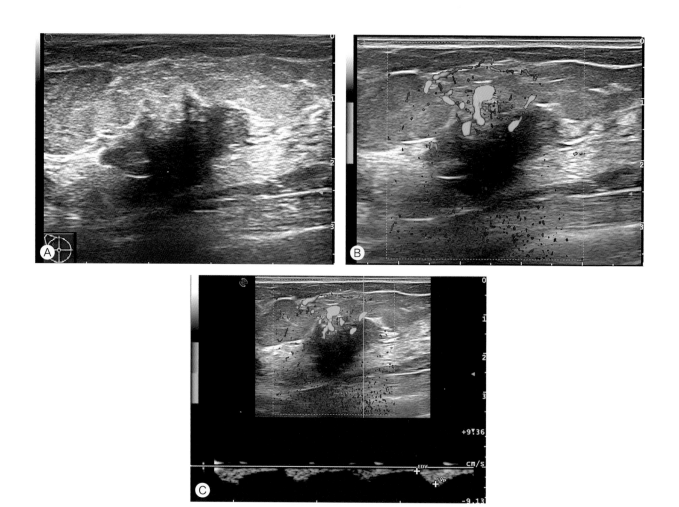

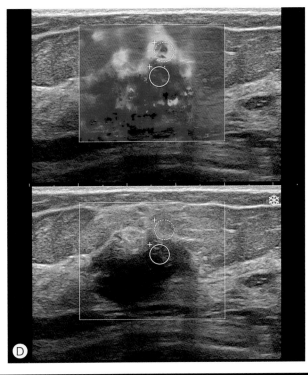

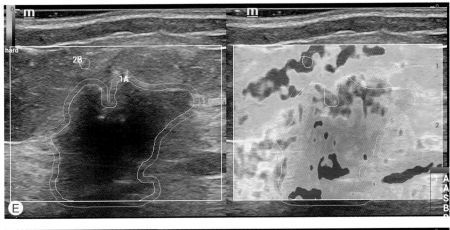

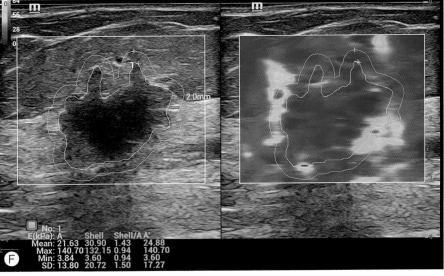

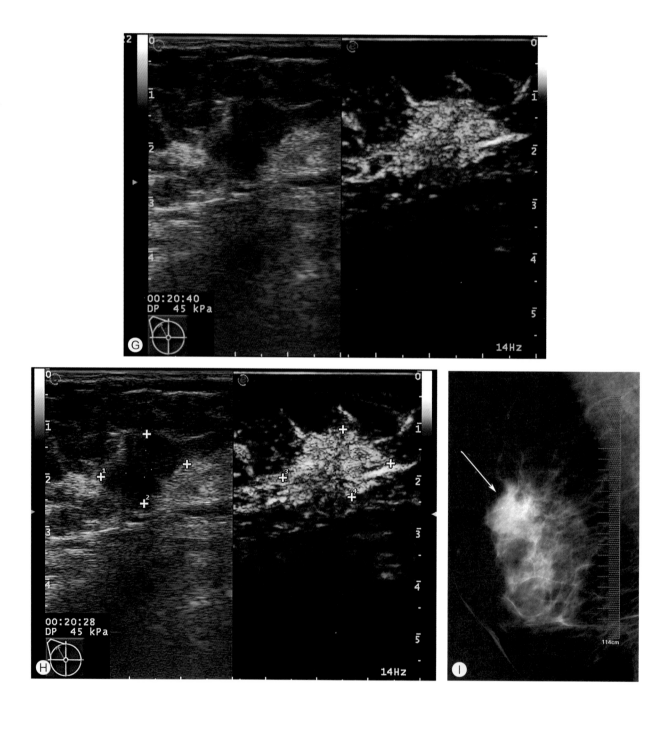

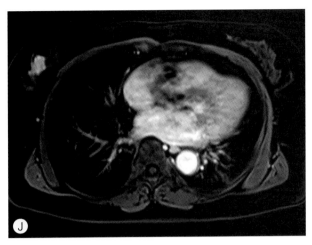
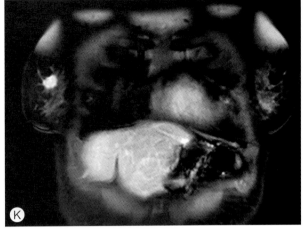

图 4-2-1 浸润性导管癌

A. 右乳上象限低回声结节,大小约 24.0mm×18.0mm×22.0mm,呈不规则形,边缘不光整,沿皮肤平行生长,其内无钙化,后方声衰减,无周围腺体纠集征,BI-RADS 4C 类;B、C. CDFI:结节内可探及较丰富血流信号,阻力指数 0.77;D. 剪切波弹性成像:最大杨氏模量(max)173.1kPa,平均杨氏模量(mean)115.5kPa,考虑恶性;E、F. 弹性成像:应变式弹性评分 4 分,质硬,剪切波弹性成像当 shell 取 2mm 时,Emax 为 132.15kPa,考虑恶性;G. CEUS 主要表现及再分类:符合 A/C 模型(呈快进高增强,增强后病灶范围扩大,有滋养血管及蟹足征),CEUS-BI-RADS 5 类;H. CEUS:经测量高增强范围与二维病灶范围相比,有扩大;I. 乳腺 X 线(MLO):右乳外上象限见一团块影,形态不规则,边界欠清,范围约 1.8cm×1.5cm,其内见数枚点状钙化灶聚集,周围腺体稍显牵拉,考虑 BI-RADS 5 类;J、K. 乳腺 MRI

病例 9:女,43 岁,无乳腺癌家族史。(图 4-2-2)

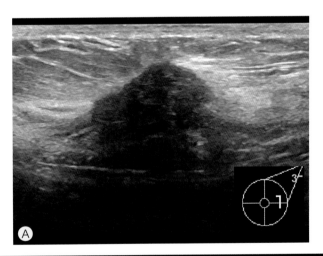

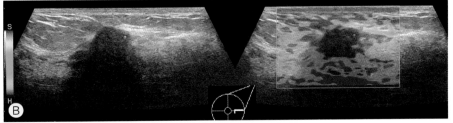

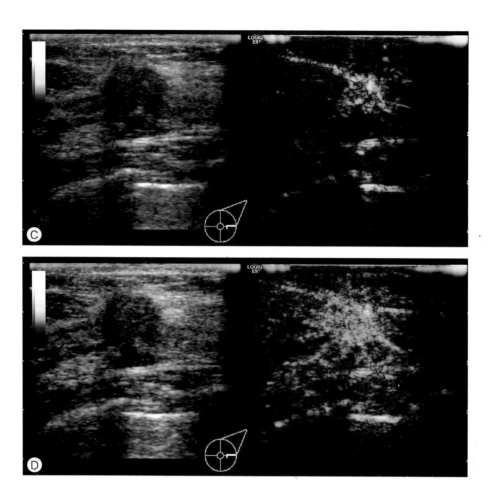

图 4-2-2　浸润性导管癌

A. 左乳外侧象限低回声结节,大小约 22.0mm×14.7mm×20.4mm,呈不规则形,边缘不光整,沿皮肤平行生长,其内无钙化,后方声衰减,周围腺体有纠集征,BI-RADS 4C 类;B. 弹性成像:5 分,质硬,考虑恶性;C、D. CEUS 主要表现及再分类:结节于 12 秒开始增强,呈弥漫性增强,符合 C 模型(呈快进高增强,有蟹足征,增强后病灶范围无扩大),CEUS-BI-RADS 5 类

病例 10: 女,75 岁,无乳腺癌家族史。(图 4-2-3)

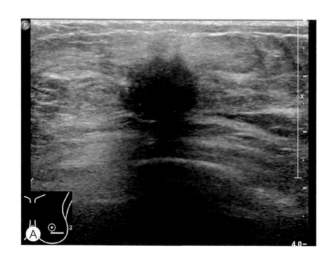

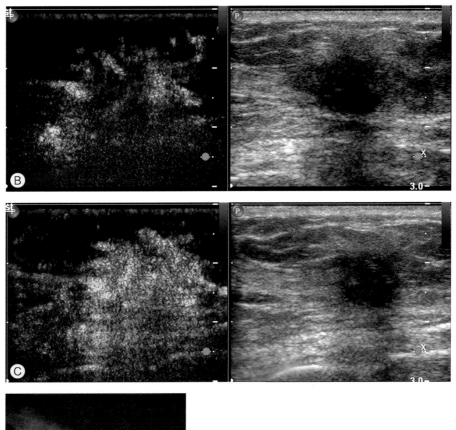

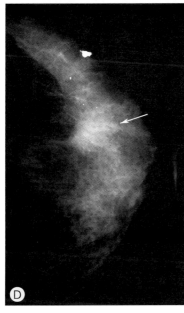

图 4-2-3 浸润性导管癌

A. 左乳外下象限低回声结节,呈不规则形,边缘不光整,沿皮肤平行生长,其内无钙化,后方声衰减,周围腺体有纠集征,BI-RADS 4C 类;B、C. CEUS 主要表现及再分类:结节于 12 秒开始增强,呈弥漫性增强,符合 A/C 模型(呈快进高增强,增强后病灶范围扩大,有滋养血管及蟹足征),CEUS-BI-RADS 5 类;D. 乳腺 X 线(CC):左乳外下象限中份可见一局灶性非对称片结影,边缘模糊,范围约 1.3cm × 1.7cm,内未见确切钙化灶,请结合临床查体及其他检查

病例 11：女，44 岁，无乳腺癌家族史。（图 4-2-4）

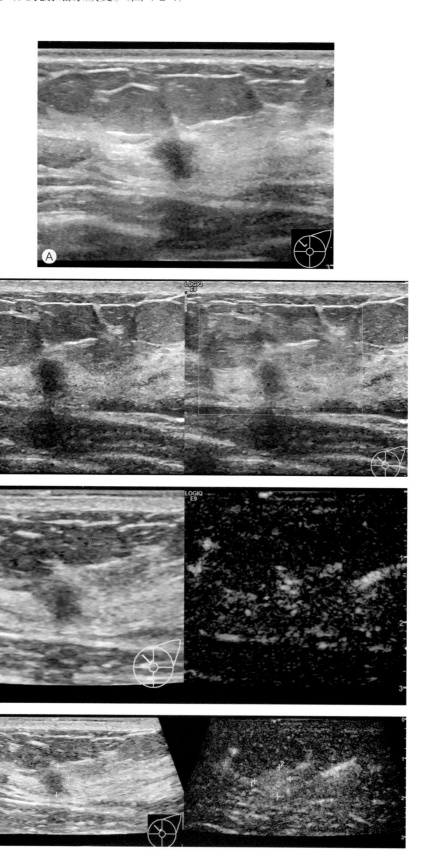

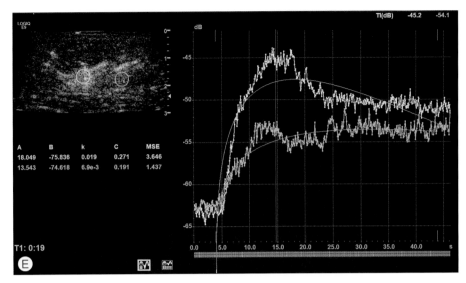

图 4-2-4　浸润性导管癌

A. 左乳内上象限低回声结节,大小约 8.7mm×6.5mm,呈不规则形,边缘不光整,非皮肤平行生长,其内无钙化,后方无声衰减,周围腺体轻微纠集征,BI-RADS 4B 类;B. 弹性成像:2 分,质软,考虑良性;C、D. CEUS 主要表现及再分类:结节于 12 秒开始增强,呈弥漫性增强,符合 A/C 模型(呈快进高增强,有蟹足征,增强后病灶范围扩大),CEUS-BI-RADS 5 类;E. CEUS 定量分析:病灶早于周围腺体开始增强,增强强度高于周围腺体,提前达峰,上升斜率陡峭

病例 12:女,48 岁,无乳腺癌家族史。(图 4-2-5)

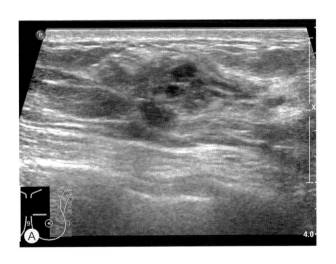

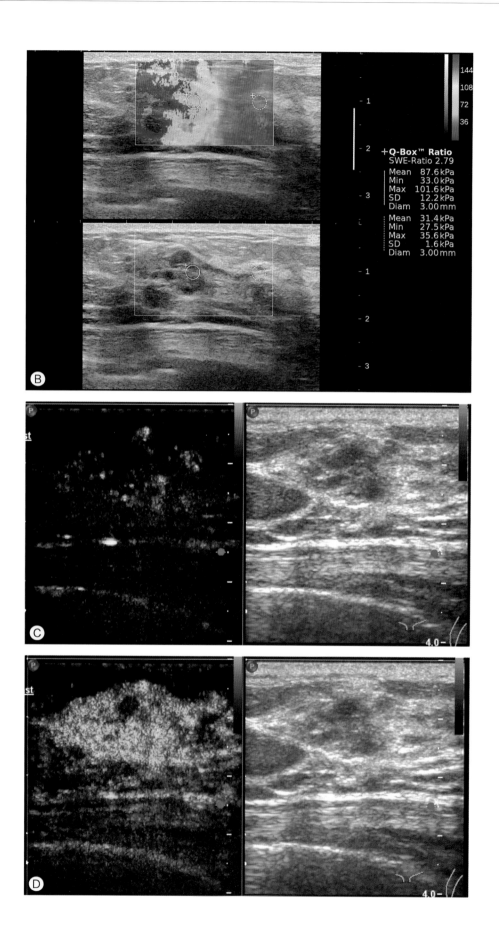

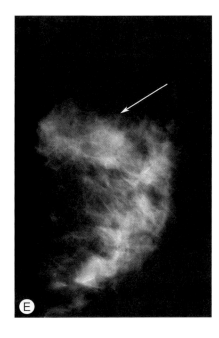

图 4-2-5 导管原位癌伴浸润性导管癌
A. 左乳内上象限低回声片区,范围约 32.4mm×15.4mm×31.6mm,占位效应不明显,呈不规则形,边缘不光整,沿皮肤平行生长,其内无钙化,后方无声衰减,周围腺体无纠集征,BI-RADS 4A 类;B. 剪切波弹性成像:最大杨氏模量(max)101.6kPa,平均杨氏模量(mean)87.6kPa,考虑恶性;C、D. CEUS主要表现及再分类:结节于 10 秒开始增强,呈向心性增强;符合 A 模型(呈快进高增强,增强后病灶范围扩大),CEUS-BI-RADS 5 类;E. 乳腺 X 线(MLO)

病例 13:女,67 岁,无乳腺癌家族史。(图 4-2-6)

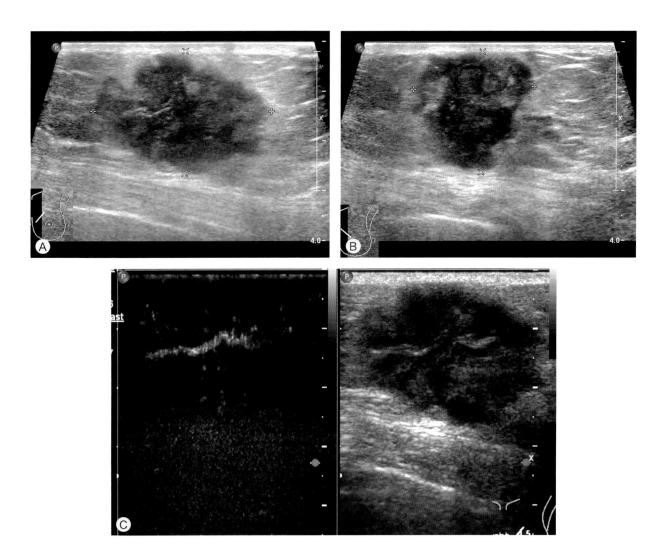

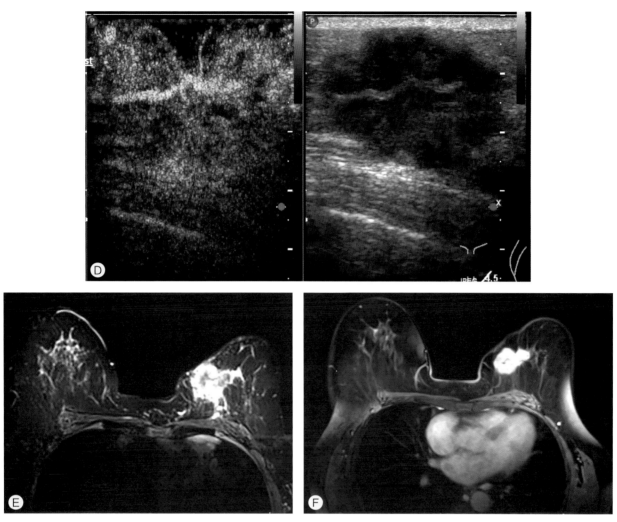

图 4-2-6　导管原位癌伴浸润性导管癌

A、B. 左乳内上象限低回声结节,大小约 36.4mm×24.6mm×25.0mm,呈不规则形,边缘不光整,非皮肤平行生长,其内无钙化,后方无声衰减,周围腺体有纠集征,BI-RADS 5 类;C、D. CEUS 主要表现及再分类:结节于 10 秒开始增强,呈中心向周围增强,可见一支首先增强的滋养血管征,符合 C 模型(呈快进高增强,有滋养血管征),CEUS-BI-RADS 5 类;E、F:乳腺 MRI:左乳内上象限等 T_1 稍长 T_2 信号肿块影,增强扫描,呈持续强化,结节影呈浅分叶状,边界毛糙,周围腺体结构纠集,乳头凹陷,局部乳腺皮肤增厚,乳后脂肪层欠清晰

病例 14:女,69 岁,无乳腺癌家族史。(图 4-2-7)

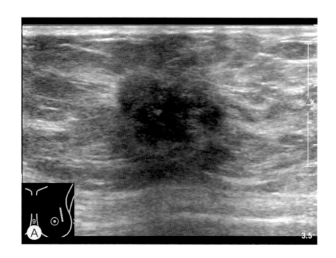

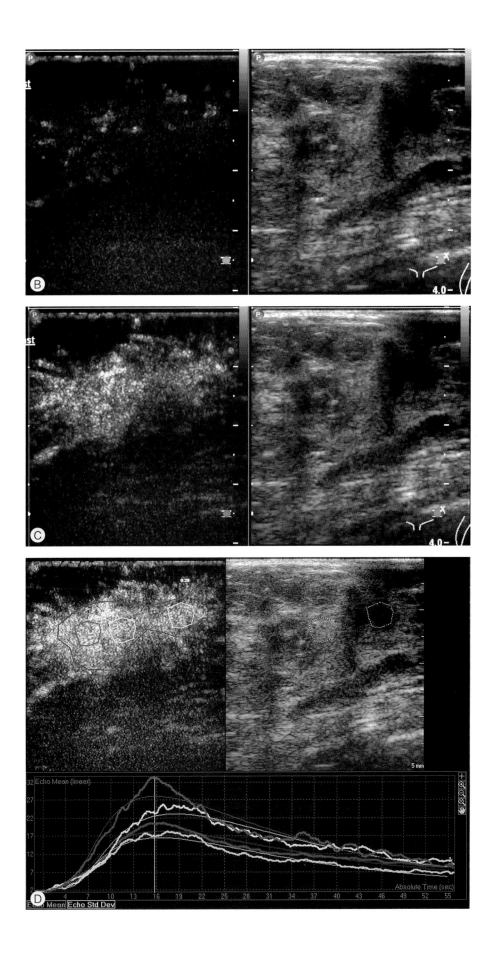

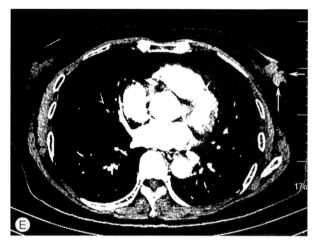

图 4-2-7　浸润性导管癌

A. 左乳外上象限低回声结节,呈不规则形,边缘不光整,沿皮肤平行生长,其内无钙化,后方声衰减,周围腺体有纠集征,BI-RADS 4C 类;B、C. CEUS 主要表现及再分类:结节于 15 秒开始增强,呈弥漫性增强,符合 C 模型(呈快进高增强,有蟹足征),CEUS-BI-RADS 5 类;D. CEUS 定量分析:病灶早于周围腺体开始增强,增强强度高于周围腺体,提前达峰,上升斜率略高于周围腺体;E. 乳腺 CT

病例 15:女,70 岁,无乳腺癌家族史。(图 4-2-8)

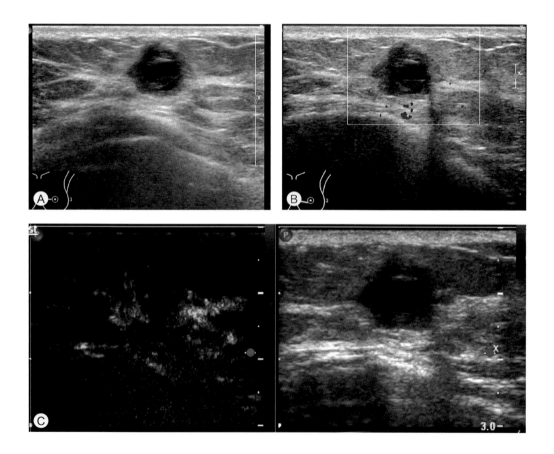

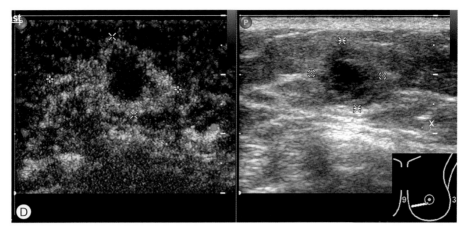

图 4-2-8　浸润性导管癌

A. 左乳内侧象限低回声囊实混合性结节,大小约 13.3mm×12.3mm×10.8mm,呈不规则形,边缘不光整,非皮肤平行生长,其内无钙化,后方轻微声增强,周围腺体无纠集征,BI-RADS 4B 类;B. CDFI:结节内无血流信号;C. CEUS:结节于 14 秒开始增强,呈向心性增强;D. CEUS 主要表现及再分类:符合 A/B 模型(呈快进高增强,增强后病灶范围扩大,有增强缺损区),CEUS-BI-RADS 5 类

病例 16:女,44 岁,无乳腺癌家族史。(图 4-2-9)

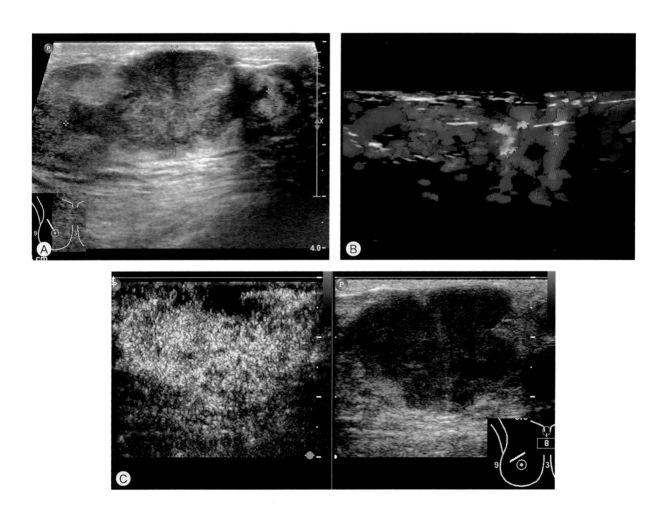

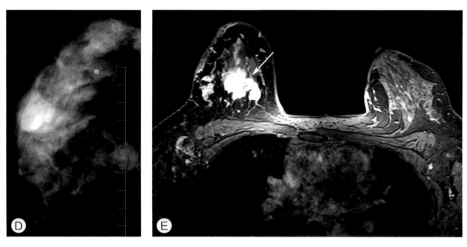

图 4-2-9　导管原位癌伴浸润性导管癌

A. 右乳外上象限低回声结节,大小约 40.4mm×20.0mm,呈不规则形,边缘不光整,沿皮肤平行生长,其内无钙化,后方轻微声增强,周围腺体无纠集征,BI-RADS 4C 类;B. 3D-CDFI:结节内多发杂乱粗大血流信号;C. CEUS 主要表现及再分类:符合 A/B 模型(呈快进高增强,有增强缺损区),CEUS-BI-RADS 5 类;D. 乳腺 X 线(CC):右乳中央区深部偏上见一非对称团块影,边界模糊,腺体紊乱、纠集,其旁可见结节影,考虑 BI-RADS 4B 类;E. 乳腺 MRI:右乳外上稍长 T_1 稍长 T_2 信号团块影,邻近皮肤增厚,病灶边缘凹凸不平,周边见毛刺,呈快速持续强化,邻近乳腺实质结构紊乱,部分乳腺小叶间隔稍厚、强化,乳后脂肪间隙显示欠清,BI-RADS 5 类

病例 17:女,58 岁,无乳腺癌家族史。(图 4-2-10)

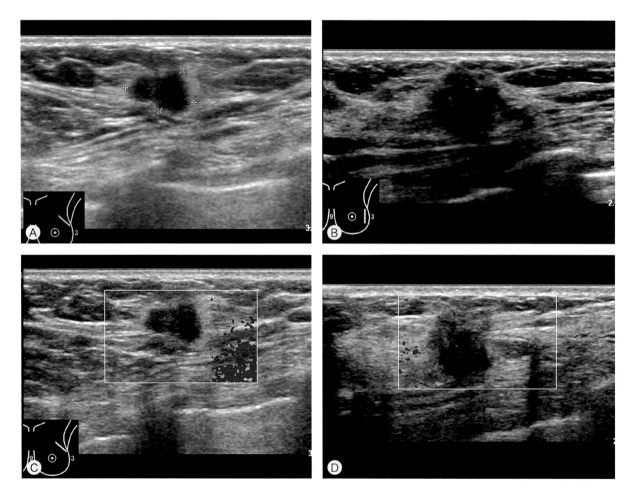

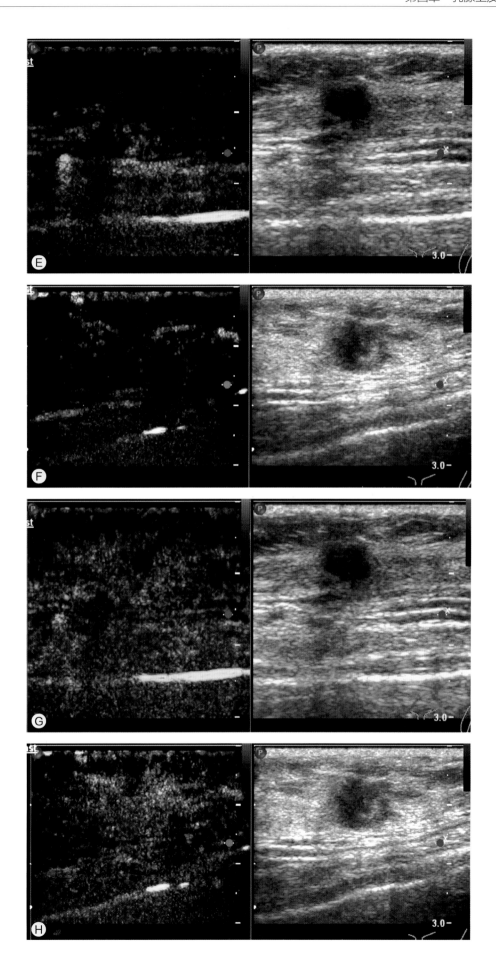

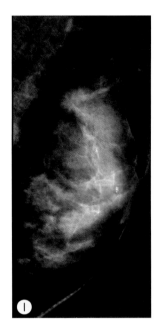

图 4-2-10　浸润性导管癌

A、B. 左乳外上及外侧象限低回声结节,大小分别约 11.3mm×7.3mm 和 16.8mm×10.5mm,呈不规则形,边缘不光整,外上象限结节沿皮肤平行生长,其内无钙化,后方无声衰减,周围腺体无纠集征,BI-RADS 4B 类,外侧象限结节非皮肤平行生长,其内有钙化,后方声衰减,周围腺体无明显纠集,BI-RADS 4C 类;C、D. CDFI:结节内无明显血流信号;E、F. CEUS:外上象限结节于 12 秒开始增强,外侧象限结节于 11 秒开始增强,均呈向心性增强;G、H:CEUS 主要表现及再分类:外上象限结节符合 A/B 模型(呈快进高增强,有增强缺损区,增强后病灶范围扩大),CEUS-BI-RADS 5 类,外侧象限结节符合 A/C 模型(呈快进高增强,增强后病灶范围扩大,有蟹足征),CEUS-BI-RADS 5 类;I. 乳腺 X 线(MLO):左乳外上象限见一结节影,呈毛刺状,其内见数枚点状钙化灶,考虑 BI-RADS 5 类,左乳外侧另可见一枚粗颗粒状钙化灶

病例 18: 女,59 岁,无乳腺癌家族史。(图 4-2-11)

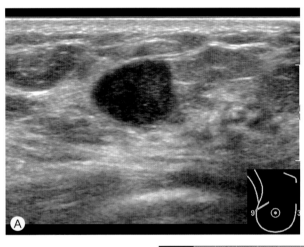

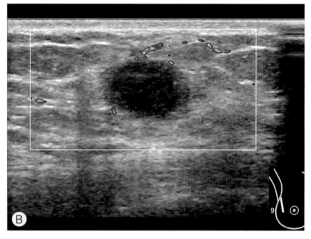

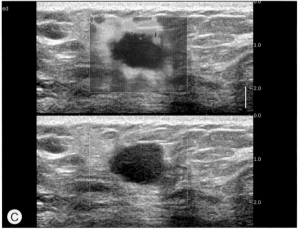

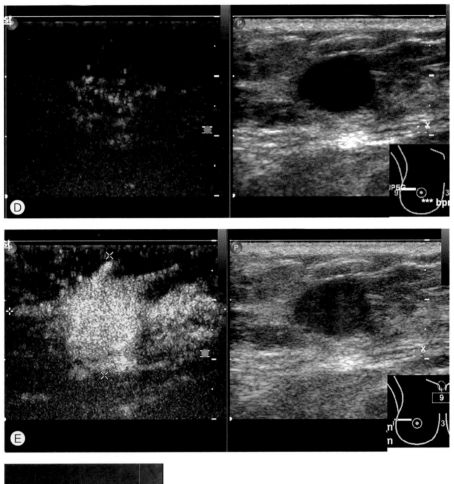

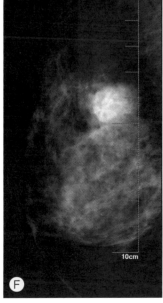

图 4-2-11　浸润性导管癌

A. 右乳外上象限低回声结节,大小约 15.0mm×12.0mm×10.0mm,呈类圆形,边缘光整,沿皮肤平行生长,其内无钙化,后方无声衰减,周围腺体无纠集征,BI-RADS 4B 类;B. CDFI:结节内无明显血流信号;C. 剪切波弹性成像:有硬化环,考虑恶性;D、E. CEUS 主要表现及再分类:结节于 10 秒开始增强,呈弥漫性增强,符合 A 模型(呈快进高增强,增强后病灶范围有扩大),CEUS-BI-RADS 5 类;F. 乳腺 X 线(MLO):右乳外上象限见类圆形高密度影,部分边界可辨,其内似见稍低密度点状钙化灶,考虑 BI-RADS 4B 类

二、浸润性小叶癌

浸润性小叶癌(invasive lobular carcinoma,ILC)是第二常见的浸润性乳腺癌类型,占 5%~10%。除经典型外,ILC 还包含多种独特的形态学亚型(实性型、腺泡型、小梁状和小管 - 小叶型)。特殊亚型的预后可能比经典型差。由经典型和一种或多种亚型组成的病变,称为混合型 ILC。此外,大约 5% 的浸润性乳腺癌具有小叶和导管两种分化特征,属于混合型癌。部分浸润性小叶癌的大体外观与浸润性导管癌相同。然而,许多病例无肉眼可见的肿块,切除的乳腺组织可能正常,或质地稍硬。因此,镜下浸润性小叶癌可能比肉眼测量的尺寸更大。

ILC 常发生于 50 岁以上的女性,肿瘤更大、分化更好。与浸润性导管癌相比,浸润性小叶癌更常呈现双侧多中心分布。临床上表现为可触及的肿块或乳腺影像学异常,其特征类似 IDC,但较 IDC 更轻微,仅表现为一界限不清的增厚区或无明确边界的肿块,影像表现更不典型,容易被低估。

ILC 病理大体标本表现多样,部分病例呈实性、沙砾样、灰白色肿块,质地韧或硬,边界常不规则。肿瘤大小可能平均比浸润性癌大。有些大体可无明显肿块,另一些病例大体检查或触诊均无明显异常,仅能在显微镜下发现,术中冰冻标本有时很难诊断,容易误诊。大多数经典型 ILC 伴有小叶原位癌,也可伴有 DCIS。

由于特殊的临床表现和影像学的不敏感性,ILC 在诊断时往往大于 IDC,但预后二者相似或更好。

病例 19:女,45 岁,无乳腺癌家族史。(图 4-2-12)

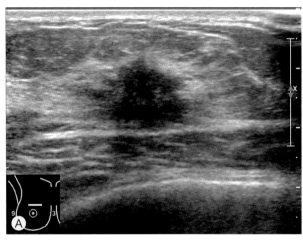

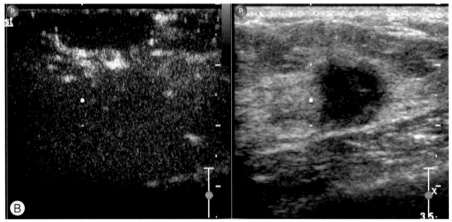

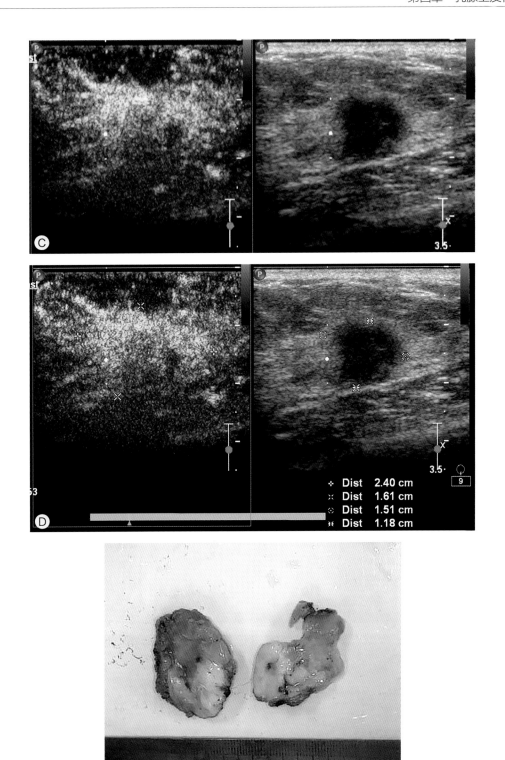

图 4-2-12 浸润性小叶癌

A. 右乳 12 点 ~1 点方向低回声结节,大小约 17.7mm×13.2mm×12.3mm,呈不规则形,边缘不光整,沿皮肤平行生长,其内无钙化,后方声衰减,周围腺体略有纠集征,BI-RADS 5 类;B、C. CEUS 主要表现及再分类:结节于 11 秒开始增强,呈弥漫性增强,可探及首先增强的滋养血管征,符合 A/C 模型(呈快进高增强,增强后病灶范围扩大,有滋养血管及蟹足征),BI-RADS 5 类;D. CEUS:增强后范围通过分别测量高增强范围及二维病灶范围相比较有扩大;E. 病理大体标本:剖面呈灰白色鱼肉样

病例 20：女,68 岁,无乳腺癌家族史。(图 4-2-13)

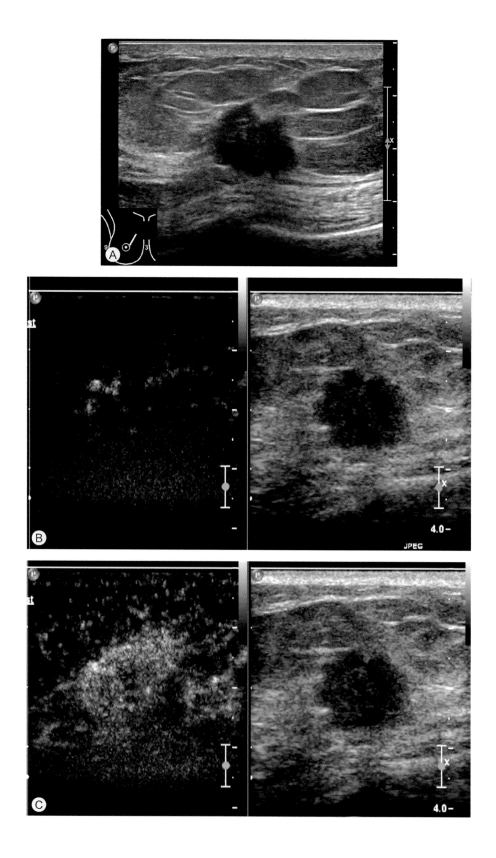

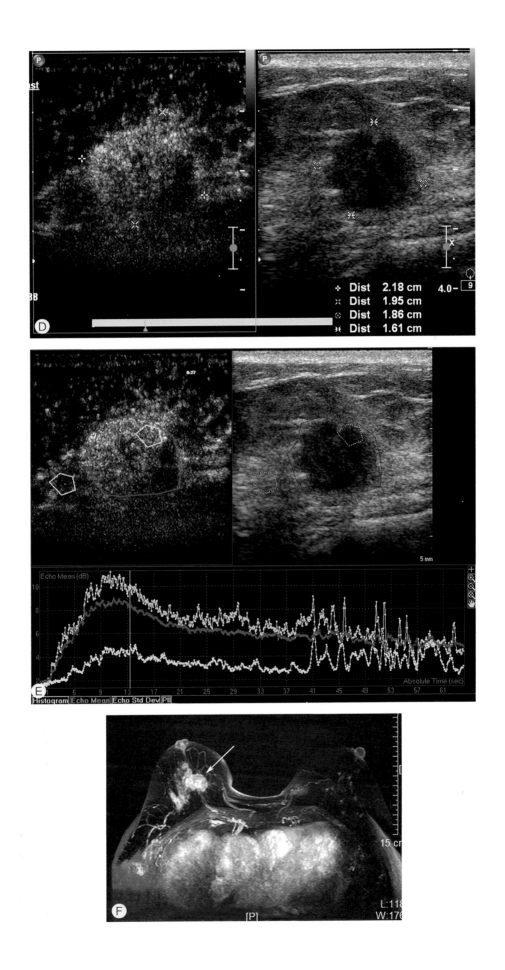

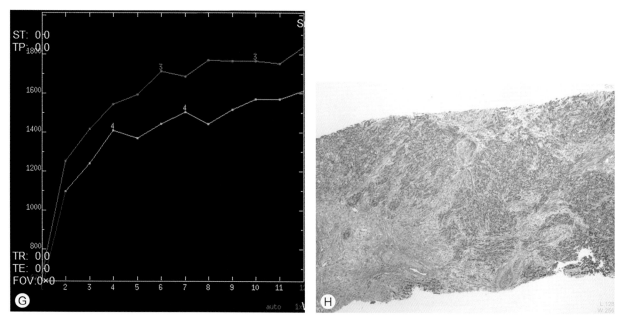

图 4-2-13 浸润性导管癌伴浸润性小叶癌

A. 右乳内上象限低回声结节,大小约 22.1mm×18.6mm×14.8mm,呈不规则形,边缘不光整,沿皮肤平行生长,其内无钙化,后方轻微声衰减,周围腺体有纠集征,BI-RADS 5 类;B、C. CEUS 主要表现及再分类:结节于 15 秒开始增强,呈弥漫性增强,符合 A/C 模型(呈快进高增强,增强后病灶范围扩大,有滋养血管征),BI-RADS 5 类;D. CEUS:增强后范围通过分别测量高增强范围及二维病灶范围相比较有扩大;E. CEUS 定量分析:病灶早于周围腺体开始增强,增强强度高于周围腺体,上升斜率陡峭,且高增强区超过勾勒的病灶范围,增强后有扩大;F、G. 乳腺 MRI;H. 病理

病例 21:女,43 岁,无乳腺癌家族史。(图 4-2-14)

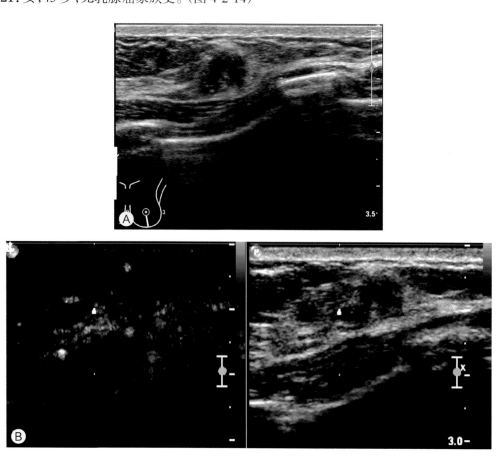

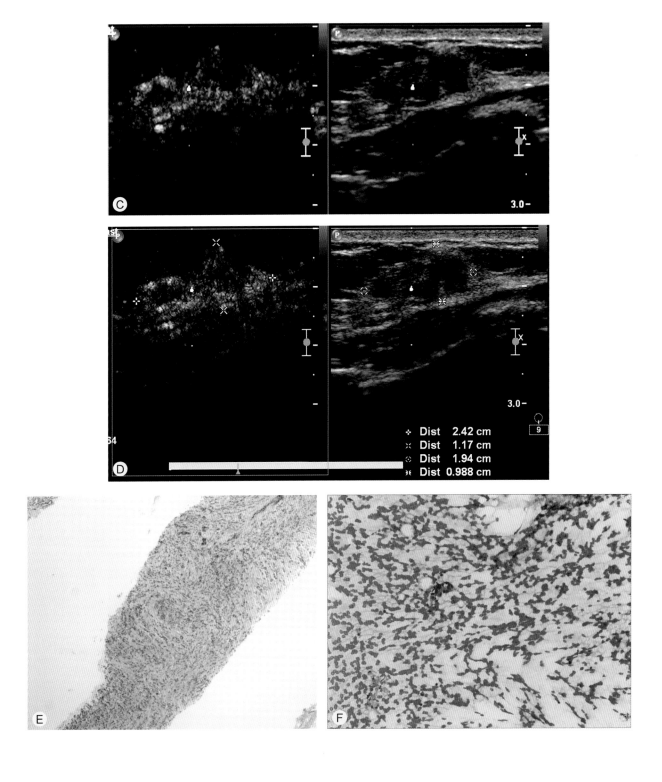

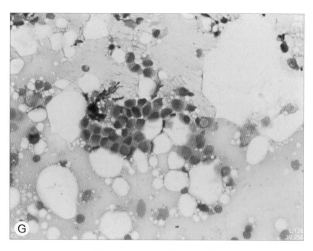

图 4-2-14 浸润性小叶癌

A. 左乳外下象限低回声结节,大小约 10.3mm×9.4mm×9.4mm,呈不规则形,边缘不光整,沿皮肤平行生长,其内无钙化,无后方声衰减,无周围腺体略有纠集征,BI-RADS 4C 类;B、C. CEUS 主要表现及再分类:结节于 16 秒开始增强,呈弥漫性增强,符合 A/B 模型(呈快进高增强,增强后病灶范围扩大,有增强缺损区),CEUS-BI-RADS 5 类;D. CEUS:增强后范围通过分别测量高增强范围及二维病灶范围相比较有扩大;E~G. 病理

病例 22:女,75 岁,无乳腺癌家族史。(图 4-2-15)

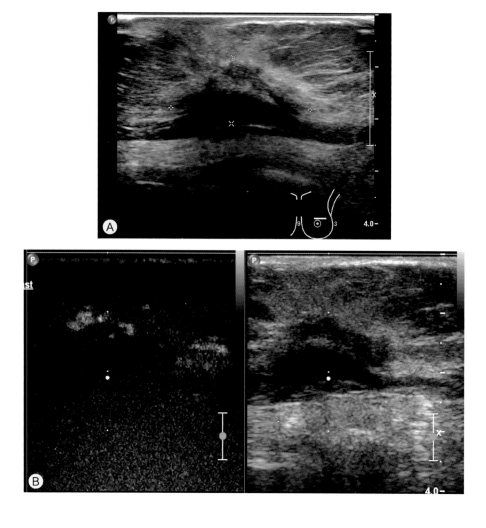

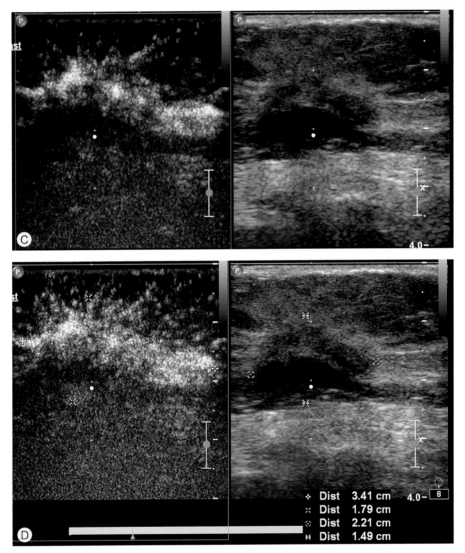

图 4-2-15 浸润性小叶癌

A. 左乳上象限低回声结节,大小约 27.4mm×12.7mm,呈不规则形,边缘不光整,沿皮肤平行生长,其内无钙化,后方声衰减,周围腺体有纠集征,BI-RADS 4C 类;B、C. CEUS 主要表现及再分类:结节于 13 秒开始增强,呈弥漫性增强,符合 A/C 模型(呈快进高增强,增强后病灶范围扩大,有滋养血管征及蟹足征),CEUS-BI-RADS 5 类;D. CEUS:增强后范围通过分别测量高增强范围及二维病灶范围相比有扩大

病例 23：女,67 岁,无乳腺癌家族史。(图 4-2-16)

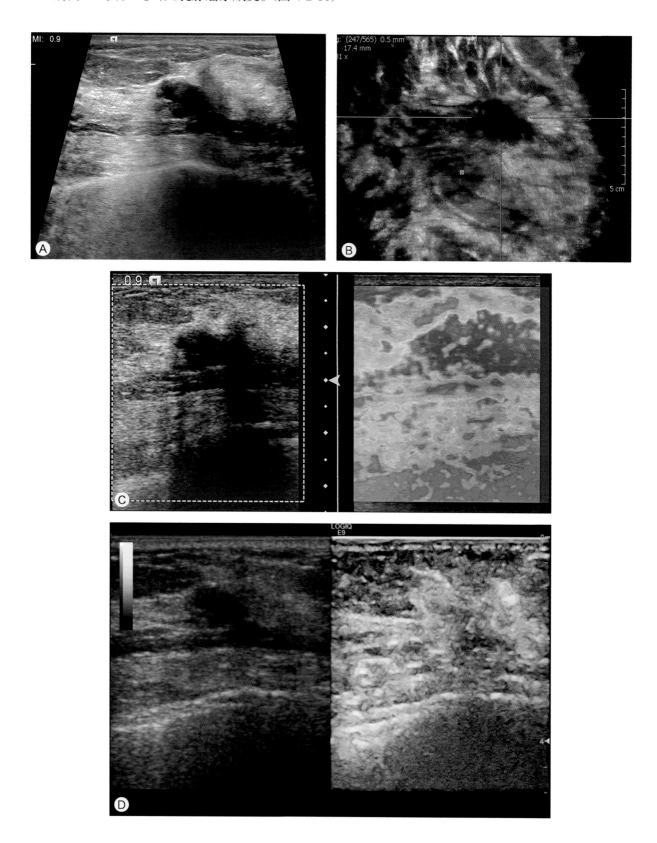

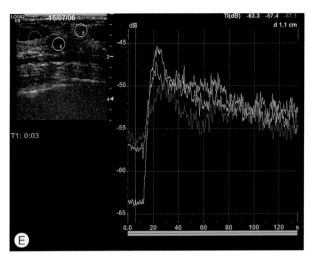

图 4-2-16 浸润性小叶癌

A. 右乳上象限低回声结节,大小约 15mm×12mm×14mm,呈不规则形,边缘不光整,沿皮肤平行生长,其内无钙化,后方声衰减,周围腺体有纠集征,BI-RADS 4C 类;B. 弹性成像:5 分,质硬,考虑恶性;C. 乳腺全容积超声(ABVS):病灶冠状面有"火山口"征;D. CEUS 主要表现及再分类:符合 D 模型(呈同进稍高增强,增强后病灶范围扩大不明显,无滋养血管征及蟹足征),CEUS-BI-RADS 3 类;E. CEUS 定量分析:病灶与周围腺体比较,同步增强,上升斜率相似,同步达峰,增强强度稍高于周围腺体,并同步消退,该病例肉眼判读困难,似呈等增强,但定量分析显示为稍高增强,故判读增强范围有无扩大较困难,也没有观察到增强缺损区、滋养血管及蟹足征,单纯依赖 CEUS 易判读为良性,但结合其他超声新技术,尤其是 ABVS 上表现出的冠状面火山口征,这是传统灰阶超声无法显示的,再结合病灶微血供稍增加及患者年龄等因素,可避免漏诊及误诊

病例 24:女,39 岁,无乳腺癌家族史。(图 4-2-17)

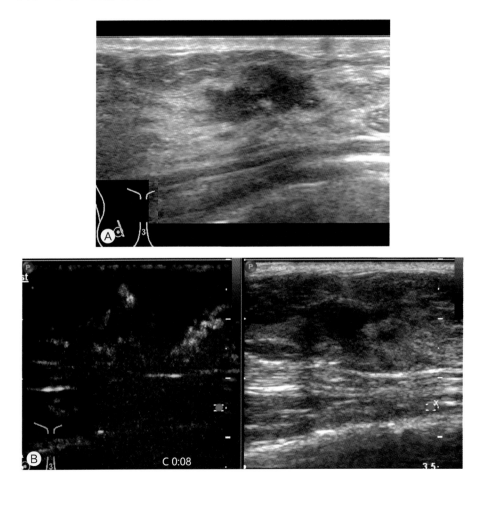

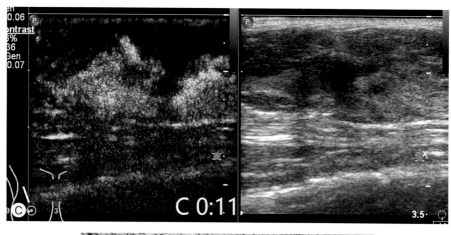

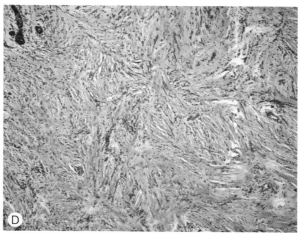

图 4-2-17 浸润性小叶癌伴小叶原位癌

A. 右乳内上象限低回声结节,大小约 16.3mm×7.4mm×16.9mm,呈不规则形,边缘不光整,沿皮肤平行生长,其内无钙化,后方无声衰减,周围腺体略有纠集征,BI-RADS 4B 类;B、C. CEUS 主要表现及再分类:结节于 8 秒开始增强,呈向心性增强,符合 A/B/C 模型(呈快进高增强,增强后病灶范围扩大,有增强缺损区,有滋养血管征),CEUS-BI-RADS 5 类;D. 病理

三、小管癌

小管癌(tubular carcinoma)通常指单纯性小管癌,是一种由被覆单层腺上皮的开放性小管(大于 90%)构成的低级别(1 级)浸润性癌;当小管成分在 50%~90% 之间并伴有其他类型癌时,则诊断为混合性小管癌;低于 50% 时,则应按其他类型浸润性癌诊断。在乳腺 X 线普及之前,小管癌相对少见,占浸润性乳腺癌的 2% 甚至更少,临床、影像学及病理均易误诊。然而,在某些行乳腺 X 线摄影筛查的系列研究中,小管癌的发病率较高,占浸润癌的 10%~20%。其临床表现与 IDC 类似,常以乳腺肿块就诊,28%~56% 为多中心性,12%~38% 为双侧性,40% 有乳腺癌家族史。小管癌的特征是成熟的小管状或腺体状结构浸润间质。肿瘤细胞的细胞学特征为低级别。约 3/4 的病例伴有 DCIS。病理大体标本多为 1.5cm 或更小,边界不清,常呈星芒状,其中央可有黄色斑点。与浸润性导管癌相比,小管癌的预后相对良好;自然病程良好,很少转移。

病例 25：女，51 岁，无乳腺癌家族史。(图 4-2-18)

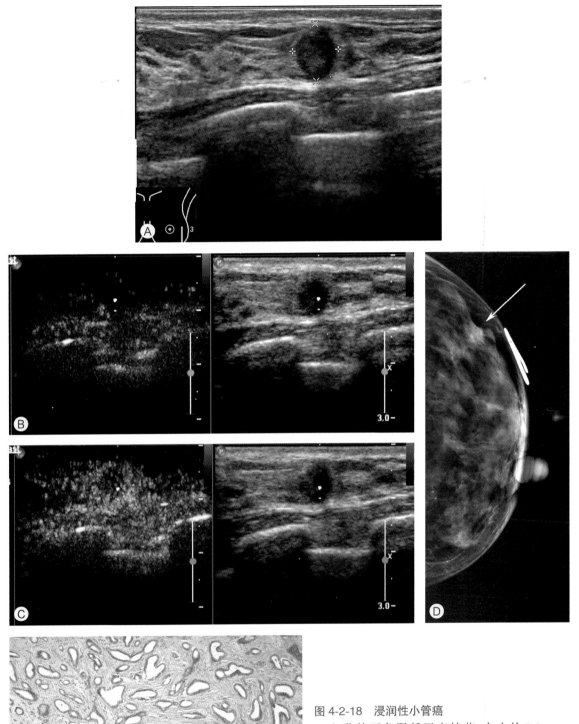

图 4-2-18　浸润性小管癌
A. 左乳外下象限低回声结节，大小约 8.4mm×7.2mm×6.8mm，呈椭圆形，边缘光整，非皮肤平行生长，其内无钙化，无后方声衰减，无周围腺体纠集征及导管扩张，BI-RADS 4B 类；B、C. CEUS 主要表现及再分类：结节于 19 秒开始增强，呈向心性增强，符合 A 模型(呈快进高增强，增强后病灶范围有扩大)，CEUS-BI-RADS 5 类；D. 乳腺 X 线(CC)；E. 病理：浸润性小管癌

四、筛状癌

乳腺浸润性筛状癌（invasive cribriform carcinoma，ICC）是一种罕见的特殊类型浸润性乳腺癌，其发病率占乳腺癌的 0.3%~3.5%，预后较好。癌细胞呈筛状结构浸润性生长，外形多不规则且常呈角。ICC 的细胞形态结构及病理结构单一，生物学行为较好，其影像学也更多地表现为低侵袭性特征（如后方回声增强、无细小钙化灶等），与良性结节的超声图有时难以鉴别，易导致误诊。确诊需依赖空芯针穿刺活检。

病例 26：女，51 岁，无乳腺癌家族史。（图 4-2-19）

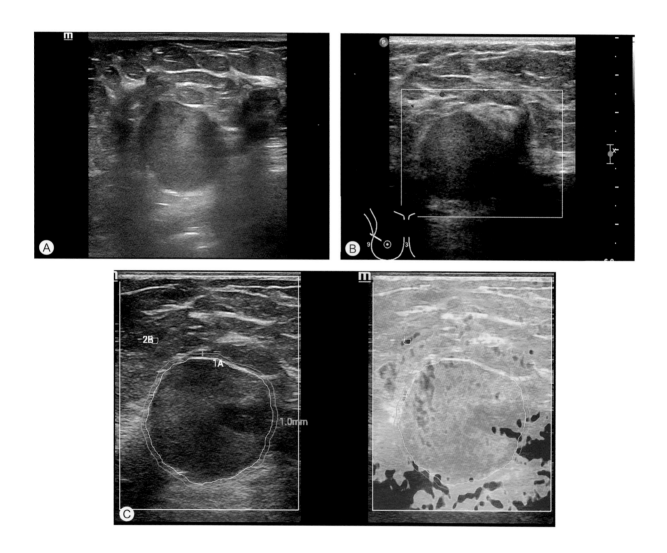

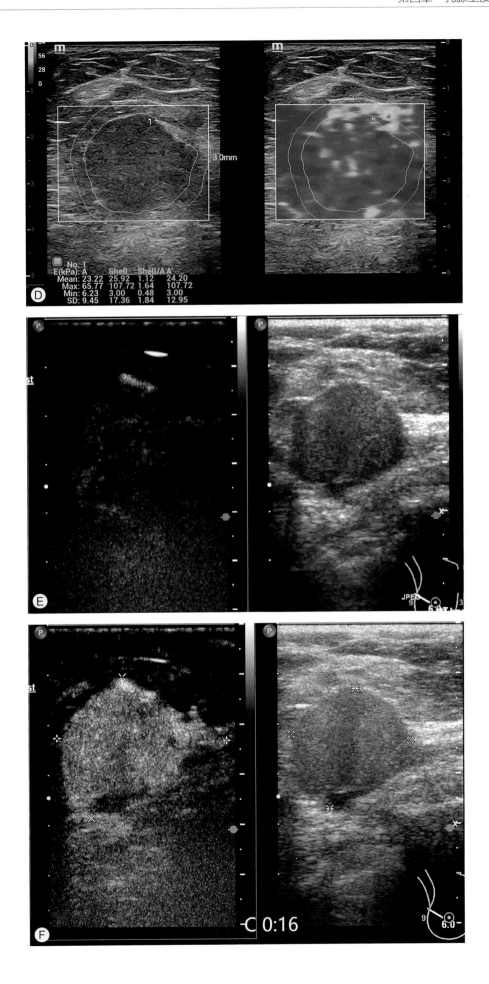

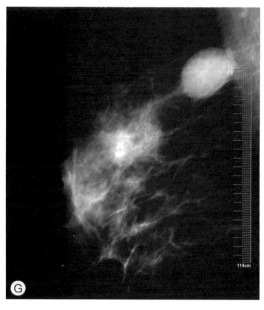
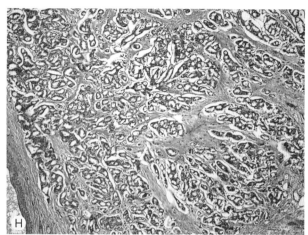

图 4-2-19　浸润性筛状癌

A. 右乳外上象限低回声结节,大小约 29.6mm×24.7mm×26.8mm,椭圆形,边缘光整,非皮肤平行生长,其内无钙化,后方轻度声增强,无周围腺体纠集征,BI-RADS 4A 类;B. CDFI:结节内无明显血流信号;C、D. 弹性成像:应变式弹性成像评 4 分,质硬,剪切波弹性成像当 shell 取 3mm 时,Emax 为 107.72kPa,考虑恶性;E、F. CEUS 主要表现及再分类:结节于 10 秒开始增强,呈弥漫性增强,符合 A 模型(呈快进高增强,增强后病灶范围扩大),CEUS-BI-RADS 5 类,经测量高增强范围与二维病灶范围相比,有扩大,增强后边缘不光整,形态不规则;G. 乳腺 X 线(MLO):右乳外上象限基底部见一团块影,边界可辨,大小约 3.2cm×2.5cm,考虑右乳占位性病变,BI-RADS 5 类;H. 病理

五、黏液癌

黏液癌(mucinous carcinoma,MC)通常指单纯性黏液腺癌,指黏液腺癌成分大于 90%,占浸润性乳腺癌的 1%~2%,好发于老年女性。肉眼观,这类病变常为质软的胶质状,往往边界清晰。其镜下特征为,肿瘤细胞呈巢状散布于大片的细胞外黏液中,细胞核往往大小一致,呈低分级。有学者将黏液癌分为 A(经典型)、B(富于细胞型)和 AB(形态介于经典型和富于细胞型之间)三种亚型,但由于各亚型间在预后上无显著差异,故临床工作中并不强调分型。60%~70% 的黏液癌同时伴有 DCIS,另外易与皮肤原发性黏液腺癌及伴有黏液分泌的浸润性癌相混淆。与小管癌一样,黏液癌也是浸润性乳腺癌中预后较好的变异型。

病例 27: 女,36 岁,无乳腺癌家族史。(图 4-2-20)

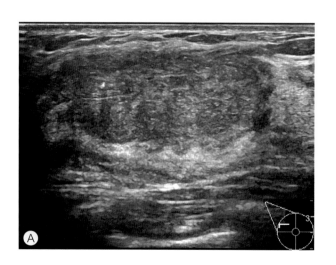

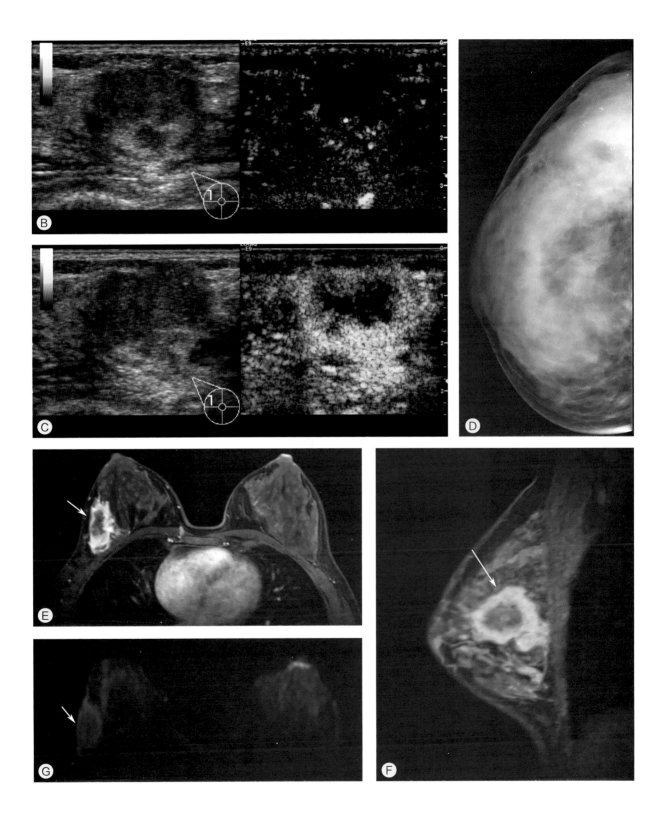

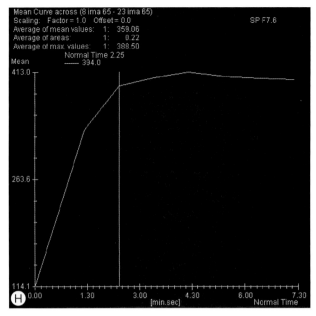

图 4-2-20　乳腺黏液腺癌

A. 右乳外上象限低回声结节,大小约 37mm×24mm×17mm,不规则形,边缘不光整,沿皮肤平行生长,其内似有钙化,后方无声衰减,无周围腺体纠集征及导管扩张,BI-RADS 4A 类;B、C. CEUS 主要表现及再分类:结节于 15 秒开始增强,呈向心性增强,符合 A/B 模型(呈快进高增强,有增强缺损区),CEUS-BI-RADS 5 类,增强后范围略向后方扩大,增强不均匀,边缘不光整;D. 乳腺 X 线(CC);E~H:乳腺 MRI

病例 28:女,48 岁,无乳腺癌家族史。(图 4-2-21)

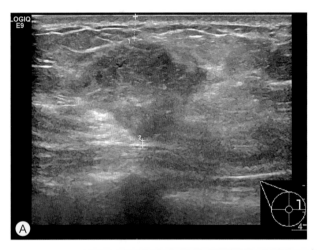

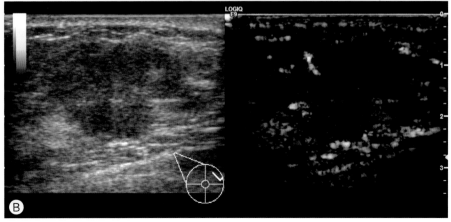

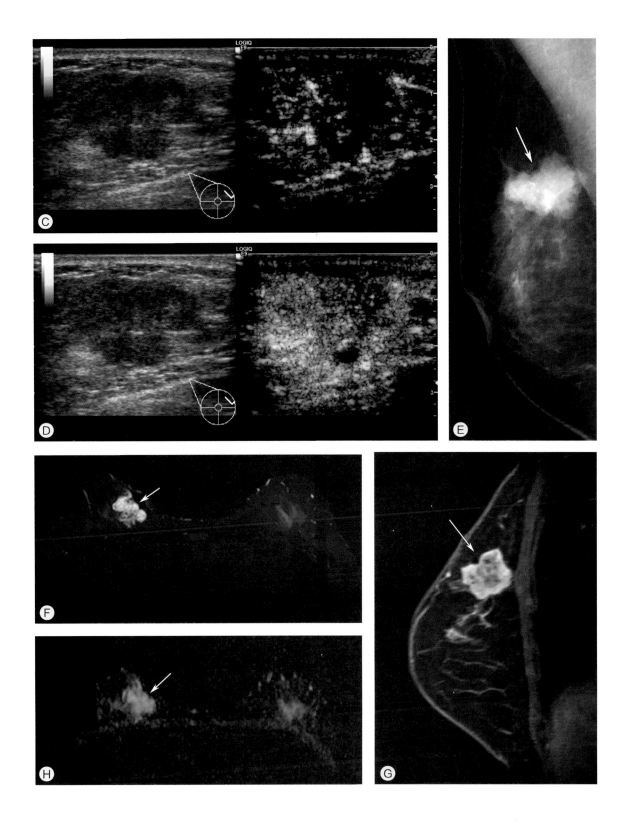

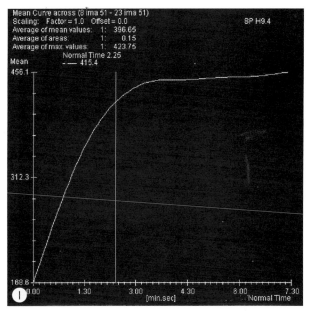

图 4-2-21　乳腺黏液腺癌

A. 右乳内上象限低回声结节,大小约 33mm×29mm×20mm,不规则形,边缘光整,沿皮肤平行生长,后方无声衰减,其内无钙化,无周围腺体纠集征,BI-RADS 4A 类;B、C. CEUS 主要表现及再分类:结节于 9 秒开始增强,呈向心性增强,符合 B/C 模型(呈快进高增强,有增强缺损及滋养血管征),CEUS-BI-RADS 5 类;D. CEUS:增强范围扩大,边缘不光整;E. 乳腺 X 线(MLO);F~I. 乳腺 MRI

病例 29:女,50 岁,无乳腺癌家族史。(图 4-2-22)

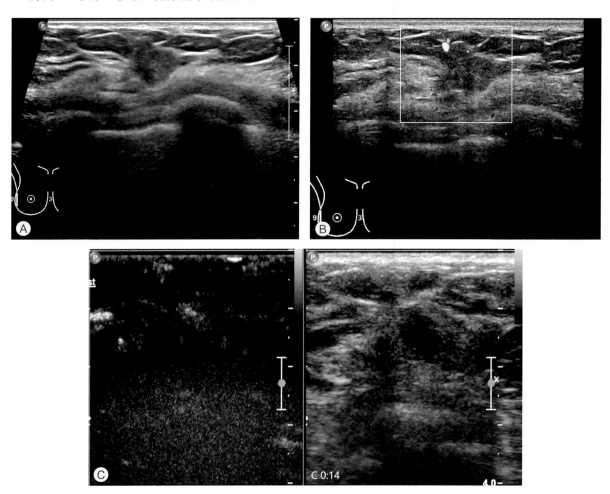

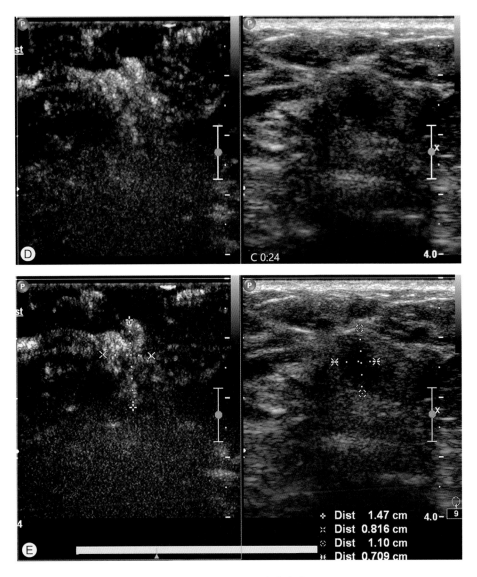

图 4-2-22 乳腺黏液腺癌

A. 右乳 9 点低回声结节,大小约 11mm×10mm,呈不规则形,边缘不光整,非皮肤平行生长,其内无钙化,后方无声衰减,无周围腺体纠集征及导管扩张,BI-RADS 4A 类;B. CDFI:结节周围有点棒状血流信号;C、D. CEUS 主要表现及再分类:结节于 14 秒开始增强,呈弥漫性增强,符合 AC 模型(呈快进高增强,增强后病灶范围扩大,有滋养血管征),CEUS-BI-RADS 5 类;E. CEUS:增强后范围从肉眼判断似有轻度扩大,经测量高增强范围及二维病灶范围比较,有轻度扩大(前后径增大超过 2mm),增强不均匀,有滋养血管征,无蟹足征及增强缺损区,此病例准确诊断的关键是判断高增强范围较二维病灶范围有无扩大,当肉眼判断模棱两可时,借助同步测量法可避免主观偏倚,更客观地给予较准确的判读

病例 30：女，54 岁，无乳腺癌家族史。（图 4-2-23）

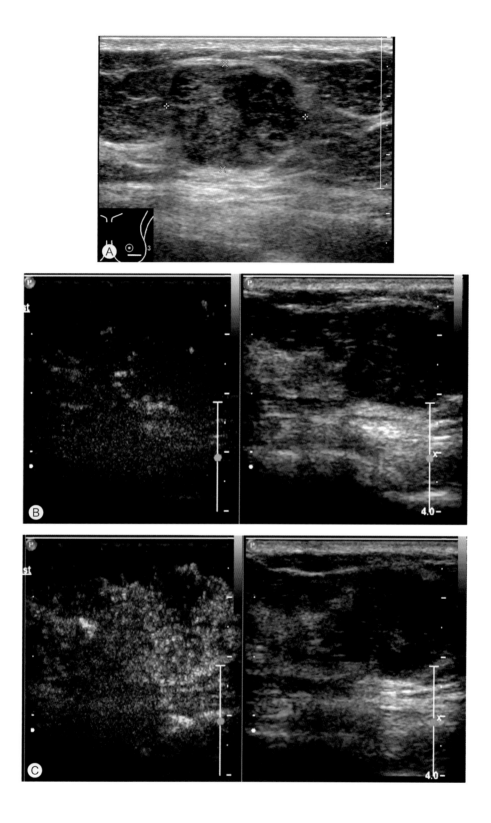

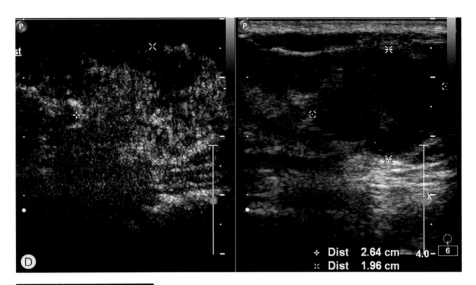

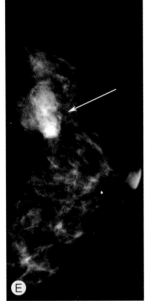

图 4-2-23　乳腺黏液腺癌

A. 左乳外侧象限低回声结节,大小约 23.2mm×22.1mm×17.8mm,类圆形,边缘欠光整,沿皮肤平行生长,后方无声衰减,其内无钙化,无周围腺体纠集征——BI-RADS 4B类;B、C. CEUS 主要表现及再分类:结节于 28 秒开始增强,呈向心性增强;符合 B 模型(呈快进高增强,有增强缺损区,伴扩大)CEUS-BI-RADS 5 类;D. CEUS:经分别测量高增强范围及二维病灶范围相比较,向左侧有扩大,更重要的是,在高增强的基础上出现实性回声部分的增强缺损区,是判定的主要依据,此时是否有扩大不再重要;E. 乳腺 X线(CC)

病例 31:女,39 岁,有乳腺癌家族史。(图 4-2-24)

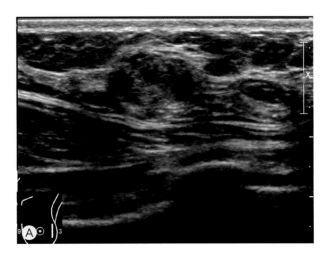

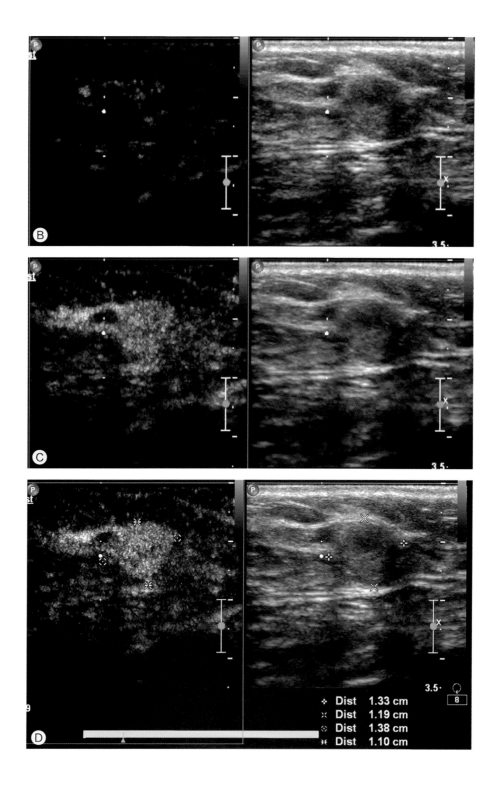

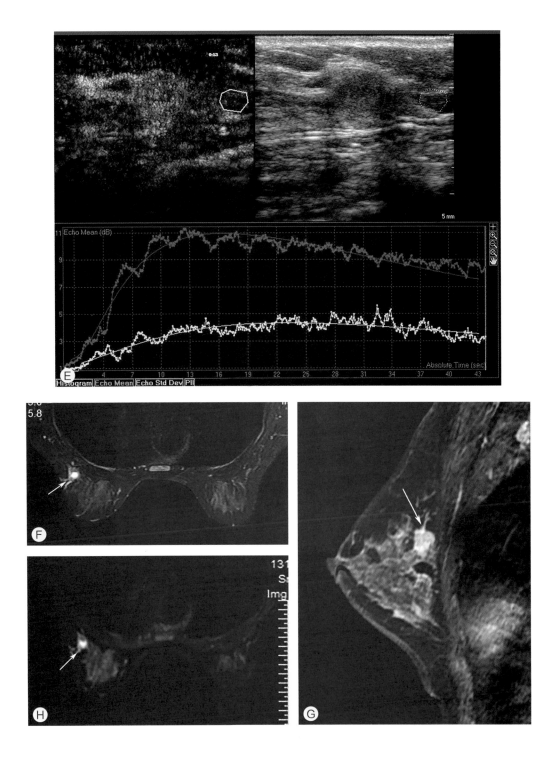

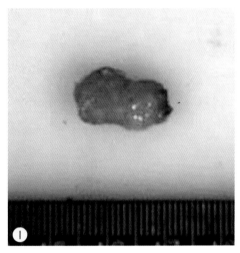
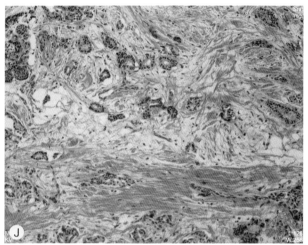

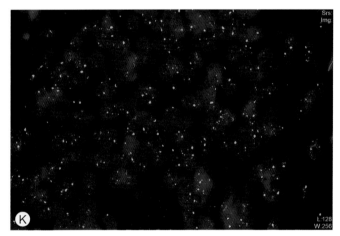

图 4-2-24　乳腺黏液腺癌

A.左乳 3 点低回声结节,大小约 17.0mm×16.2mm×12.4mm,椭圆形,边缘欠光整,沿皮肤平行生长,后方轻微声增强,其内无钙化,无周围腺体纠集征,BI-RADS 4A 类;B、C.CEUS 主要表现及再分类:结节于 11秒开始增强,呈弥漫性增强,符合 C 模型(呈快进高增强,有滋养血管征),CEUS-BI-RADS 5 类;D.CEUS:经测量,增强范围无扩大,椭圆形,边缘光整,该病例的判读重点在滋养血管征的判定,在病灶左上方始终有一支明亮血管与病灶相连,动态扫查中可观察到该血管非病灶旁绕行血管,而是进入病灶内,故可判定为滋养血管;E.CEUS 定量分析:病灶早于周围腺体开始增强,增强强度高于周围腺体,上升斜率较正常腺体陡峭;F～H.乳腺 MRI;I.大体;J、K.病理

病例 32：女，58 岁，无乳腺癌家族史。（图 4-2-25）

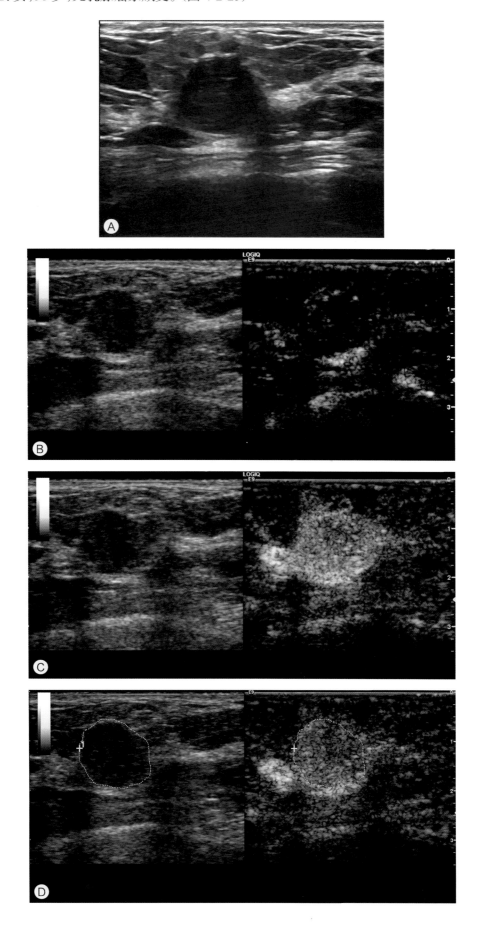

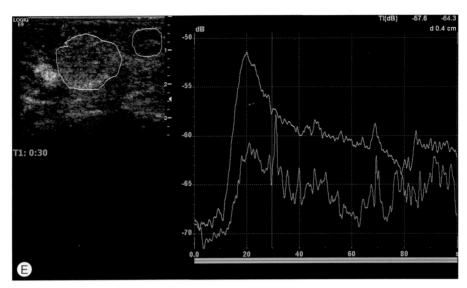

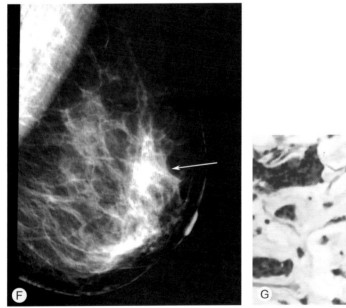

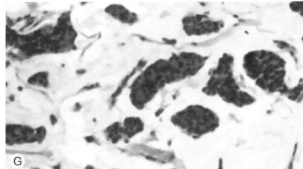

图 4-2-25 乳腺黏液腺癌

A. 右乳低弱回声结节,大小约 15mm×14mm,类圆形,边缘欠光整,非皮肤平行生长,其内无钙化,后方轻度声增强,无周围腺体纠集征及导管扩张,BI-RADS 4B 类;B、C. CEUS 主要表现及再分类:结节于 14 秒开始增强,呈向心性增强,符合 A 模型(呈快进高增强,增强后病灶范围扩大),CEUS-BI-RADS 5 类;D. CEUS:该病例的重点在于对增强范围的判读,结节增强欠均匀,增强后形态尚规则、边缘较光整,应用定量分析软件同步勾勒病灶及高增强区,高增强区扩大;E. CEUS 定量分析:病灶与周围腺体同步增强,增强强度高于周围腺体,同步达峰,上升斜率相似;F. 乳腺 X 线(MLO);G. 病理

病例 33：女，78 岁，无乳腺癌家族史。(图 4-2-26)

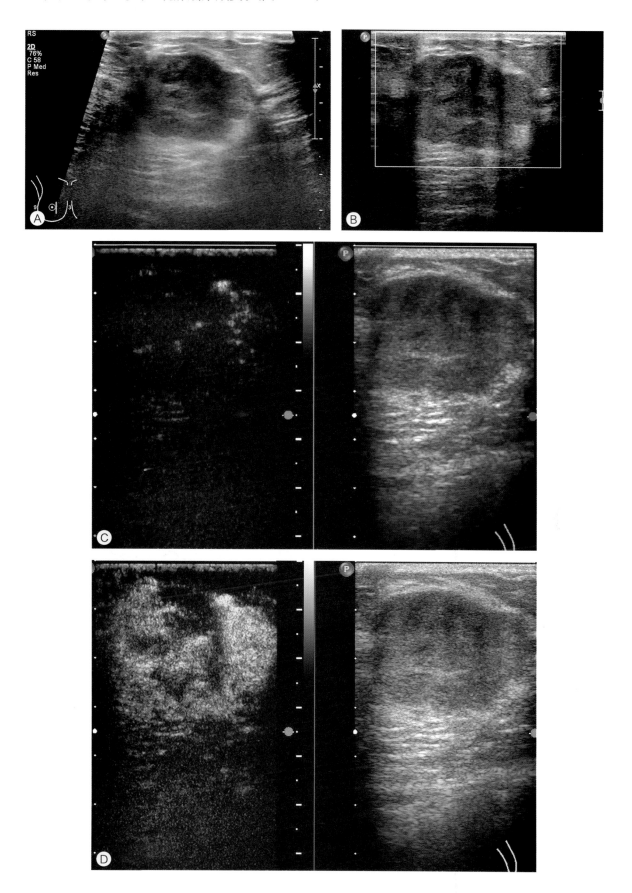

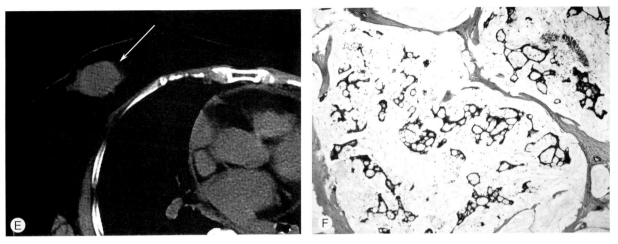

图 4-2-26　乳腺黏液腺癌

A. 右乳内侧象限低弱回声结节,大小约 36.8mm×24.9mm×34.2mm,不规则形,边缘不光整,沿皮肤平行生长,其内无钙化,后方轻度声增强,无周围腺体纠集征及导管扩张,BI-RADS 4B 类;B. CDFI:结节内及周缘无明显血流信号;C、D. CEUS 主要表现及再分类:结节于 16 秒开始增强,呈向心性增强,符合 B 模型(呈快进高增强,有增强缺损区,增强后病灶范围无扩大),CEUS-BI-RADS 5 类;E. CT 平扫:右侧乳腺肿块影,直径约 3.7cm,边缘尚清,并见点状钙化灶,考虑占位性病变;F. 病理:黏液腺癌

病例 34:女,22 岁,无乳腺癌家族史。(图 4-2-27)

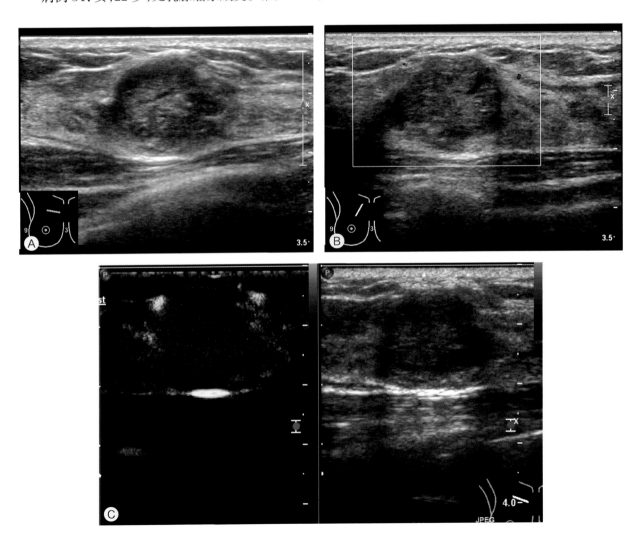

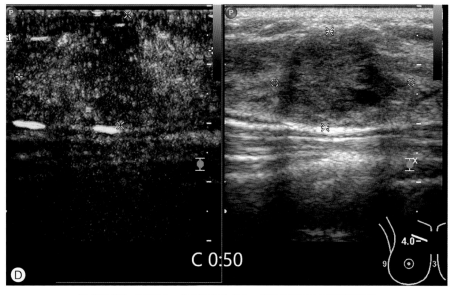

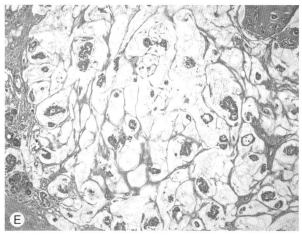

图 4-2-27 乳腺黏液腺癌

A. 右乳内上象限低弱回声结节,大小约 25.4mm × 17.2mm × 24mm,不规则形,边缘不光整,沿皮肤平行生长,其内无钙化,后方轻度声增强,无周围腺体纠集征及导管扩张,BI-RADS 4A 类;B. CDFI:结节内及周缘无明显血流信号;C、D. CEUS 主要表现及再分类:结节于 10 秒开始增强,呈向心性增强,符合 A/B 模型(呈快进高增强,有增强缺损区,增强后病灶范围有扩大),CEUS-BI-RADS 5 类;E. 病理:黏液腺癌

病例 35:女,55 岁,无乳腺癌家族史。(图 4-2-28)

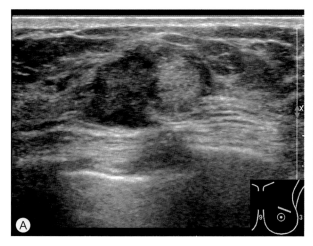

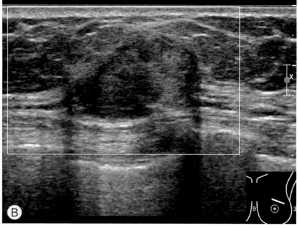

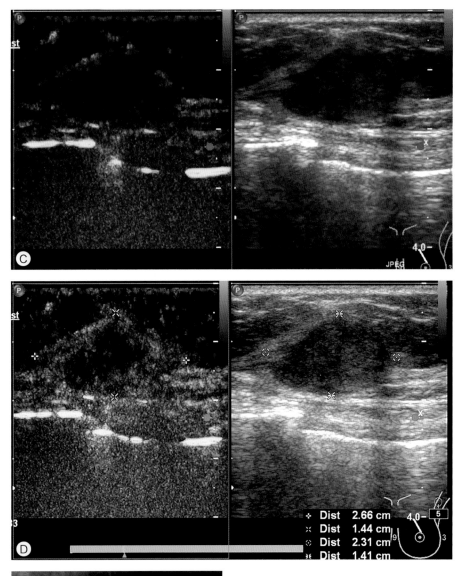

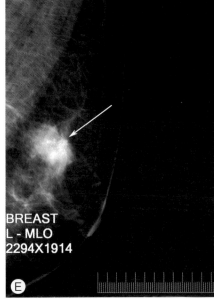

图 4-2-28 乳腺黏液腺癌

A. 左乳外上象限低弱回声结节,大小约 23mm×14.1mm,不规则形,边缘不光整,沿皮肤平行生长,其内似有钙化,后方轻度声增强,无周围腺体纠集征及导管扩张,BI-RADS 4B 类;B. CDFI:结节内及周缘无明显血流信号;C、D. CEUS 主要表现及再分类:结节于 16 秒开始增强,呈向心性增强,符合 A/B 模型(呈快进高增强,有增强缺损区,增强后病灶范围有扩大),CEUS-BI-RADS 5 类;E:乳腺 X 线(MLO):左乳外上象限肿块影,边界模糊,其内可见点状钙化灶聚集,考虑 BI-RADS 4C 类

六、伴髓样特征的癌

伴髓样特征的癌（carcinoma with medullary features）占浸润性乳腺癌的 1%~10%。肉眼观，病灶边界清晰，往往质软、呈棕褐色，有出血或坏死区域。该病变在镜下也是边界清晰。肿瘤细胞低分化（高级别），呈现合体细胞生长方式，伴有密集的淋巴浆细胞浸润。如果采用严格的诊断标准，这类肿瘤其实相当罕见。髓样癌和类髓样癌与其他类型乳腺癌相比，更常见于年轻患者。虽然髓样癌的组织学表现呈现侵袭性，但纯髓样癌的预后似乎比浸润性导管癌更好些。

七、伴大汗腺化生的癌

伴大汗腺化生的癌（carcinoma with apocrine differentiation）指一类伴有大汗腺化生的癌，非独立肿瘤实体，可见于非特殊类型的浸润性癌，也可见于一些特殊类型的浸润性癌。其发病年龄、临床表现、影像学表现、大体表现、镜下结构特征、治疗和预后方面与非特殊类型浸润性癌相似。

八、伴印戒细胞分化的癌

伴印戒细胞分化的癌（carcinoma with signet-ring-cell differentiation）是对一类具有相同形态特点肿瘤的命名，并非指一个实体肿瘤的亚型。当肿瘤细胞具有分泌黏液功能，导致胞质内黏液样物质推挤细胞核偏位形成典型的印戒样细胞时，这类上皮肿瘤都称为伴有印戒细胞分化的癌。其最常见于小叶性肿瘤中，但导管癌（包括 DCIS 和 IDC）、实性乳头状癌、黏液癌等其他肿瘤中也可出现。

九、浸润性微乳头状癌

浸润性微乳头状癌（invasive micropapillary carcinoma, IMPC）是一类具有微乳头状结构的特殊类型的浸润性癌，非常少见，只占所有乳腺浸润性癌的 0.9%~1.7%。常见于老年女性，平均患病年龄与 IDC 相似，侵袭性强，肿瘤在体积很小时就有淋巴结转移的倾向。约 7.6% 并存有其他类型浸润性癌，多为 IDC。在乳腺浸润性癌巢中，只要伴有 IMPC 成分就可诊断。临床上 IMPC 与 IDC 无论在临床表现、影像学表现及病理大体标本上均无明显差别，确诊靠空芯针穿刺活检。IMPC 需与黏液癌、管状腺癌及乳腺转移性乳头状癌相鉴别。其预后差，复发率高。

病例 36：女，46 岁，发现右乳肿块半个月，无乳腺癌家族史。（图 4-2-29）

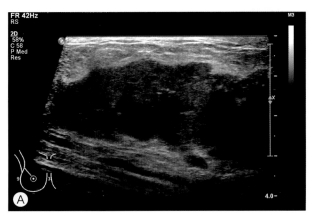
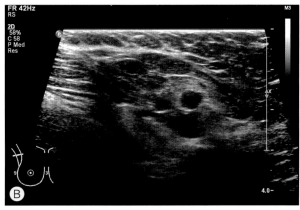

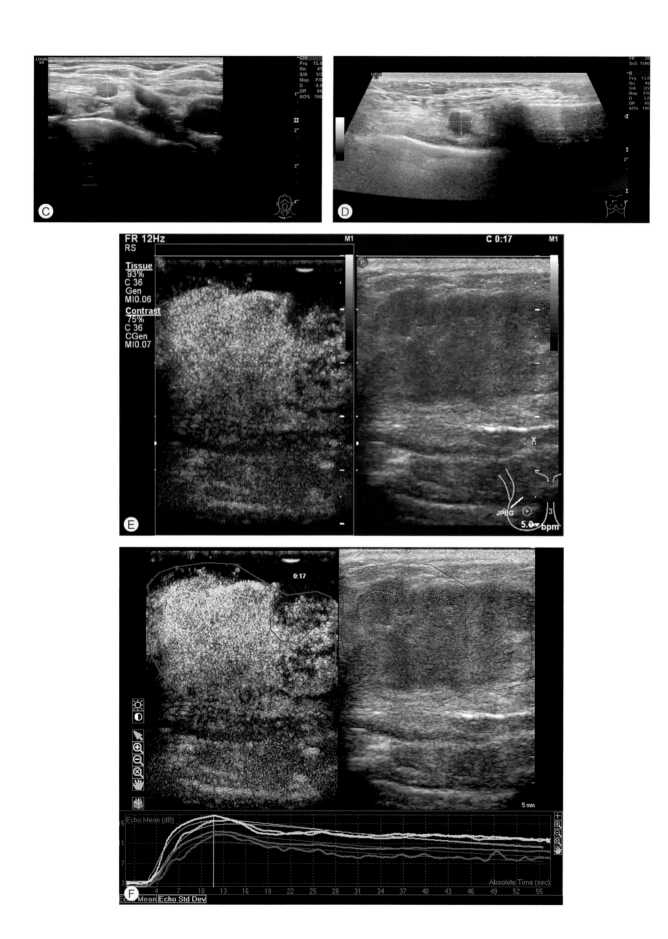

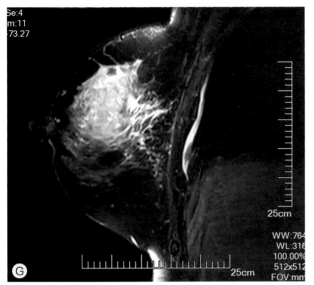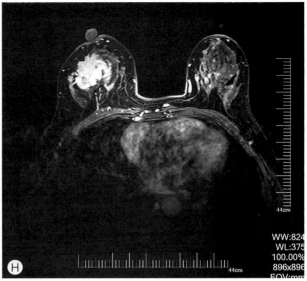

图 4-2-29　浸润性导管癌伴浸润性微乳头状癌

A. 右乳外上象限低弱回声结节,大小约 53.7mm×29.3mm×55.7mm,不规则形,边缘不光整,沿皮肤平行生长,其内有点状钙化,后方轻度声衰减,无周围腺体纠集征及导管扩张,BI-RADS 5 类;B~D. 同侧腋窝淋巴结、锁骨上淋巴结及内乳淋巴结异常肿大;E、F. CEUS 主要表现及再分类:结节呈弥漫性增强,符合 C 模型(呈快进高增强,有滋养血管征),CEUS-BI-RADS 5 类,由于该病灶大,周围无足够腺体对比,故高增强范围是否有扩大不易判别,但滋养血管征的出现,足以判定为 5 类;G、H. 乳腺 MRI:右乳中央区偏外上象限(距乳头约 1.5cm)见大小约 43mm×36mm×49mm 稍长 T_1 长 T_2 信号结节影,呈浅分叶状,边缘见毛刺,边界不清,弥散受限,增强扫描,呈明显持续强化,血流曲线为流出型,右侧腋窝增大淋巴结,右乳外上象限中央区偏外上象限占位病灶,考虑 BI-RADS 5 类

十、非特殊型化生性癌

非特殊型化生性癌(metaplastic carcinoma of no special type)是一类边界清晰的肿瘤,由低分化导管腺癌、间质成分(肉瘤)和其他上皮成分(鳞状细胞)按不同方式组合而成。直到 2000 年才被正式认定为一种独特的病理诊断。尤其是分泌基质的化生性癌中黏液软骨样基质和其中漂浮的肿瘤细胞有时类似黏液腺癌。该肿瘤中癌的成分往往是中 - 低分化腺癌,瘤细胞 CD99 膜阳性有助于诊断。在临床表现及影像学表现上与黏液腺癌类似。尚不清楚这类肿瘤的预后是否比普通浸润性导管癌更差。

病例 37:女,33 岁,无乳腺癌家族史。(图 4-2-30)

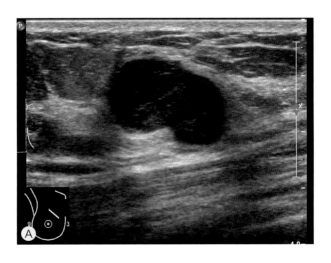

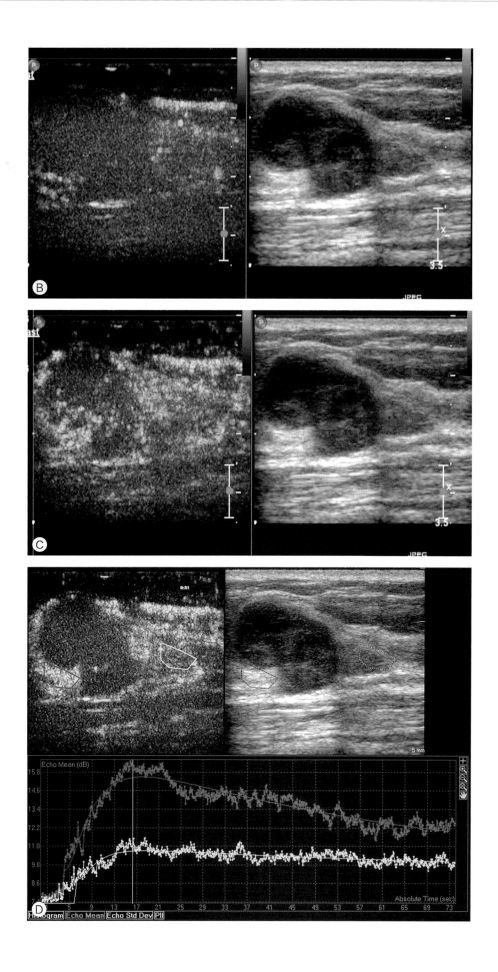

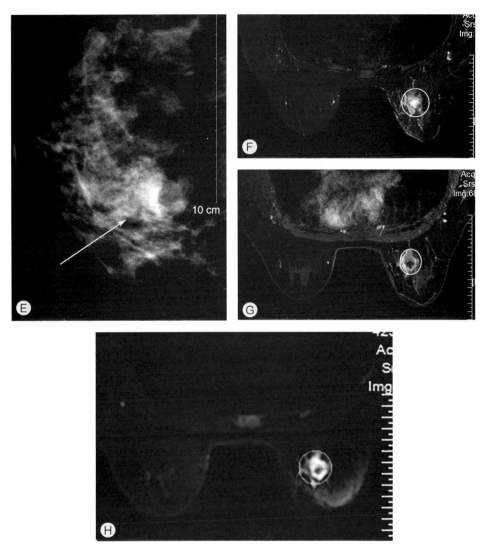

图 4-2-30 乳腺化生性癌

A. 右乳内上象限低回声结节,大小约 24mm×17.1mm×15.6mm,呈类椭圆形,边缘尚光整,沿皮肤平行生长,其内无钙化,后方轻微声增强,无周围腺体纠集征,BI-RADS 4B 类;B、C. CEUS 主要表现及再分类:结节于 20 秒开始增强,呈向心性环状增强,符合 B 模型(呈快进高增强,有增强缺损区),CEUS-BI-RADS 5 类;D. CEUS 定量分析:与病灶周围相对正常腺体相比,病灶早于周围腺体开始增强,增强强度高于周围腺体,上升斜率陡峭,且勾勒的高增强区超过二维病灶范围,增强后有扩大(同样符合 A 模型);E. 乳腺 X 线(CC);F~H. 乳腺 MRI

病例 38：女,42 岁,无乳腺癌家族史。(图 4-2-31)

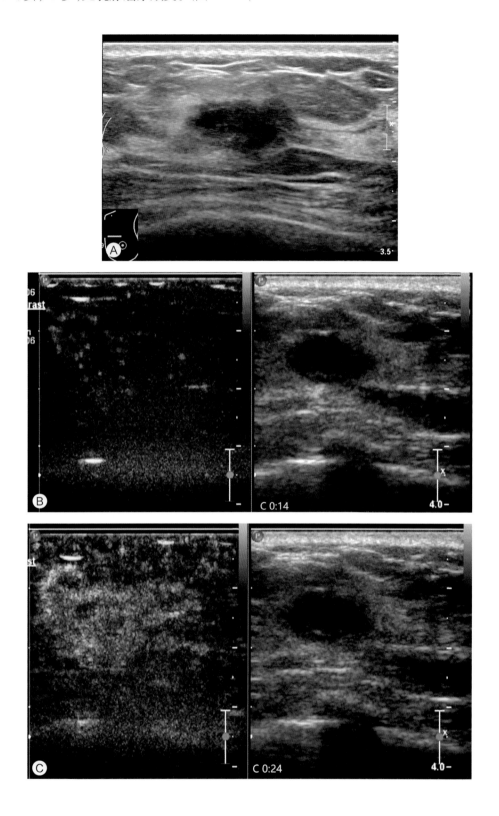

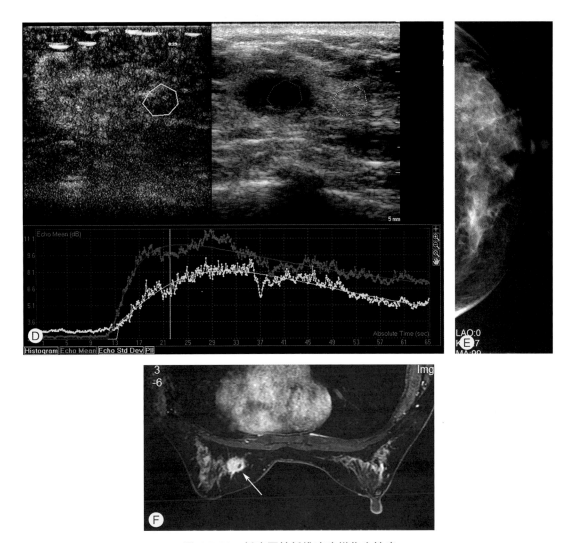

图 4-2-31　低度恶性纤维瘤病样化生性癌

A. 左乳内上象限低回声结节,大小约 20.0mm×16.6mm×10.1mm,不规则形,边缘不光整,沿皮肤平行生长,其内无钙化,后方无声衰减,无周围腺体纠集征,BI-RADS 4B 类;B、C. CEUS 主要表现及再分类:结节于 14 秒开始增强,呈弥漫性增强,符合 A 模型(呈快进高增强,增强后病灶范围扩大),CEUS-BI-RADS 5 类;D. CEUS 定量分析:与病灶周围相对正常腺体相比,病灶早于周围腺体开始增强,增强强度高于周围腺体,上升斜率陡峭;E. 乳腺 X 线(CC):未探及明显异常结节影;F. 乳腺 MRI

病例 39：女，54 岁，无乳腺癌家族史。（图 4-2-32）

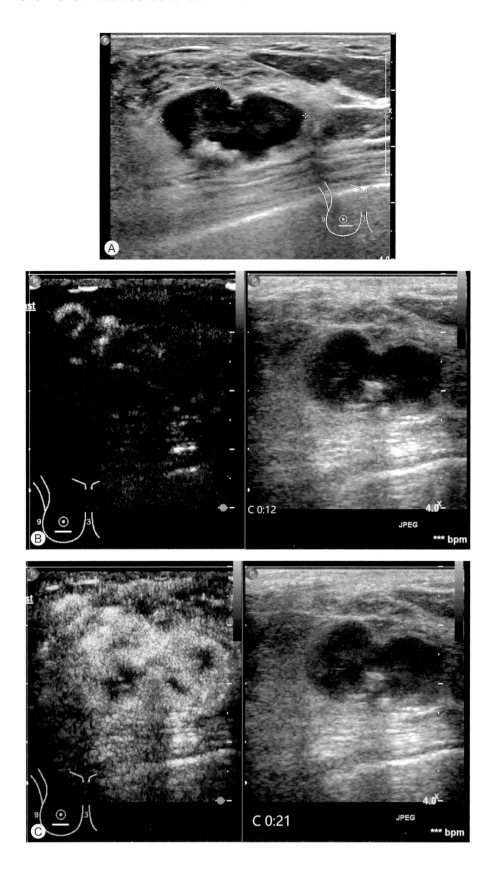

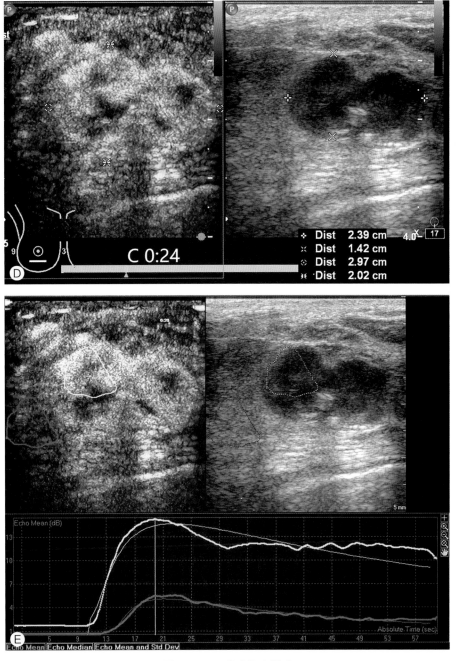

图 4-2-32　乳腺化生性癌

A. 右乳内下象限低弱回声结节,大小约 26.2mm × 15.3mm,呈不规则形,边缘不光整,沿皮肤平行生长,其内无钙化,后方无声衰减,无周围腺体纠集征及导管扩张,BI-RADS 4B 类;B、C. CEUS 主要表现及再分类:结节于 12 秒开始增强,呈弥漫性增强,符合 A/B/C 模型(呈快进高增强,增强后病灶范围扩大,有增强缺损区,有滋养血管征),CEUS-BI-RADS 5 类;D. 经测量高增强范围及二维病灶范围相比较,有扩大;E. CEUS 定量分析:与病灶周围相对正常腺体相比,病灶早于周围腺体开始增强,增强强度高于周围腺体,上升斜率陡峭

十一、少见类型

(一)浸润性乳头状癌

浸润性乳头状癌(invasive papillary carcinoma)是一种呈乳头状结构生长的浸润性癌。极为少见,多发生于老年女性,临床上偶尔可触及肿块或出现乳头溢液。影像学表现与乳头状癌类似,无特异性。病理大体标本类似于其他类型浸润性癌,仅在镜下通过在乳头状癌的基础上发现乳腺间质和脂肪有癌浸润来确诊。与非特殊类型浸润性癌相比,其预后较好,淋巴结转移较少,复发概率也相对较低。

病例40:女,61岁,无乳腺癌家族史。(图4-2-33)

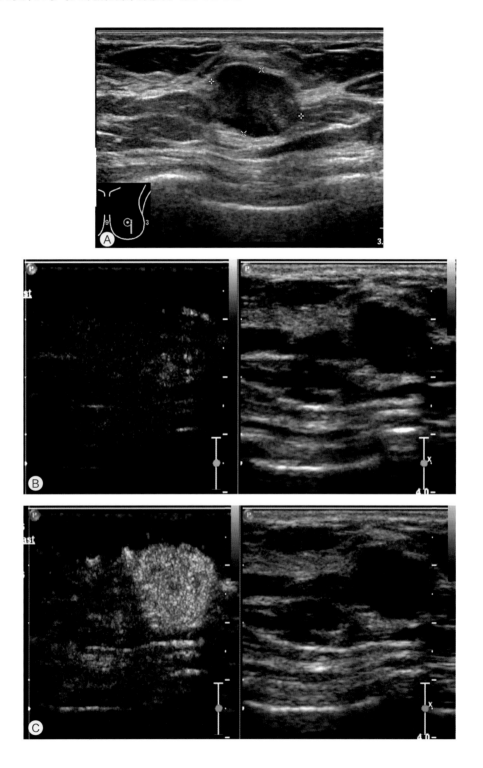

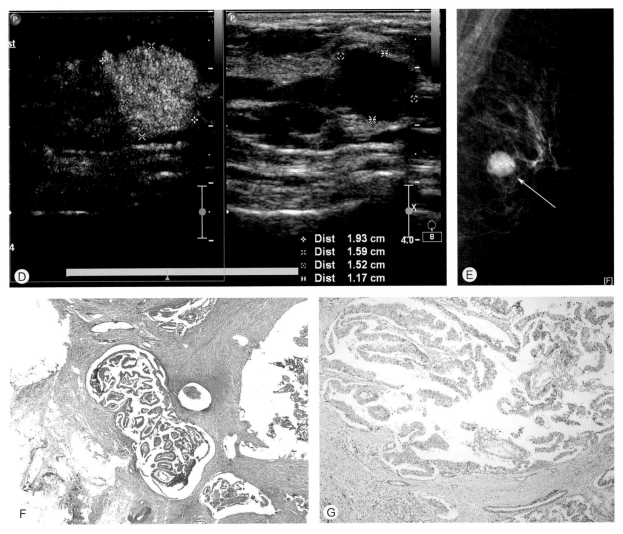

图 4-2-33　浸润性乳头状癌

A. 左乳外下象限低回声结节,大小约 16.3mm×14.9mm×11.1mm,不规则形,边缘不光整,沿皮肤平行生长,后方无声衰减,其内无钙化,无周围腺体纠集征,BI-RADS 4B 类;B、C. CEUS 主要表现及再分类:结节于 20 秒开始增强,呈弥漫性增强,符合 A 模型(呈快进高增强,增强后病灶范围扩大),CEUS-BI-RADS 5 类;D. CEUS:该病例判读的重点在增强后范围的变化,经分别测量高增强范围及二维病灶范围相比较,有扩大(超过 2mm),尽管增强后高增强范围表现为边缘光整的椭圆形,但按照 A 模型,对于高增强范围扩大的病灶,并不考虑其形态边缘情况,如果对范围判读不准确,易与 D 模型相混淆,造成漏误诊;E. 乳腺 X 线(MLO);F、G. 病理

(二)伴有神经内分泌特征的癌

伴有神经内分泌特征的癌(neuroendocrine carcinoma,NEC)指原发于乳腺的伴神经内分泌分化的癌,具有与胃肠道和肺神经内分泌肿瘤类似的形态学特征,其组织来源不明。大约 30% 的非特殊类型浸润性癌、富细胞性黏液癌及实性乳头状癌伴有神经内分泌分化。临床少见,占乳腺癌的 2%~5%,好发年龄为 50~70 岁,多因乳腺肿块就诊,极少出现激素相关临床症状,一般为单侧,常见于外上象限。触诊包括:可与皮肤或深部组织粘连,部分患者可出现腋窝淋巴结转移。乳腺 X 线通常表现为界限清楚的肿块,少数呈分叶状,没有微小钙化。超声多表现为边缘光整的富血流实性低回声结节。病理大体标本通常为 1.5~3.0cm 直径肿块,界限清楚,伴有黏液时质地较软,呈胶冻状。组织学级别是影响预后最重要的指标,约 45% 的神经内分泌癌为低级别,40% 为中级别,15% 为高级别。

病例 41: 女, 75 岁, 无乳腺癌家族史。(图 4-2-34)

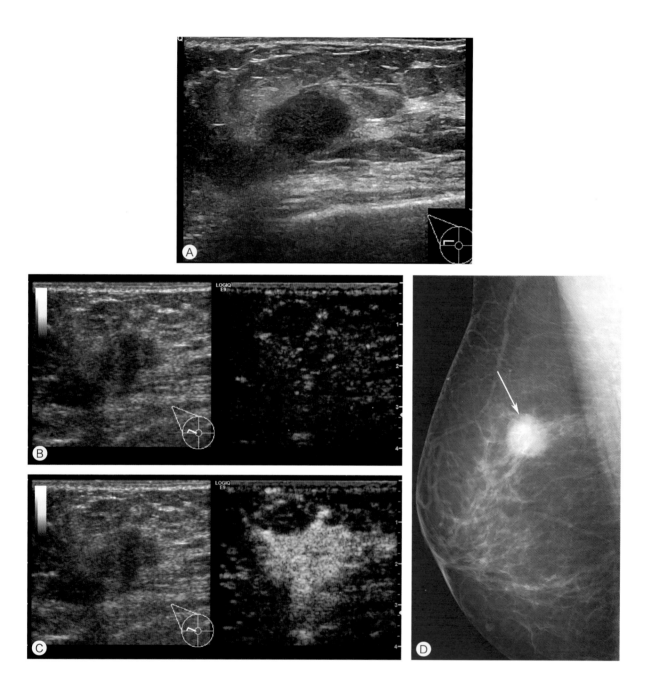

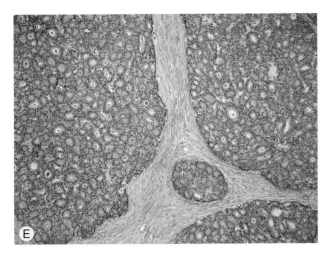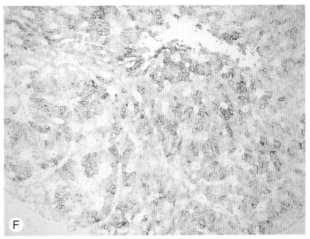

图 4-2-34 乳腺浸润性神经内分泌癌

A. 右乳外上象限低回声结节,大小约 19mm×12mm,椭圆形,边缘较光整,沿皮肤平行生长,其内无明显钙化,后方无声衰减,无周围腺体纠集征,BI-RADS 4A 类;B、C. CEUS 主要表现及再分类:结节于 10 秒开始增强,呈弥漫性增强,符合 A 模型(呈快进高增强,增强后病灶范围扩大),CEUS-BI-RADS 5 类,增强均匀,不规则形,边缘不光整;D. 乳腺 X 线(MLO);E、F. 病理

第三节 上皮 - 肌上皮肿瘤

一、伴癌的腺肌上皮瘤

伴癌的腺肌上皮瘤(adenomyoepithelioma with carcinoma)也称恶性腺肌上皮瘤。分为腺腔上皮来源的癌、肌上皮来源的癌和上皮 - 肌上皮癌。临床非常罕见,文献报道均发生于女性,年龄分布于 26~86 岁,肿瘤一般为圆形,直径 1~9cm。该病恶性程度高,易复发和转移,发生转移后预后极差,多转移至肺,病情进展迅速,治疗效果不佳。

二、腺样囊性癌

腺样囊性癌(adenoid cystic carcinoma)非常罕见,仅占浸润性乳腺癌的 0.1%。多见于 60~70 岁的女性,最常见的临床表现为乳腺肿块,质地较软,呈囊性,可有疼痛,约 50% 的肿块位于乳晕下及其周围,影像学表现为界限清楚的分叶状肿块、边界不清的肿块或毛刺样改变,有些可见微小钙化。其组织学表现独特,大体标本与唾液腺和其他部位腺样囊性癌的形态相同。该类肿瘤即使瘤体很大,预后也良好;大多数病例系列研究报道的腋窝淋巴结转移率小于 5%。

第四节 前 驱 病 变

乳腺前驱病变(precursor lesions)即乳腺原位癌,分为导管癌(又称导管内癌)和小叶癌。区分的依据主要是病变的生长方式和细胞学特征,而不是其在乳腺导管 - 小叶系统内的解剖位置。

一、导管原位癌

乳腺导管原位癌（ductal carcinoma in situ，DCIS）代表肿瘤病变局限于乳腺导管和乳腺小叶的一组异质性疾病，其特征是上皮增生显著，细胞具有轻度到重度异型性。其组织学表现和生物潜能各不相同。DCIS 的发病率逐年增加，主要归功于应用乳腺 X 线钼靶摄影进行乳腺癌筛查，所有 DCIS 病例中，超过90% 仅由影像学检查发现，患者并无特异性临床表现。乳腺 X 线钼靶摄影可见 90% 的 DCIS 女性疑有微小钙化，所有表现为乳腺内钙化的乳腺癌中 80% 为 DCIS。DCIS 依靠乳腺活检确诊，包括空芯针活检和切除活检。其组织学检查最重要的目标之一是识别微小的间质浸润病灶，即微浸润。另外，需与不典型导管增生及小叶原位癌相鉴别。与浸润性乳腺癌相比，DCIS 虽然更为少见，但其风险同样会随着年龄增加而增加。年龄低于 30 岁的女性很少发生 DCIS。随着年龄的增长，DCIS 的发病率增高，平均发病年龄为 50~59 岁。病理大体标本上，可见病变区质地较硬，灰白色，可有灰白色、灰黄色颗粒和条纹，与乳腺增生难以区别。根据镜下表现，可将 DCIS 分为低级别、中级别和高级别三级。细胞核多形性越明显，级别越高，但三者之间并不一定存在连续进展的关系。尽管 DCIS 有发展为浸润性癌的倾向，但不一定必然发展为浸润性乳腺癌。被诊断为单纯 DCIS 的患者发生转移和 / 或死亡的风险极低（<1%）。

病例 42：女，45 岁，无乳腺癌家族史。（图 4-4-1）

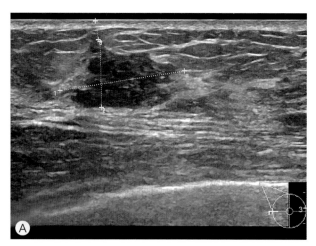

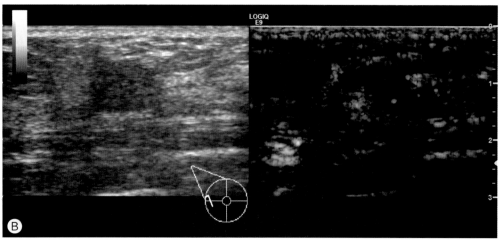

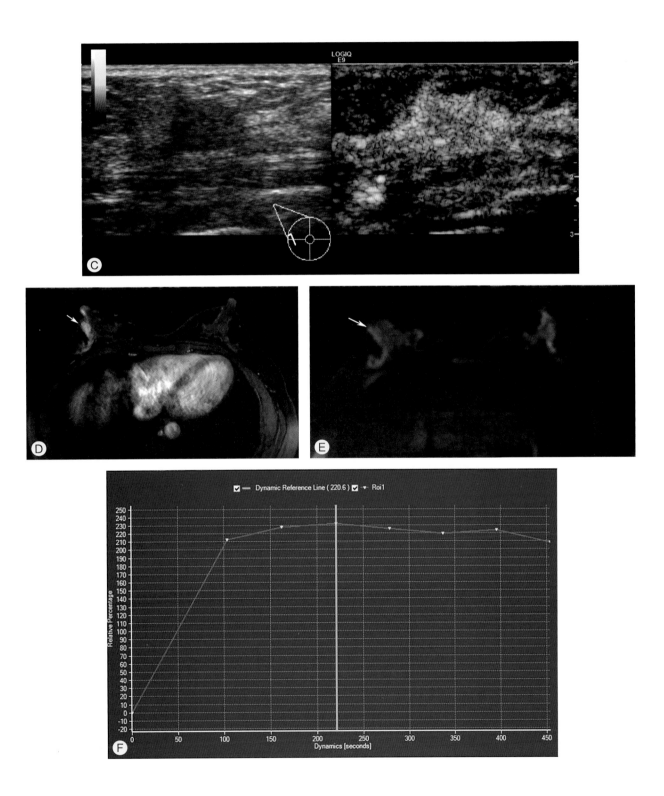

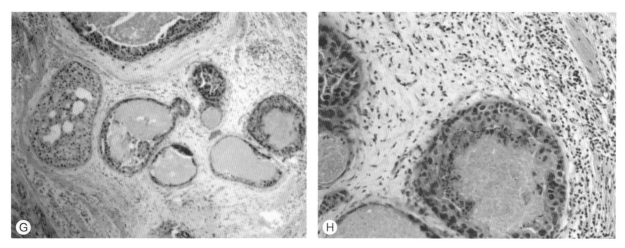

图 4-4-1　乳腺导管内癌

A. 右乳外侧象限低回声结节,大小约 20mm×20mm×10mm,不规则形,边缘不光整,沿皮肤平行生长,其内无明显钙化,后方无声衰减,无周围腺体纠集征,BI-RADS 4A 类;B、C. CEUS 主要表现及再分类:结节于 9 秒开始增强,呈向心性增强,符合 A 模型(呈快进高增强,增强后病灶范围扩大),CEUS-BI-RADS 5 类,增强不均匀,边缘不光整;D~F. 乳腺 MRI;G、H. 病理:广泛导管内癌Ⅲ级

病例 43:女,49 岁,无乳腺癌家族史。(图 4-4-2)

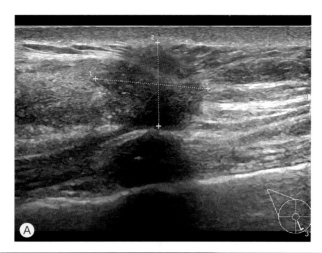

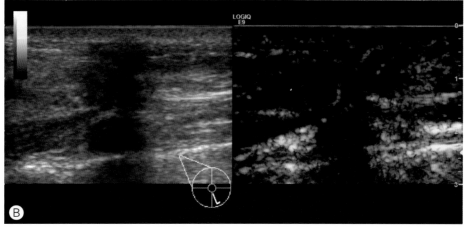

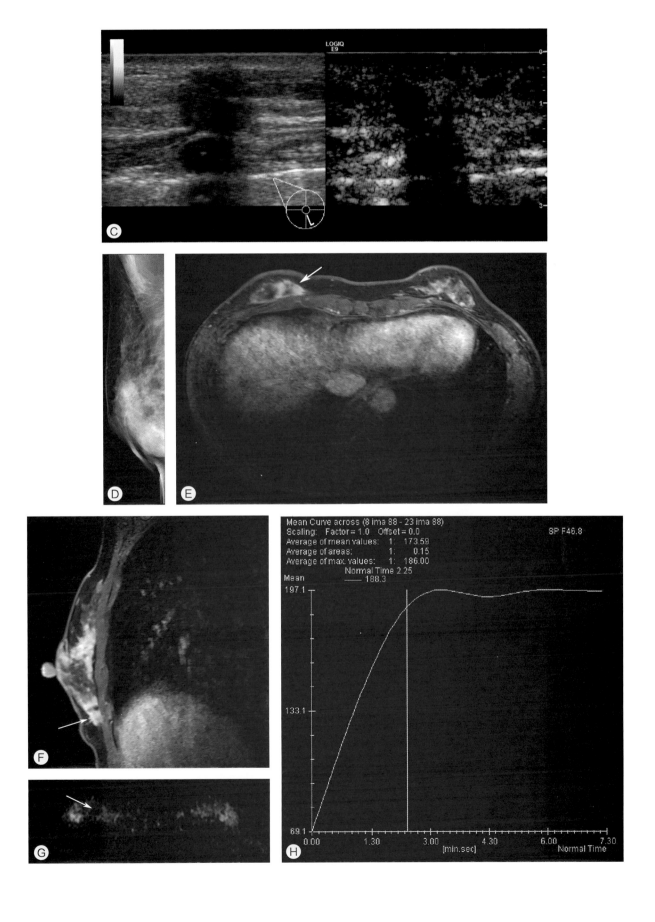

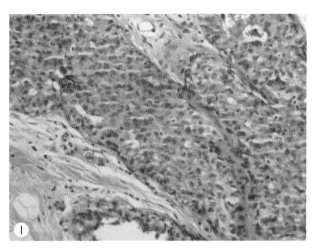

图 4-4-2　乳腺导管内癌

A. 右乳内下象限低回声结节,大小约 18mm×18mm×13mm,不规则形,边缘不光整,非平行位生长,其内有钙化,周围腺体纠集征,后方无声衰减,BI-RADS 4C 类;B、C. CEUS 主要表现及再分类:结节于 11 秒开始增强,呈弥漫性增强,符合 C 模型(呈快进高增强,伴增强缺损区),CEUS-BI-RADS 5 类,增强不均匀,无滋养血管及蟹足征;D. 乳腺 X 线(MLO);E、F~H. 乳腺 MRI;I. 病理:导管内癌Ⅲ级

病例 44:女,40 岁,无乳腺癌家族史。(图 4-4-3)

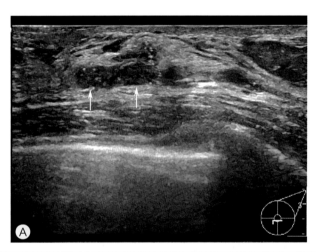

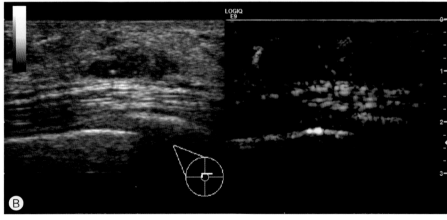

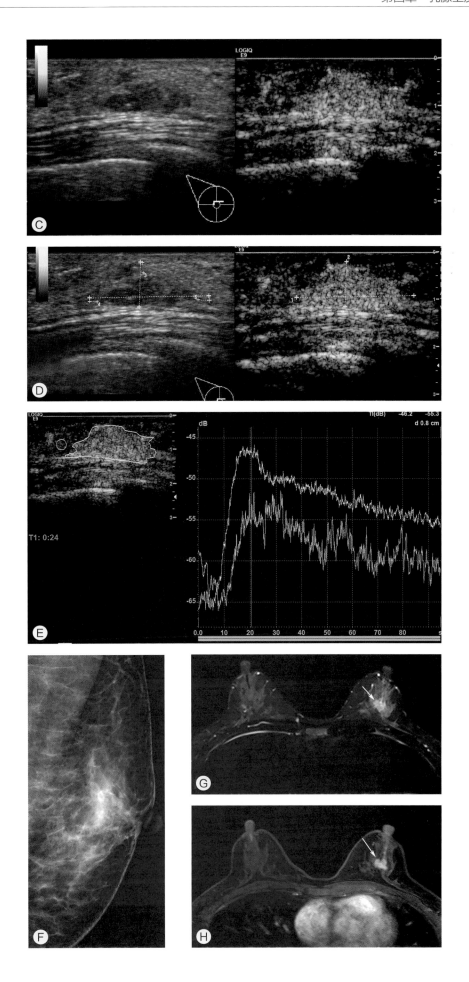

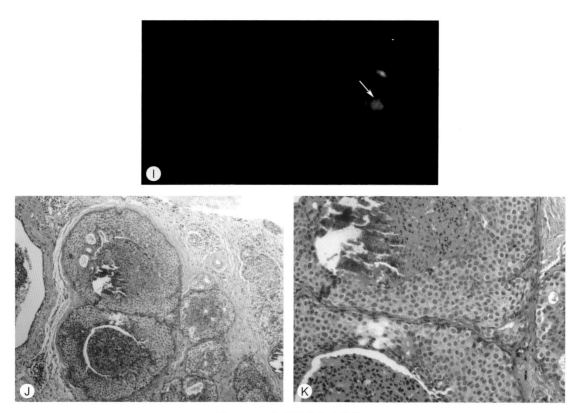

图 4-4-3 乳腺导管内癌Ⅱ级

A. 左乳中央区低回声结节,大小约 33mm×19mm×8mm,呈不规则形,边缘不光整,沿皮肤平行生长,其内有钙化,后方无声衰减,无周围腺体纠集征及导管扩张,BI-RADS 4A 类;B、C. CEUS 主要表现及再分类:结节于 12 秒开始增强,呈弥漫性增强,符合 A 模型(呈快进高增强,增强后病灶范围扩大),CEUS-BI-RADS 5 类;D. CEUS:增强后范围从肉眼判断似有轻度扩大,经测量高增强范围及二维病灶范围比较,有轻度扩大,增强均匀,无滋养血管征、蟹足征及增强缺损区,此病例准确诊断的关键是判断高增强范围较二维病灶范围有无扩大,当肉眼判断模棱两可时,借助同步测量法可避免主观偏倚,更客观地给予较准确的判读;E. CEUS 定量分析:病灶早于周围腺体开始增强,增强强度高于周围腺体,并提前达峰;F. 乳腺 X 线(MLO);G~I. 乳腺 MRI;J、K. 病理

病例 45:女,44 岁,无乳腺癌家族史。(图 4-4-4)

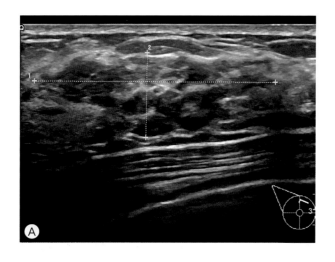

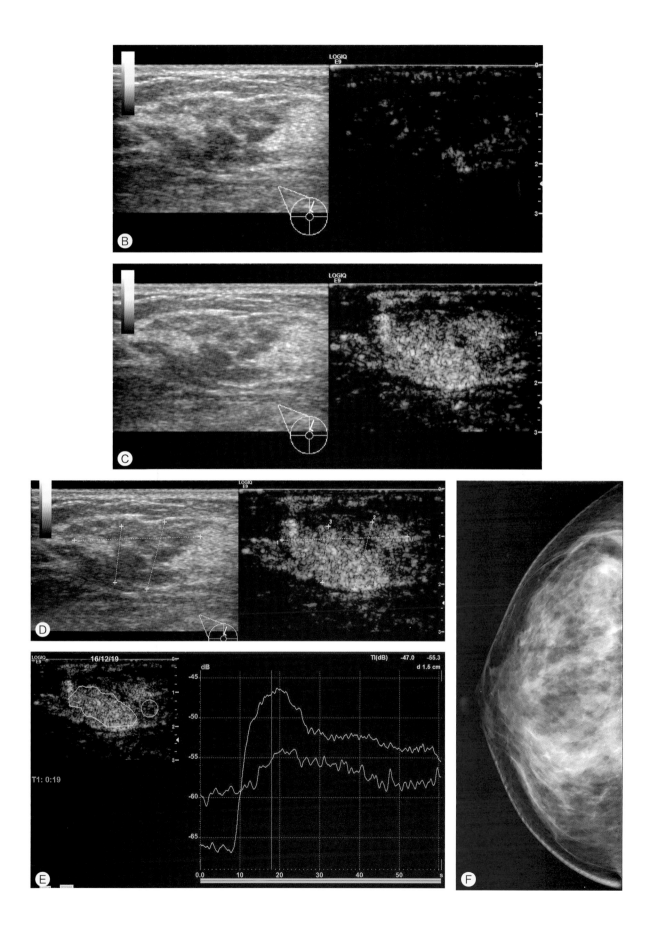

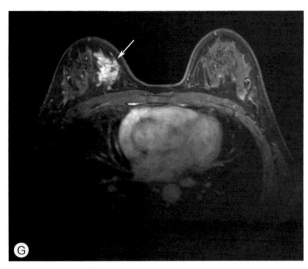
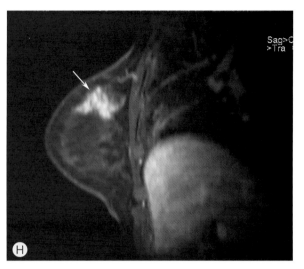
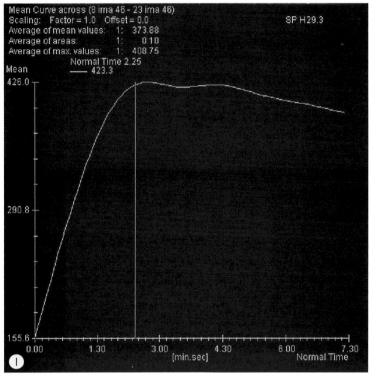

图 4-4-4　局灶导管内癌

A. 右乳内上象限局部腺体增厚,回声减低,占位效应不明显,大小约 46mm×41mm×14mm,呈不规则形,边缘不光整,沿皮肤平行生长,其内无钙化,后方无声衰减,无周围腺体纠集征及导管扩张,BI-RADS 4A 类;B、C. CEUS 主要表现及再分类:结节于 11 秒开始增强,呈弥漫性增强,符合 D 模型(呈快进高增强,增强后病灶边界形态范围与二维保持一致,无滋养血管征、蟹足征及增强缺损区),CEUS-BI-RADS 3 类,增强不均匀,无滋养血管征、蟹足征及增强缺损区;D. CEUS:经测量高增强范围及二维病灶范围比较,无扩大,该病例与微血管增加的腺病 CEUS 表现相似,单纯依靠 CEUS 表现易漏误诊,笔者经验认为,对于这种非占位性病灶,乳腺超声造影恶性预测模型的应用需要更谨慎,对于超声造影呈高增强的病灶,即使范围局限不扩大,给予穿刺活检仍有必要,尽管在这类高增强的非占位性病灶中存在一定比例的良性增生腺病,只有呈等增强或低增强的非占位性病灶可以安全地避免穿刺活检;E. CEUS 定量分析:病灶早于周围腺体开始增强,增强强度高于周围腺体,上升斜率陡峭;F. 乳腺 X 线(CC);G~I. 乳腺 MRI

病例 46：女，34 岁，无乳腺癌家族史。（图 4-4-5）

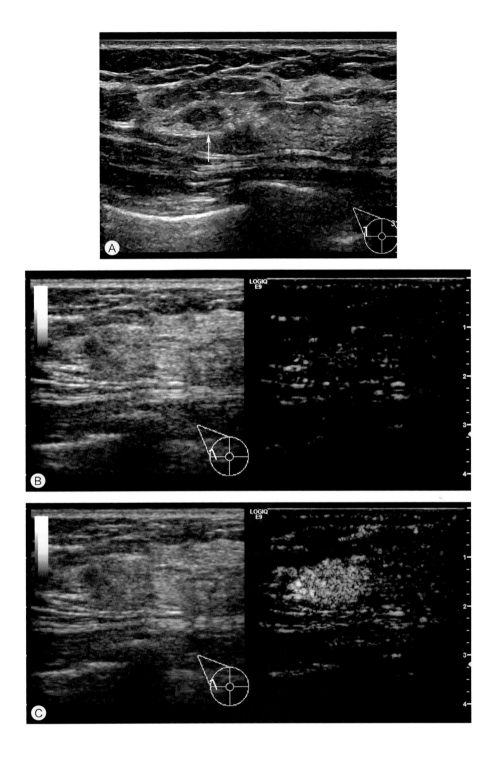

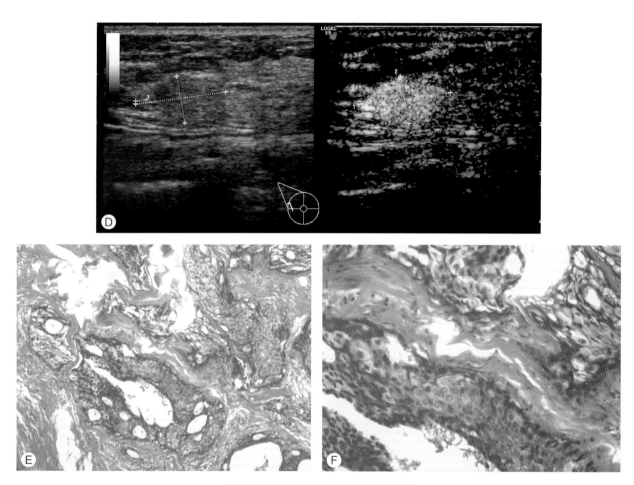

图 4-4-5 纤维腺瘤伴灶区导管内癌

A. 右乳外下象限低回声结节,大小约 17mm×8mm,不规则形,边缘不光整,沿皮肤平行生长,后方无声衰减,其内无钙化,无周围腺体纠集征及导管扩张,BI-RADS 4B 类;B、C. CEUS 主要表现及再分类:结节于 21 秒开始增强,呈弥漫性增强,符合 A 模型(呈快进高增强,增强后病灶范围扩大),CEUS-BI-RADS 5 类;D. CEUS:增强后范围肉眼观测较难准确判断是否有扩大,经同步测量高增强范围并与二维病灶范围比较,通过测量病灶向左侧方有轻度扩大(超过 2.17mm),增强均匀,无滋养血管征、蟹足征及增强缺损区,此病例因为是以纤维腺瘤为主要病理表现,故 CEUS 后病灶的高增强边界较光整,形态呈椭圆形,准确诊断的关键是判断高增强范围较二维病灶范围有无扩大,当肉眼判断模棱两可时,借助同步测量法可避免主观偏倚,更客观地给予较准确的判读,对于这种仅有轻微扩大的病例,在临床中有时判定的确存在一定的主观偏倚及观察者间一致性差异,需要在实践中不断总结提高经验,并综合分析给出诊断;E、F. 病理

病例 47:女,51 岁,无乳腺癌家族史。(图 4-4-6)

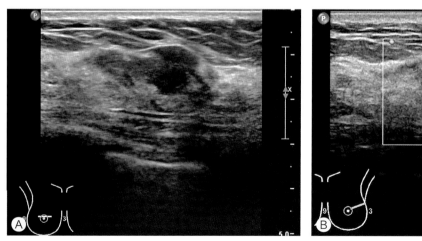

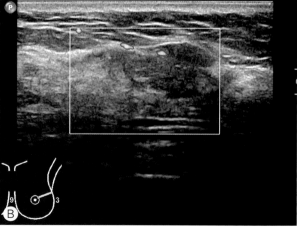

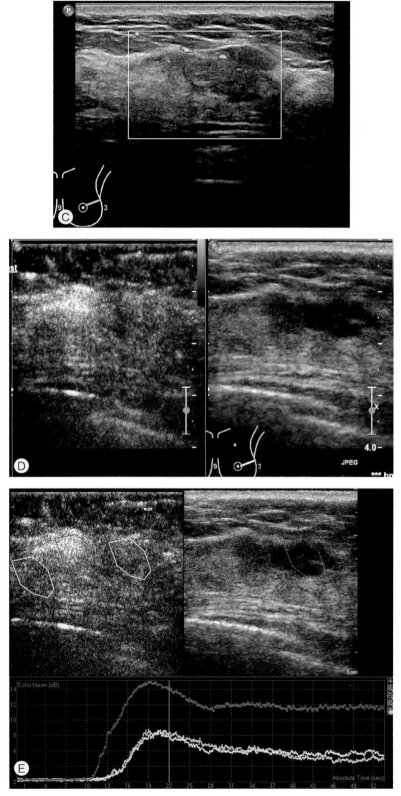

图 4-4-6　乳腺导管内癌

A. 左乳外上象限低回声结节,大小约 10mm×6mm,不规则形,边缘不光整,沿皮肤平行生长,其内无钙化,后方声衰减,无周围腺体纠集征,BI-RADS 4A 类;B. CDFI:结节内有短棒状血流信号;C、D. 主要表现及再分类:符合 C 模型(呈快进高增强,有滋养血管及蟹足征),CEUS-BI-RADS 5 类,该病灶主要是对滋养血管及蟹足征的判读,因病灶增强不均匀,仅局部有高增强,另一部分与周围腺体呈等增强,如果不紧紧抓住滋养血管及蟹足征,可能会带来判读干扰;E:CEUS 定量分析:病灶早于周围腺体开始增强,增强强度高于周围腺体,上升斜率陡峭

病例 48：女，45 岁，无乳腺癌家族史。（图 4-4-7）

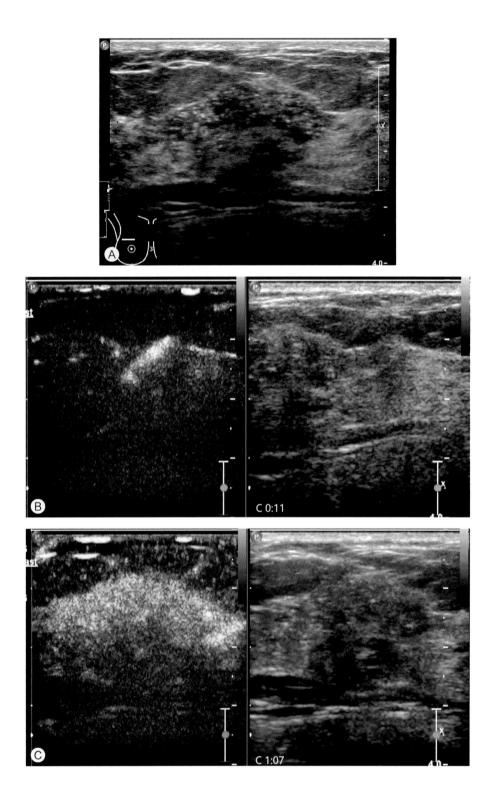

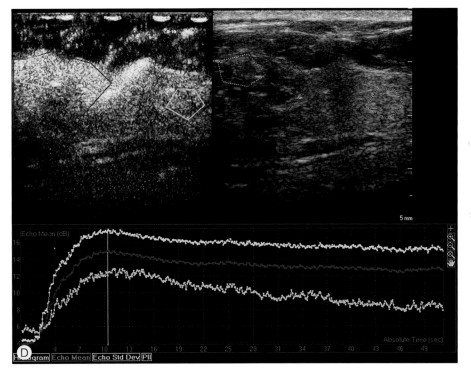

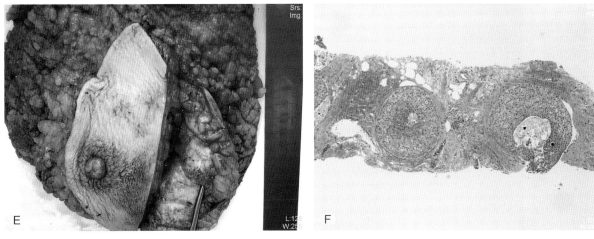

图 4-4-7　中级别导管原位癌

A. 右乳外上象限低回声结节,大小约 32.7mm×31.9mm×18mm,呈不规则形,边缘不光整,沿皮肤平行生长,其内有钙化,后方声衰减,无周围腺体纠集征及导管扩张,BI-RADS 4C 类;B、C. CEUS 主要表现及再分类:结节于 11 秒开始增强,呈弥漫性增强,该病灶由于较大,在浅表探头下不能完整显示病灶,也不能留有足够的周围腺体作比较,故选择病灶一部分占据图像 1/2,另 1/2 留有足够的腺体为一种解决方法,但造影过程中,在保证探头稳定不动的基本时间要求下,要注意动态扫查整个病灶,以全面了解情况,符合 C 模型(呈快进高增强,有滋养血管征),CEUS-BI-RADS 5 类,增强后范围从肉眼判断无明显扩大,但可观察到一滋养血管征,在动态扫查中进入病灶内,而非从病灶旁经过,此病例准确诊断的关键是判断滋养血管征,特别是当这支明亮血管位于病灶旁,需通过动态扫查观察其是否真正进入病灶内而非从病灶旁经过;D. CEUS 定量分析:病灶早于周围腺体开始增强,增强强度高于周围腺体,上升斜率稍陡峭,但与周围腺体同时达峰,且均呈平台流出型,定量分析勾勒出的高增强范围(不包括病灶右侧的滋养血管)与二维病灶范围基本一致,无明显扩大,而因为有滋养血管征的出现,增强范围是否有扩大不再是鉴别良恶性的要点;E. 大体;F. 病理

病例49：女,47岁,无乳腺癌家族史。(图4-4-8)

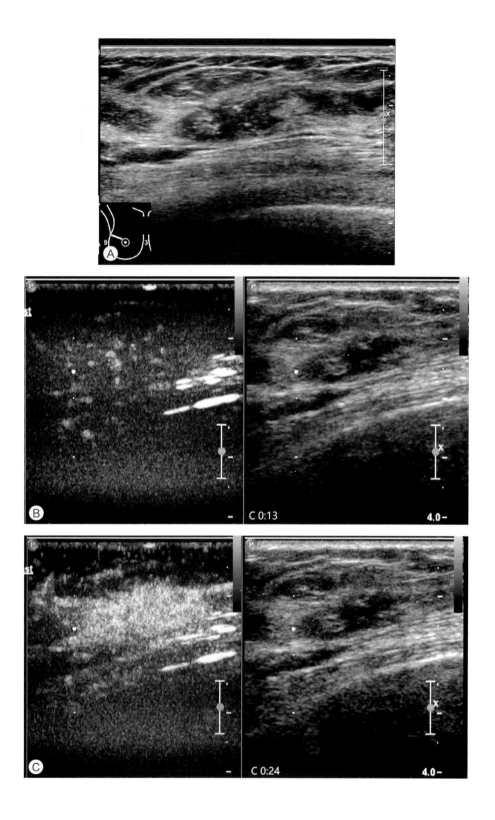

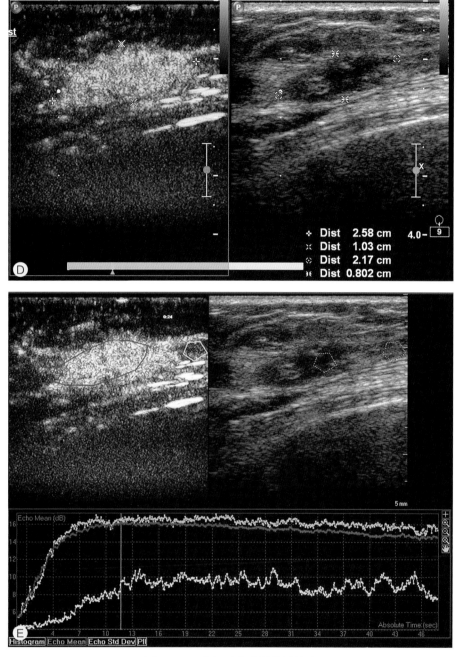

图 4-4-8 高级别乳腺导管原位癌

A. 右乳外上象限低回声结节,大小约 20.5mm×18.9mm×8mm,呈不规则形,边缘不光整,沿皮肤平行生长,其内有钙化,后方无声衰减,周围腺体略有纠集征,BI-RADS 4C 类;B、C. CEUS 主要表现及再分类:结节于 13 秒开始增强,呈弥漫性增强,符合 A/C 模型(呈快进高增强,增强后病灶范围扩大,有蟹足征),CEUS-BI-RADS 5 类;D. CEUS:增强后范围从肉眼判断似有轻度扩大,通过分别测量高增强范围及二维病灶范围相比较,证实有扩大;E. CEUS 定量分析:病灶早于周围腺体开始增强,增强强度高于周围腺体,上升斜率稍陡峭

病例 50：女，65 岁，无乳腺癌家族史。（图 4-4-9）

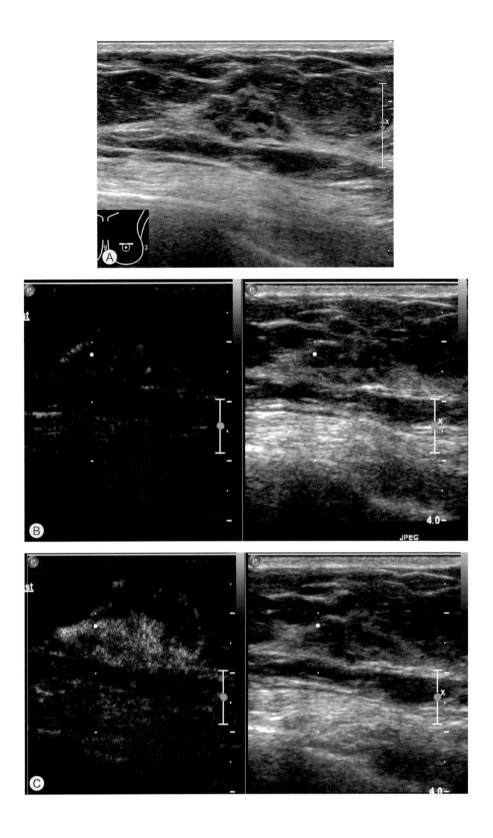

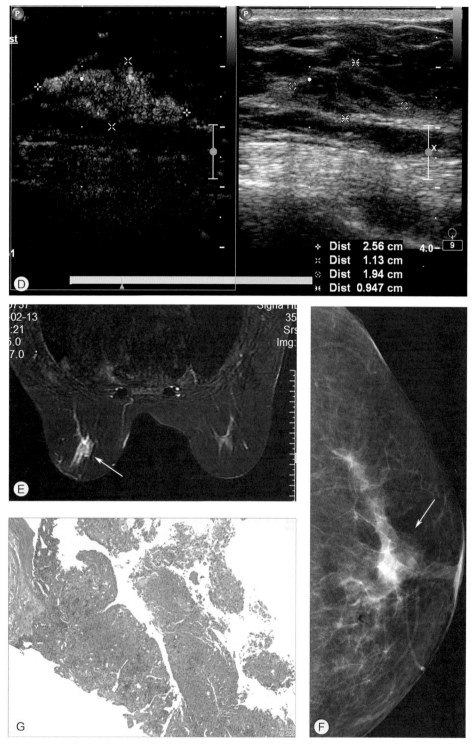

图 4-4-9 低级别导管原位癌

A. 左乳头后方低回声结节,大小约 16.7mm×15.4mm×9.2mm,呈不规则形,边缘不光整,沿皮肤平行生长,其内无钙化,无后方声衰减,无周围腺体纠集征及导管扩张,BI-RADS 4A 类;B、C. CEUS 主要表现及再分类:结节于 18 秒开始增强,呈弥漫性增强,符合 A 模型(呈快进高增强,增强后病灶范围有扩大),CEUS-BI-RADS 5 类;D. CEUS:增强后病灶虽然与二维病灶在形态上保持一致,但经分辨测量高增强范围及二维病灶相比较,向两侧有扩大;E. 乳腺 MRI;F. 乳腺 X 线(CC);G. 病理

病例 51：女，54 岁，无乳腺癌家族史。（图 4-4-10）

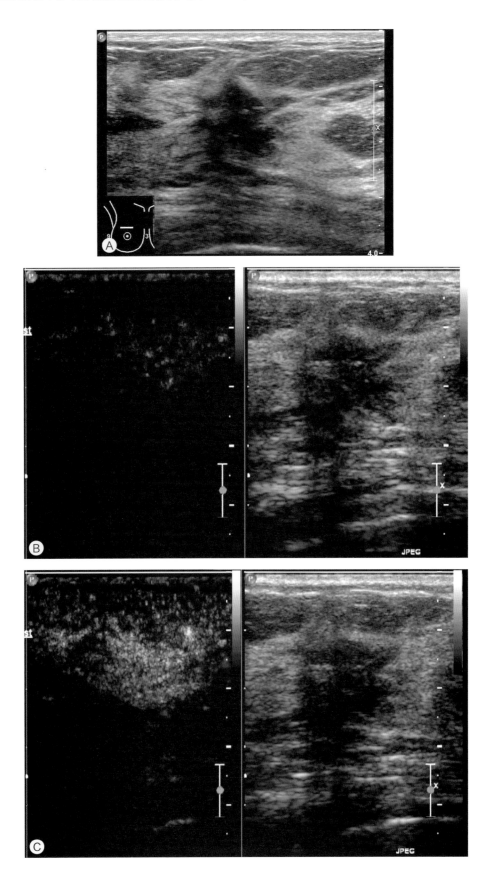

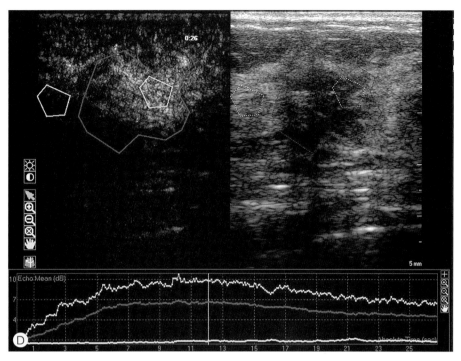

图 4-4-10　乳腺导管原位癌

A. 右乳 12 点低回声结节,大小约 20.7mm×16.5mm×15.4mm,不规则形,边缘不光整,非皮肤平行生长,后方声衰减,其内无钙化,周围腺体纠集征,BI-RADS 5 类;B、C. CEUS 主要表现及再分类:结节于 14 秒开始增强,呈弥漫性增强;符合 A 模型(呈快进高增强,增强后病灶范围扩大),CEUS-BI-RADS 5 类;D. CEUS:增强后范围从肉眼判断似乎没有扩大,应用定量分析软件同步勾勒二维病灶范围与高增强范围比较,病灶高增强范围向右上方有轻度扩大,增强均匀,无滋养血管征、蟹足征及增强缺损区,此病例准确诊断的关键是判断高增强范围较二维病灶范围有无扩大,当肉眼判断模棱两可时,借助同步勾勒法可避免主观偏倚,更客观地给予较准确的判读

病例 52:女,36 岁,无乳腺癌家族史。(图 4-4-11)

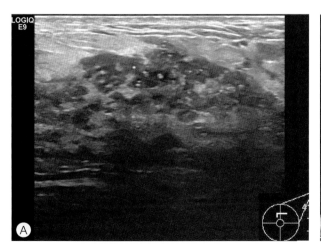
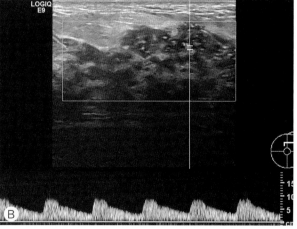

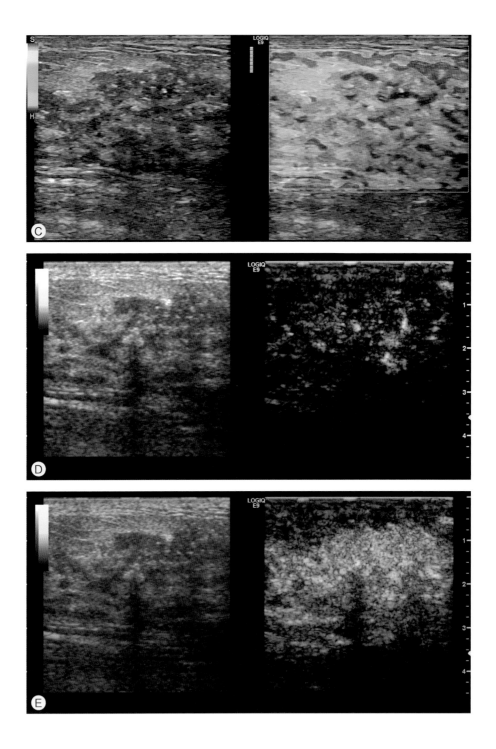

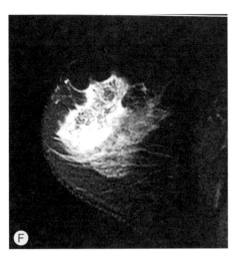
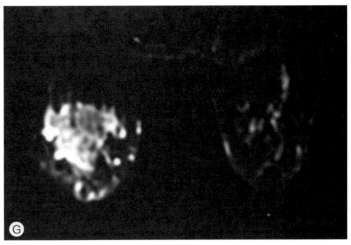

图 4-4-11　高级别乳腺导管原位癌

A. 左乳 10 点 ~2 点局部腺体增厚,大小约 62mm×43mm×21mm,回声减低,占位效应不明显,其内多数钙化,后方声衰减,无周围腺体纠集征,BI-RADS 4C 类;B. CDFI:其内短棒状血流信号,低速低阻;C. 弹性成像:3 分,质韧,考虑良性;D、E. CEUS 主要表现及再分类:结节于 8 秒开始增强,呈弥漫性增强,符合 A 模型(呈快进高增强,增强后病灶范围扩大),CEUS-BI-RADS 5 类,腺体增厚回声改变的非占位性病灶,超声造影良恶性预测模型的判读更要更为谨慎,该类病灶普遍范围较大,边界模糊不清,在同一切面扫查难以全面评估病灶的增强模式,也缺乏周围正常腺体作对比,故强调动态全面扫查与同象限、对侧乳腺同象限或同侧乳腺其他象限相对正常腺体比较增强强度似乎更为重要和有价值;F、G. 乳腺 MRI

病例 53: 女,44 岁,无乳腺癌家族史。(图 4-4-12)

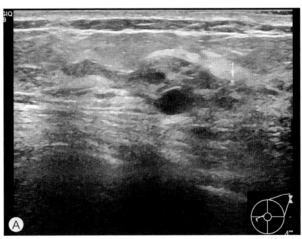
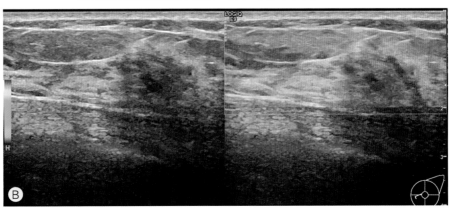

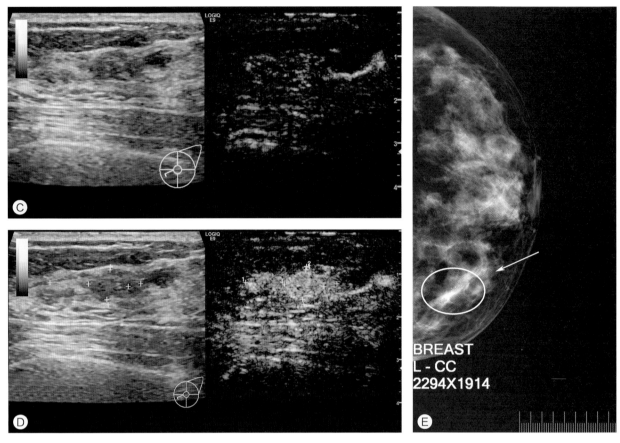

图 4-4-12 导管上皮非典型增生伴高级别导管原位癌

A. 左乳内下象限低弱回声结节,呈不规则形,边缘不光整,沿皮肤平行生长,其内有钙化及囊性暗区,后方无声衰减,无周围腺体纠集征,BI-RADS 4A 类;B. 弹性成像:2 分,质软,考虑良性;C、D. CEUS 主要表现及再分类:结节于 9 秒开始增强,呈弥漫性增强,符合 A 模型(呈快进高增强,增强后病灶范围扩大),CEUS-BI-RADS 5 类;E. 乳腺 X 线(CC):左乳内下象限见簇状分布点状钙化灶,考虑 BI-RADS 4B 类

病例 54:女,52 岁,无乳腺癌家族史。(图 4-4-13)

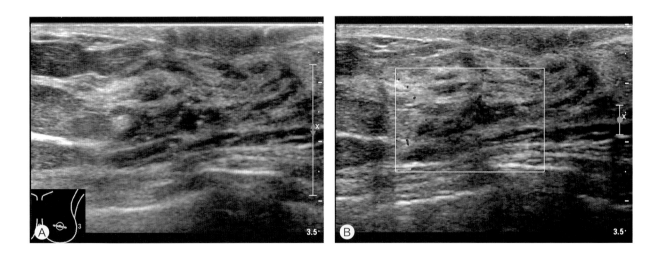

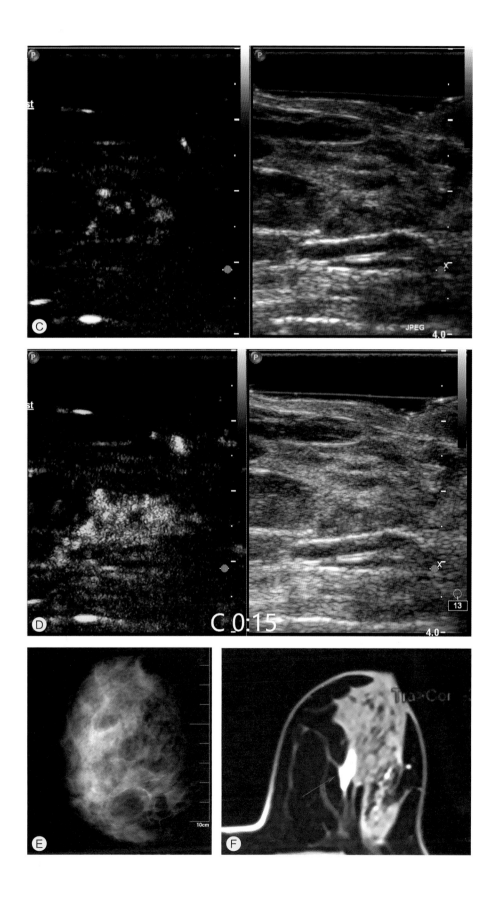

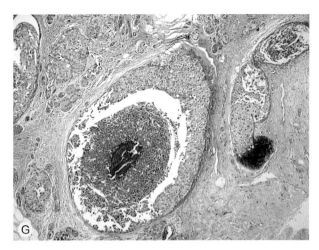

图 4-4-13　高级别导管原位癌

A. 左乳中央区低回声区,范围约 13mm×9mm,呈不规则形,边缘不光整,沿皮肤平行生长,其内有钙化,后方无声衰减,周围腺体无纠集征,BI-RADS 4A 类;B. CDFI:结节内无明显血流信号;C、D. CEUS 主要表现及再分类:结节于 11 秒开始增强,呈向心性增强,符合 A 模型(呈快进高增强,增强后病灶范围有扩大),CEUS-BI-RADS 5 类;E. 乳腺 X 线(CC):左乳内下象限见多发点状钙化灶聚集,建议进一步检查;F. 乳腺 MRI:左乳中央区见一大小约 1.3cm×0.9cm 结节影,边缘稍不规则,见浅分叶及毛刺,增强扫描呈明显较均匀强化,时间信号曲线呈流出型,考虑 BI-RADS 4 类;G. 病理

病例 55:女,48 岁,无乳腺癌家族史。(图 4-4-14)

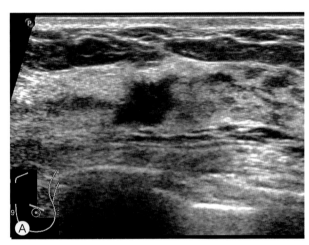

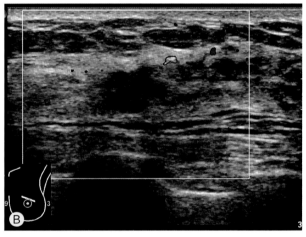

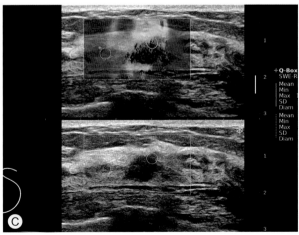

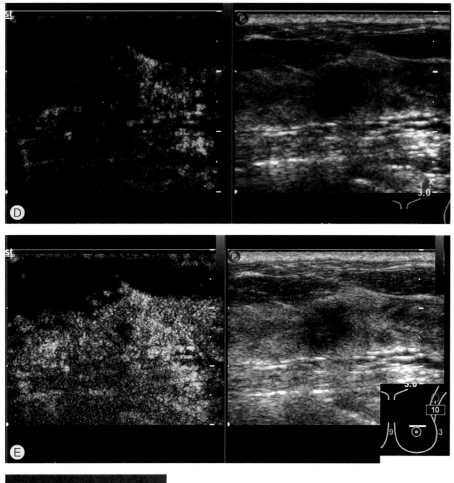

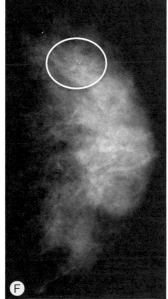

图 4-4-14　低级别导管原位癌

A. 左乳外上象限低回声结节,大小约 13.7mm×
10.4mm×12.7mm,呈不规则形,边缘不光整,非皮肤
平行生长,其内无钙化,后方无声衰减,周围腺体无纠
集征,BI-RADS 4B 类;B. CDFI:结节内无血流信号;
C. 剪切波弹性成像:最大杨氏模量(max)101.0kPa,
平均杨氏模量(mean)38.6kPa,考虑恶性;D、E. CEUS
主要表现及再分类:结节于 13 秒开始增强,呈弥漫
性增强,符合 B 模型(呈同进等增强,有增强缺损区),
CEUS-BI-RADS 5 类;F. 乳腺 X 线(MLO):左乳外上
象限局部实质略显致密、紊乱,需结合其他检查除外
占位,左乳外上象限多枚点状钙化灶,稍显聚集,建议
随访

病例 56：女，44 岁，无乳腺癌家族史。（图 4-4-15）

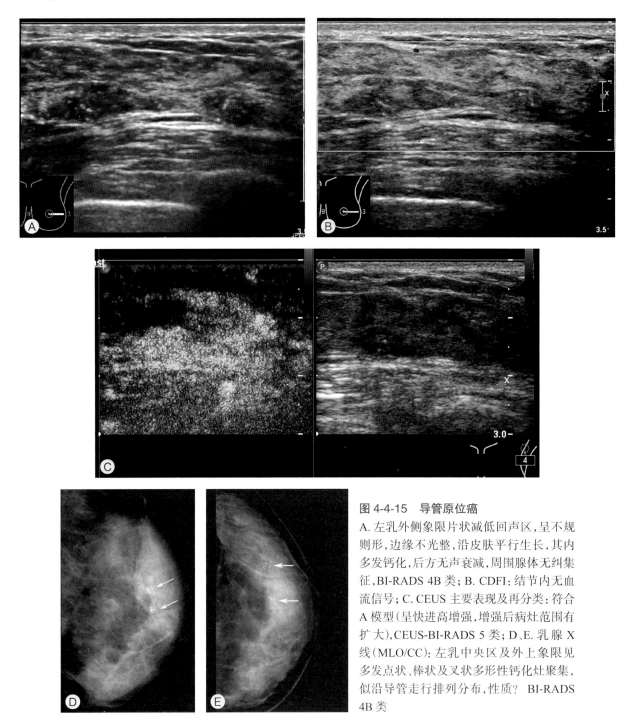

图 4-4-15　导管原位癌
A. 左乳外侧象限片状减低回声区，呈不规则形，边缘不光整，沿皮肤平行生长，其内多发钙化，后方无声衰减，周围腺体无纠集征，BI-RADS 4B 类；B. CDFI：结节内无血流信号；C. CEUS 主要表现及再分类：符合 A 模型（呈快进高增强，增强后病灶范围有扩大），CEUS-BI-RADS 5 类；D、E. 乳腺 X 线（MLO/CC）：左乳中央区及外上象限见多发点状、棒状及叉状多形性钙化灶聚集，似沿导管走行排列分布，性质？ BI-RADS 4B 类

二、小叶原位癌

小叶原位癌（lobular carcinoma in situ，LCIS）是起源于乳腺终末导管小叶的非浸润性病变，是一种不常见的病理类型，诊断 LCIS 时，患者的年龄主要在 40~50 岁之间，80%~90% 的病例发生在绝经前女性中，分为经典型、多形性、伴粉刺样坏死及混合性导管小叶原位癌四种亚型。LCIS 与不典型小叶增生（ALH）在病理上鉴别较困难，二者之间没有截然分界，一般将肿瘤细胞累及超过 75% 的终末导管-小叶单位并导致小叶膨胀扩大定义为 LCIS，ALH 和 LCIS 的临床意义与处理基本一致。近 20 年来，在绝经后

女性中,LCIS 的发病率稳步增加,这可能是由于筛查性乳腺 X 线钼靶摄影的广泛应用。LCIS 通常无症状,常为多中心性和双侧性,在乳腺 X 线摄影上表现为正常(约 44%)或没有特异性表现,故几乎都是在为其他原因或影像学异常(如纤维囊性改变区域或纤维腺瘤)进行乳腺活检时偶然得到诊断。MRI 检查时可表现为导管增强,有助于 LCIS 的检出。LCIS 女性发生浸润性乳腺癌的相对危险度为无 LCIS 女性的 7~11 倍。LCIS 病理大体标本无肉眼可见的异常,几乎全部是偶然镜检发现。

病例 57:女,44 岁,无乳腺癌家族史。(图 4-4-16)

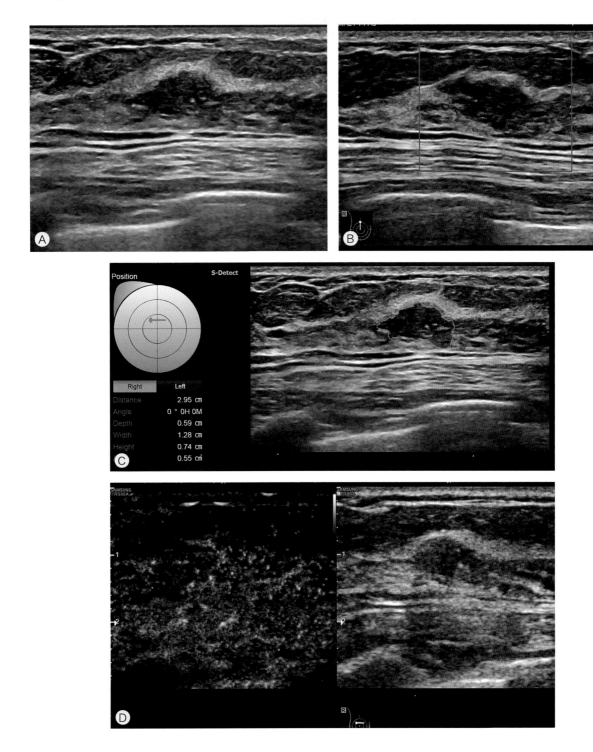

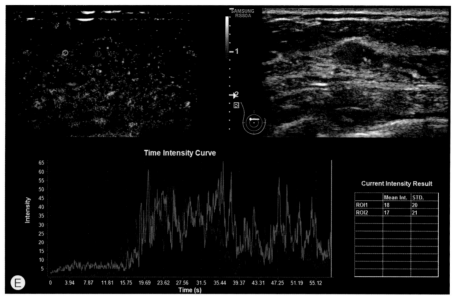

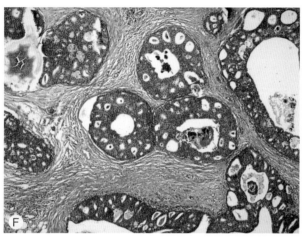

图 4-4-16 乳腺腺病伴灶性小叶原位癌

A. 右乳 12 点低弱回声结节,呈不规则形,边缘不光整,沿皮肤平行生长,其内似有点状钙化,后方无声衰减,周围腺体无纠集征,BI-RADS 4C 类;B. CDFI:结节内无血流信号;C. 人工智能(S-Detect):恶性可能;D. CEUS 主要表现及再分类:符合 E 模型(呈同进等增强,增强后病灶与周围腺体几乎融为一体,难以分辨边界形态,未探及滋养血管征及蟹足征),CEUS-BI-RADS 3 类;E. CEUS 定量分析:病灶与周围相对正常腺体比较,呈同进同退等增强;F. 病理

第五节 乳头状病变

乳腺乳头状病变(papillary leisons)指的是一类具有乳头状结构的良性、非典型性或恶性乳腺疾病,为临床常见的导管上皮增生性病变。其共同特点是具有指状突起或叶状结构,其中央有一个纤维血管轴心,其表面被覆着上皮细胞,肌上皮细胞层可以存在也可以缺失。包括:导管内乳头状瘤、非典型乳头状瘤、乳头状瘤伴 DCIS、导管内乳头状癌、包裹性乳头状癌、实性乳头状癌、浸润性乳头状癌,以及一些具有微乳头状结构的良恶性病变。其主要临床表现为乳腺肿块、乳头溢液。发病年龄范围较广,青春期后任何年龄皆可发病。单侧居多,可单发或多发。良性的导管内乳头状瘤可伴 DCIS 或 LCIS。多发性乳头状

瘤随后发生乳腺癌的风险可能高于孤立性乳头状瘤。临床诊断中,乳腺乳头状肿瘤的良恶性很难鉴别,确诊需依赖空芯针穿刺活检。

一、导管内乳头状瘤伴导管原位癌

导管内乳头状瘤伴导管原位癌(intraductal papillary with DCIS)的病理类型与非典型乳头状瘤的区别在于具有非典型导管增生或低级别导管原位癌局部区域范围的大小。在临床实践中,病理学上的判定无统一标准,且无证据表明不典型乳头状瘤和伴导管原位癌两者间的临床处理和预后有差别。临床多采用乳腺局部切除,其随后发生乳腺癌的风险各项报道不一,介于4~7.5倍之间。

病例 58:女,39 岁,无乳腺癌家族史。(图 4-5-1)

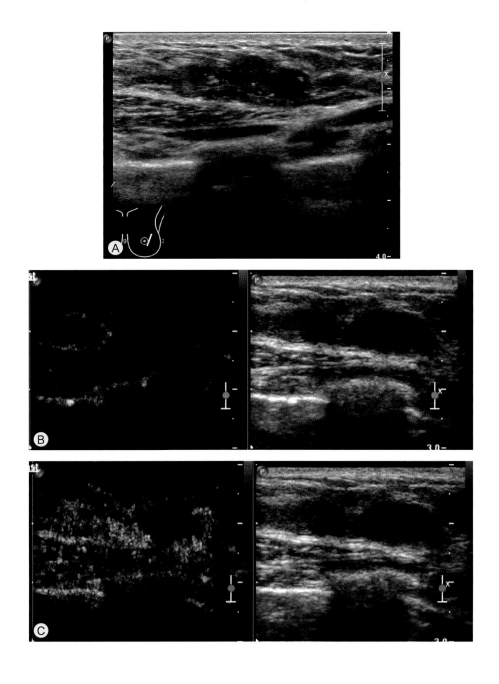

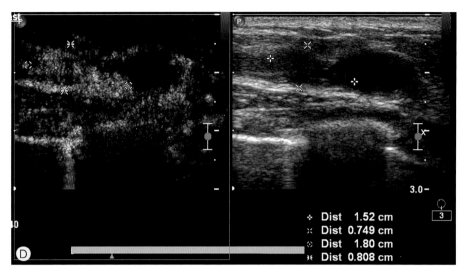

图 4-5-1　导管原位癌伴导管内乳头状瘤及硬化性腺病

A. 左乳外侧象限低回声结节,大小约 28.4mm×24.5mm×8.3mm,不规则形,边缘不光整,沿皮肤平行生长,后方无声衰减,其内有钙化,无周围腺体纠集征,BI-RADS 4A 类;B、C. CEUS 主要表现及再分类:结节于 15 秒开始增强,呈弥漫性增强,符合 C 模型(呈快进高增强,有蟹足征),CEUS-BI-RADS 5 类;D. CEUS:不符合 B 模型是因为病灶内无增强区普通灰阶超声就能判定为液性暗区,而增强缺损区的有无只针对实性回声区进行判读,该病例经测量后可判读为高增强范围有扩大,但其主要表现是蟹足征的存在

二、导管内乳头状癌

导管内乳头状癌(intraductal papillary carcinoma)是一种类型较为特殊的呈乳头状结构生长的导管原位癌,高发群体为年龄 >50 岁女性,约占所有乳腺癌的 2%。乳腺中央区大导管部位较为多发,可有乳头溢血表现。其影像表现类似 DCIS,可表现为微钙化、结节影或导管扩张,对于较大肿块,查体可触及肿块或乳头溢液。病理上与乳头状瘤伴 DCIS 相比,其内没有良性乳头状瘤成分,乳头状结构中肌上皮细胞缺失是其重要特征。大多数导管内乳头状癌由影像学检出,大体检查上一般不会有显著异常。可分为单发中央型或多发外周型。微导管内乳头状癌常为多发性,累及多个导管系统。

病例 59:女,68 岁,有肝癌家族史。(图 4-5-2)

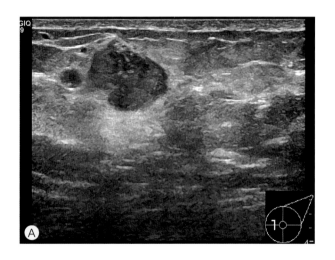

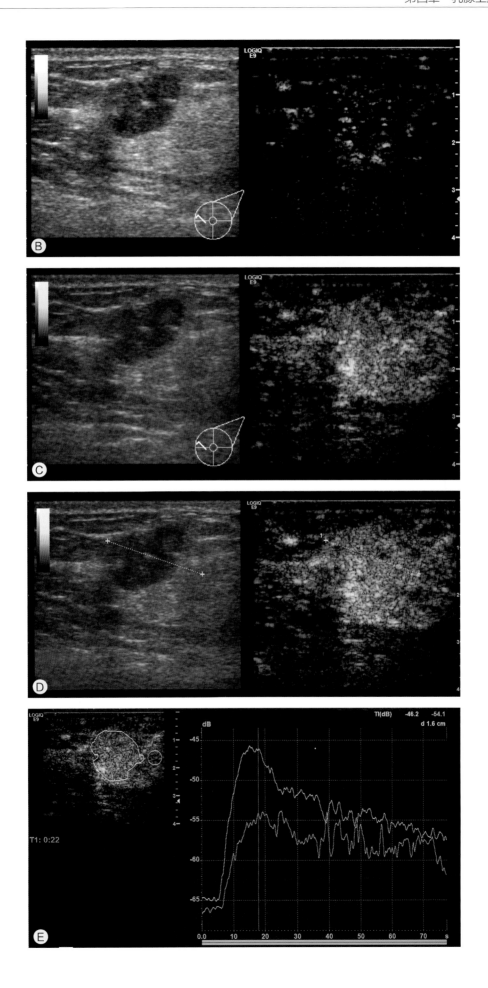

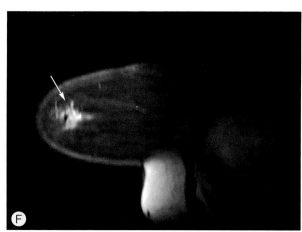

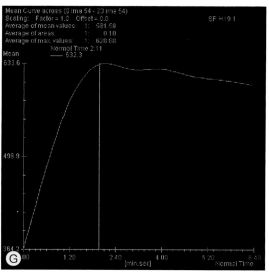

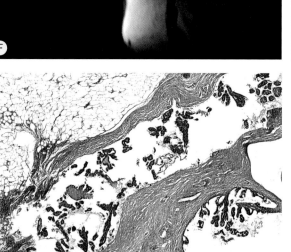

图 4-5-2 导管原位癌伴导管内乳头状癌

A. 左乳内上象限低弱回声结节,大小约 19mm×15mm×12mm,类椭圆形,边缘光整,沿皮肤平行生长,其内无钙化,后方轻度声增强,无周围腺体纠集征及导管扩张,BI-RADS 4A 类;B、C. CEUS 主要表现及再分类:结节于 11 秒开始增强,呈弥漫性增强,符合 A 模型(呈快进高增强,增强后病灶范围扩大),CEUS-BI-RADS 5 类,增强均匀,增强后形态、边缘与二维比较发生明显改变,形态不规则,边缘不光整,无滋养血管征、蟹足征及增强缺损区;D. CEUS:经测量高增强范围及二维病灶范围比较,有扩大;E. CEUS 定量分析:病灶早于周围腺体开始增强,增强强度高于周围腺体,上升斜率陡峭;F、G. 乳腺 MRI;H. 病理

三、包膜内乳头状癌伴浸润

包膜内乳头状癌伴浸润(encapsulated papillary carcinoma with invasion,EPC)指界限清楚且局限于一囊腔内,组织学呈乳头状瘤样结构的恶性上皮性增生,并伴有浸润性的特征,临床罕见。多见于绝经后女性,发病年龄 56~92 岁,占所有乳腺恶性肿瘤的 0.5%~1.0%。临床表现为可触及的乳腺肿块,伴或不伴乳头溢液(清亮或血性)。肿块大多位于乳晕下或近乳晕区,可由查体、乳腺超声或乳腺 X 线检出,表现为类圆形肿块,边界较清楚,质较硬,活动度一般。确诊依赖空芯针穿刺活检。其大体标本具有独特的外观,表现为一个位于囊腔内的、质脆、有圆形突起的肿瘤。囊内聚集的液体使囊腔扩张,肿瘤通常具有一个宽的基底部,有时囊内可有血块。EPC 具有惰性肿瘤的生物学特征,为一早期浸润性癌,很少累及淋巴结,预后良好,局部切除后很少转移和复发。

四、实性乳头状癌

实性乳头状癌(solid papillary carcinoma,SPC)是乳头状癌的独特类型,以致密排列、膨胀性实性结节状生长、富于细胞为特征,结节内纤维血管轴纤细,可不明显,低倍镜下表现为实体性结构,可见经典的浸润性增生,常有黏液和/或神经内分泌特征。分为原位型和浸润型。SPC 临床少见,在所有乳腺癌中所占百分率 <1%,大多见于绝经后中老年女性,平均发病年龄为 64.7~67 岁。乳腺 X 线异常或触及包块,大

多数位于乳腺中央区(乳头、乳晕旁 2cm 以内),约 25% 的患者伴有乳头溢液。超声检查中 90% 的恶性乳头状病变为实性、边界清楚的低回声不均质团块,部分患者表现为导管内乳头状肿瘤伴导管扩张或积液。完全切除后预后良好。

　　病例 60:女,62 岁,无乳腺癌家族史。(图 4-5-3)

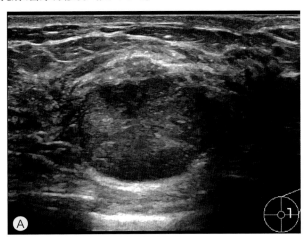

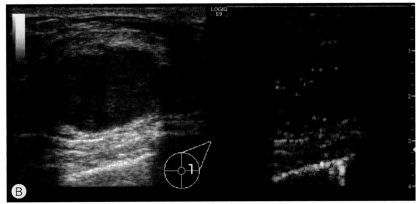

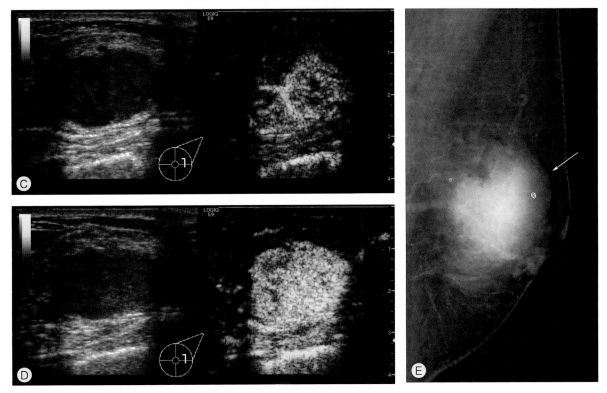

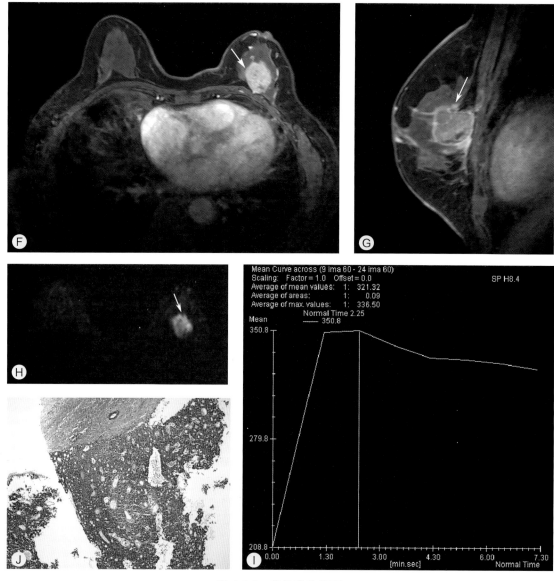

图 4-5-3　实性乳头状癌

A.乳腺低回声结节,整体呈椭圆形,局部不规则形,大部分边缘光整,局部不光整,沿皮肤平行生长,后方声增强,其内无钙化,无周围腺体纠集征及导管扩张,BI-RADS 4A 类;B、C. CEUS 主要表现及再分类:结节于11 秒开始增强,呈中心向周围弥漫性增强,符合 C 模型(呈快进高增强,有滋养血管征),CEUS-BI-RADS 5类;D. CEUS:增强后范围无明显扩大,形态边缘与二维病灶保持一致,无增强缺损区;E. 乳腺 X 线(MLO);F~I.乳腺 MRI;J. 病理

病例 61：女,65 岁,乳腺癌家族史。(图 4-5-4)

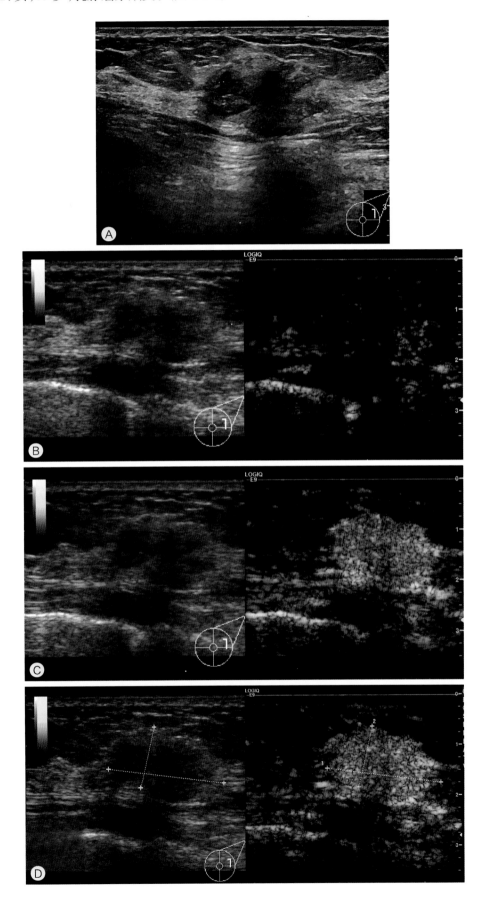

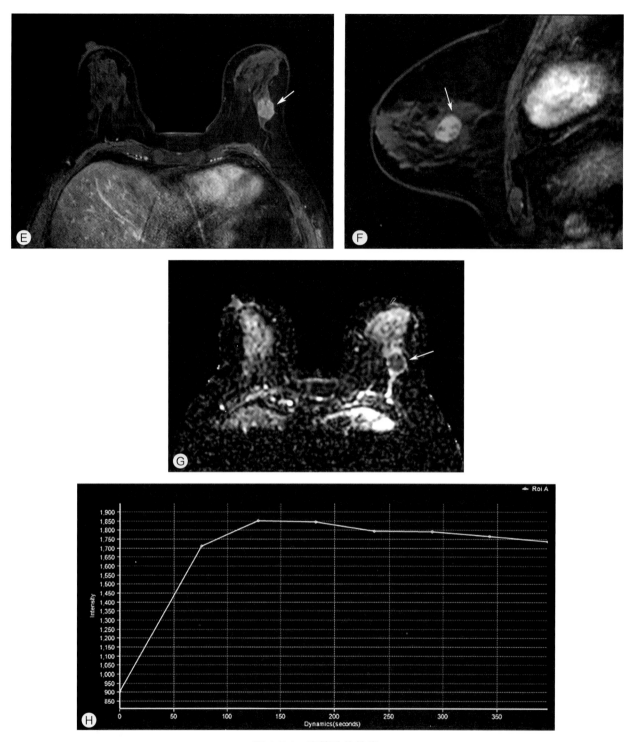

图 4-5-4 实性乳头状癌

A. 左乳外上象限低回声结节,大小约 22mm×19mm×17mm,不规则形,边缘不光整,局部不光整,沿皮肤平行生长,后方轻微声衰减,其内无钙化,无周围腺体纠集征及导管扩张,BI-RADS 4B 类;B、C. CEUS 主要表现及再分类:结节于 11 秒开始增强,呈弥漫性增强,符合 A 模型(呈快进高增强,增强后病灶范围扩大),CEUS-BI-RADS 5 类;D. CEUS:增强后范围从肉眼判断较难准确判断是否有扩大,经同步测量高增强范围并与二维病灶范围比较,病灶向右侧方有轻度扩大,增强均匀,无滋养血管征、蟹足征及增强缺损区,此病例准确诊断的关键是判断高增强范围较二维病灶范围有无扩大,当肉眼判断模棱两可时,借助同步测量法可避免主观偏倚,更客观地给予较准确的判读;E~H. 乳腺 MRI

病例 62：女，50 岁，肝癌家族史。（图 4-5-5）

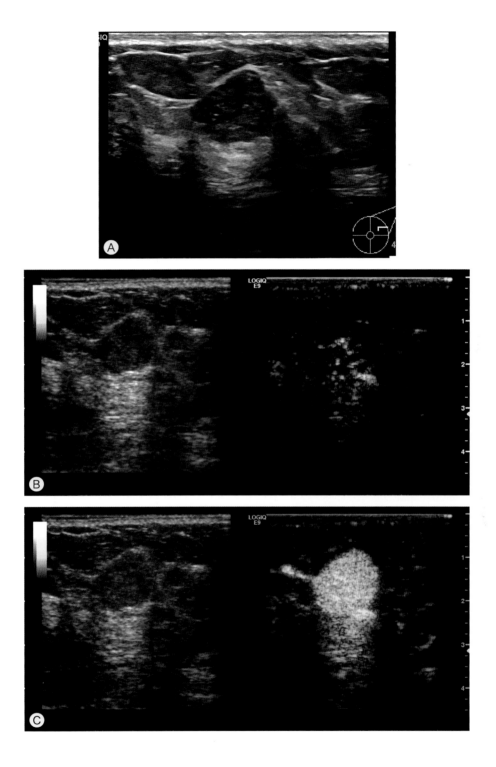

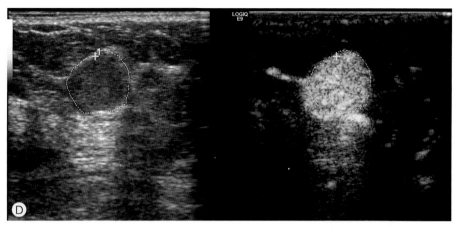

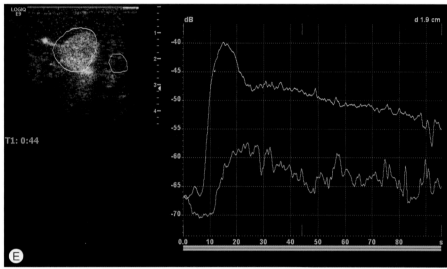

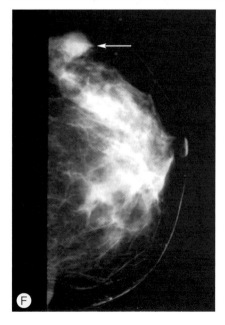

图 4-5-5　实性乳头状癌

A. 左乳外上象限低弱回声结节,大小约 18.3mm×17.1mm×13.0mm,不规则形,边缘欠光整,非皮肤平行生长,其内无钙化,后方轻度声增强,无周围腺体纠集征及导管扩张,BI-RADS 4B 类;B、C. CEUS 主要表现及再分类:结节于 8 秒开始增强,呈弥漫性增强,符合 A/C 模型(呈快进高增强,增强后病灶范围扩大,有滋养血管征),CEUS-BI-RADS 5 类;D. CEUS:结节增强均匀,增强后形态规则、边缘光整,应用定量分析软件同步勾勒病灶及高增强区,高增强区扩大,动态扫查过程中可探及病灶右下角明亮血管有分支进入病灶内;E. CEUS 定量分析:病灶早于周围腺体开始增强,增强强度高于周围腺体,达峰时间更早,上升斜率陡峭;F. 乳腺 X 线(CC)

Atlas of Contrast Enhanced
Ultrasound of Breast

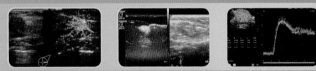

第五章　其他恶性肿瘤

第一节 间叶肿瘤

一、乳房肉瘤

乳房肉瘤是起源于乳房内结缔组织,具有多种不同组织学表现的罕见非上皮恶性肿瘤。它们可以是新发的(原发性),也可发生于放疗(radiation therapy,RT)后,或者发生在治疗另一种恶性肿瘤后手臂或乳腺淋巴水肿的情况下(治疗相关性、继发性)。尽管乳房肉瘤的临床特征在某些方面与乳腺癌类似,但两者的治疗和预后却有显著差异。乳房肉瘤罕见,在全部乳腺恶性肿瘤中占比不到1%,在全部软组织肉瘤中占比<5%。乳房肉瘤患者就诊的平均年龄为45~50岁(范围是17~89岁)。绝大多数原发性乳房肉瘤发生于女性。根据肿瘤最近似的正常组织来源,分为脂肪肉瘤、血管肉瘤、平滑肌肉瘤、横纹肌肉瘤等。

乳房肉瘤最常表现为单侧乳房内边界清楚、较大、无痛、质硬的肿块,双侧肿瘤罕见。它们通常比上皮性乳腺癌更大(中位大小为5~6cm),且常以迅速增大为特征。除脉管肉瘤外,乳房肉瘤极少累及乳房皮肤及乳头乳晕复合体,可出现皮肤增厚、红斑,或者皮肤变色呈淡蓝色。这些表现有时被误认为是蜂窝织炎或血肿。

根据体格检查或影像学检查,可怀疑为乳房肉瘤。然而,这些发现可能与原发性乳腺癌或良性病变的表现相似,缺乏特异性,空芯针穿刺活检通常作为确诊乳房肉瘤的首选操作。原发性乳房肉瘤的鉴别诊断包括其他的原发性乳房肿瘤,如炎性乳腺癌、复发性导管腺癌、乳房分叶状肿瘤、乳腺淋巴瘤、从其他原发部位转移至乳腺的转移癌,以及其他良性乳房病变(如硬化性腺病或纤维腺瘤)。尤其是化生性癌与低级别肉瘤在病理上的鉴别诊断也十分困难,常需应用多种免疫组化指标进行综合判读。皮肤颜色改变的脉管肉瘤可能被误诊为蜂窝织炎或乳房血肿。

二、血管肉瘤

病例1:女,57岁,无乳腺癌家族史。(图5-1-1)

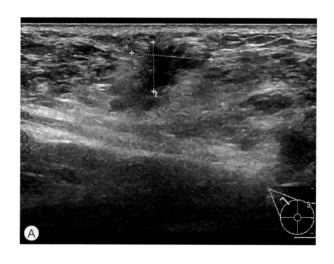

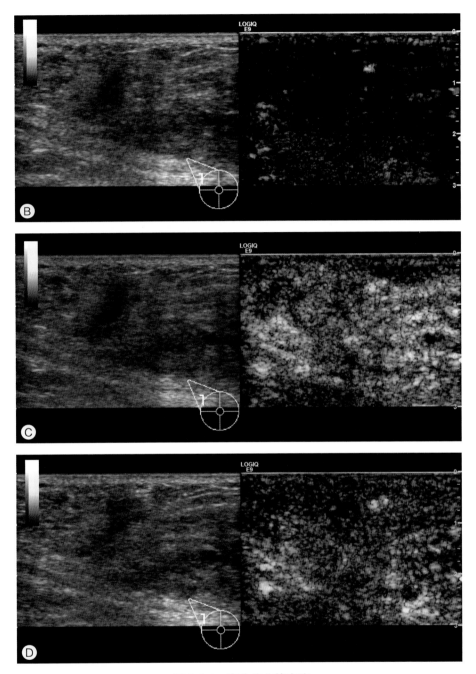

图 5-1-1 高分化血管肉瘤

A. 右乳外上象限低回声结节,大小约 14mm×7mm×7mm,不规则形,边缘不光整,沿皮肤平行生长,后方无声衰减,其内无钙化,无周围腺体纠集征,BI-RADS 4B 类;B. CEUS:结节于 12 秒开始增强,呈弥漫性增强;C. CEUS 主要表现及再分类:符合 E 模型(呈同进等增强,与周围腺体融为一体,难以分辨边缘形态,无滋养血管征及增强缺损区),CEUS-BI-RADS 3 类;D. CEUS:与周围腺体同步消退

三、恶性外胚层间叶肿瘤

病例 2：女，18 岁，无乳腺癌家族史。（图 5-1-2）

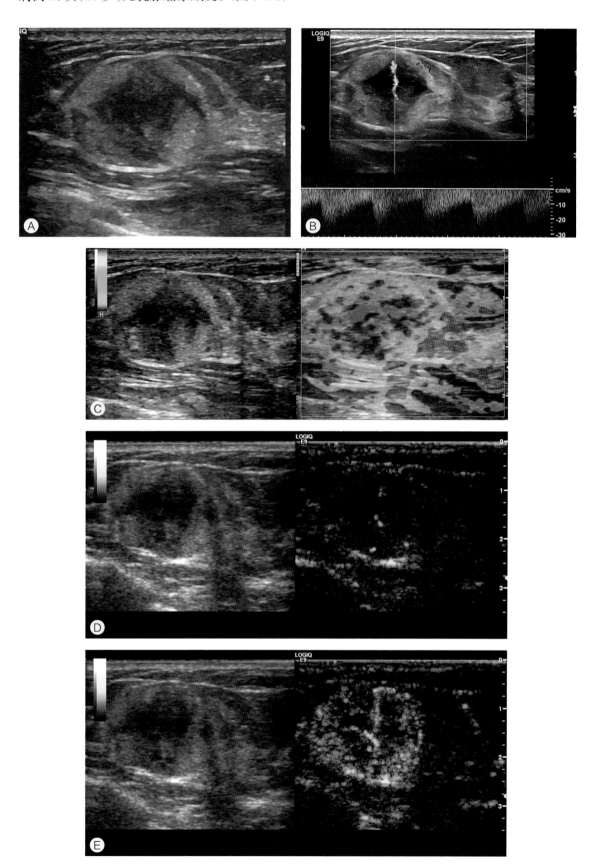

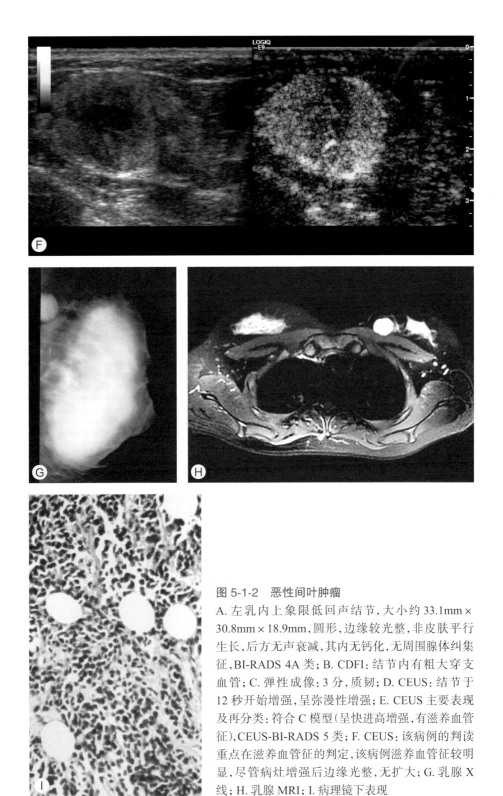

图 5-1-2　恶性间叶肿瘤

A. 左乳内上象限低回声结节,大小约 33.1mm×
30.8mm×18.9mm,圆形,边缘较光整,非皮肤平行
生长,后方无声衰减,其内无钙化,无周围腺体纠集
征,BI-RADS 4A 类; B. CDFI: 结节内有粗大穿支
血管; C. 弹性成像: 3 分,质韧; D. CEUS: 结节于
12 秒开始增强,呈弥漫性增强; E. CEUS 主要表现
及再分类: 符合 C 模型(呈快进高增强,有滋养血管
征),CEUS-BI-RADS 5 类; F. CEUS: 该病例的判读
重点在滋养血管征的判定,该病例滋养血管征较明
显,尽管病灶增强后边缘光整,无扩大; G. 乳腺 X
线; H. 乳腺 MRI; I. 病理镜下表现

第二节　纤维上皮性肿瘤

叶状肿瘤

叶状肿瘤（phyllodes tumor，PT）是一种较少见的乳腺纤维上皮性肿瘤（fibroepithelial tumors），生物学行为多样。依据组织学上的间质细胞异型性程度、核分裂活动、肿瘤边缘呈浸润性还是边界清楚、有无间质过度生长（即只有单纯的间质而无上皮）分为良性、交界性和恶性 3 个级别，其中良性较多见。一般认为，PT 来源于小叶内或导管周围间质，亦可由纤维腺瘤发展而来。在所有乳腺肿瘤中，PT 的占比不到 1%。绝大多数患者为女性，中位发病年龄为 42~45 岁，较高级别肿瘤更常见于较年长患者。大多 PT 表现为光滑且边界清晰的坚实肿块，常单侧单发，圆形、分叶状或不规则形，肿块可活动且无痛。肿瘤大小不一，范围为 1~41cm（平均 4~7cm）。大肿瘤上方的皮肤可能光泽且紧绷变薄。乳头内陷、溃疡、胸壁固定和双侧病灶罕见。大约 20% 的分叶状肿瘤为不可触及的肿块，由乳腺 X 线或超声筛查发现，通常表现为光滑的多小分叶状肿块，类似纤维腺瘤，但肿瘤较大（>3cm）和迅速生长时应考虑叶状肿瘤。确诊需穿刺活检或手术切除活检。尽管高达 20% 的患者在查体时可触及腋窝淋巴结肿大，但这多为反应性淋巴结肿大，即使恶性分叶状肿瘤也很少发生淋巴结转移。超过 50% 的分叶状肿瘤归为良性，约 25% 的分叶状肿瘤归为恶性。影像学检查通常难以鉴别。侵袭性最低的 PT 具有类似良性纤维腺瘤的生物学行为，但未达到较宽切缘时有局部复发倾向。侵袭性最高的 PT 可发生远处转移，有时会在组织学上退变为无上皮成分的肉瘤病变。良性、交界性和恶性 PT 的复发率分别为 17%、25% 和 27%，转移率分别为 0、4% 和 22%。良性和交界性分叶状肿瘤多可通过手术治愈。恶性分叶状肿瘤患者的 5 年生存率为 60%~80%。

病例 3：女，51 岁，无乳腺癌家族史。（图 5-2-1）

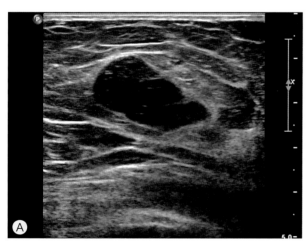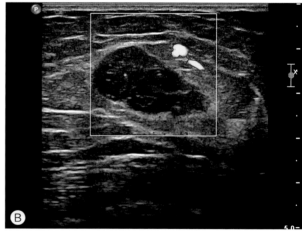

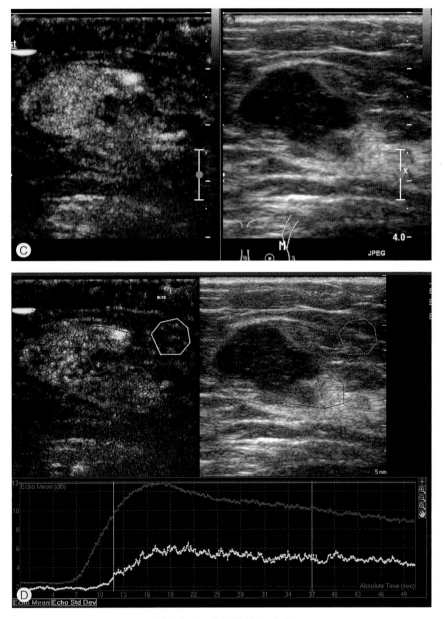

图 5-2-1　交界性叶状肿瘤

A. 左乳外上象限低回声结节,大小约 27mm×17mm,呈类椭圆形,边缘光整,沿皮肤平行生长,其内无钙化,后方声衰减,无周围腺体纠集征,BI-RADS 3 类;B. CDFI:结节内有点状血流信号;C. CEUS 主要表现及再分类:符合 AB 模型(呈快进高增强,增强后病灶范围扩大,有增强缺损区),BI-RADS 5 类;D. CEUS:该病例诊断的关键点是增强范围及增强缺损区的判读,增强后高增强范围与二维病灶相比,形态不规则,边缘不光整,通过定量分析软件同步勾勒高增强范围,较二维病灶扩大,其内有增强缺损区

病例 4：女，51 岁，无乳腺癌家族史。(图 5-2-2)

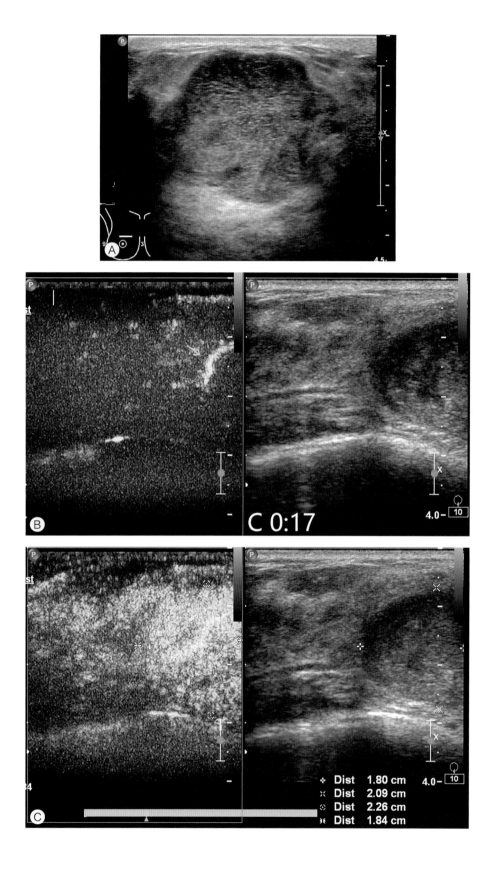

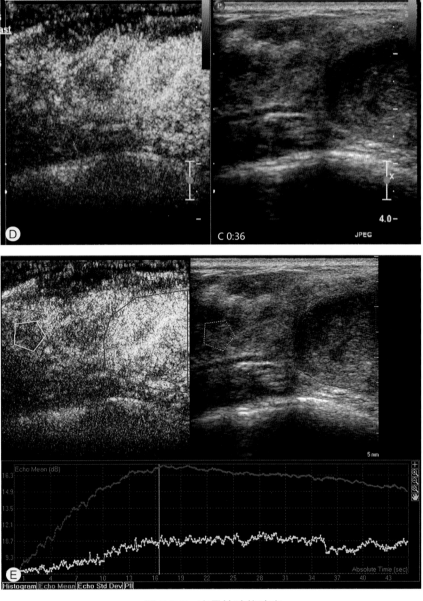

图 5-2-2 交界性叶状肿瘤

A. 右乳上象限低回声结节,大小约 40.4mm × 33.4mm × 25.3mm,呈不规则形,边缘不光整,沿皮肤平行生长,其内无钙化,后方轻度声增强,无周围腺体纠集征,BI-RADS 4B 类;B. CEUS:结节于 17 秒开始增强,呈弥漫性增强,有一支首先增强的滋养血管征,该病灶由于较大,在浅表探头下不能完整显示病灶,也不能留有足够周围腺体作比较,故选择病灶一部分占据图像 1/2,另 1/2 留有足够腺体作对比为一种解决方法,但造影过程中在保证探头稳定不动的基本时间要求下要注意动态扫查整个病灶以达到全面了解;C. CEUS 主要表现及再分类:符合 C 模型(呈快进高增强,有滋养血管征),BI-RADS 5 类;D. CEUS:该病例诊断关键点是滋养血管征的判读,尽管增强后高增强范围与二维病灶经测量比较无明显扩大,且增强均匀,与 D 模型类似,但因为滋养血管征的出现,是否有扩大不再是鉴别良恶性的要点;E. CEUS 定量分析:通过定量分析软件同步勾勒高增强范围,与二维病灶相比无明显扩大,病灶区早于周围腺体增强,增强强度高于周围腺体,上升斜率不及浸润性癌陡峭,但仍然大于周围腺体

病例 5：女，43 岁，无乳腺癌家族史。（图 5-2-3）

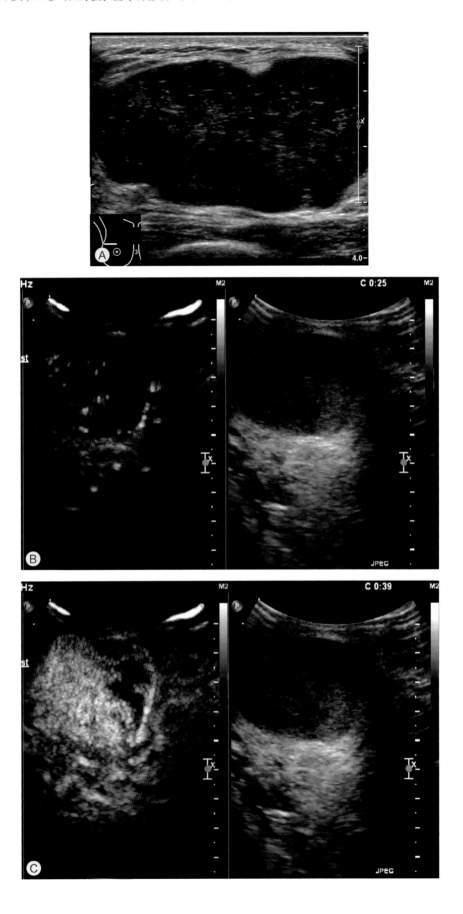

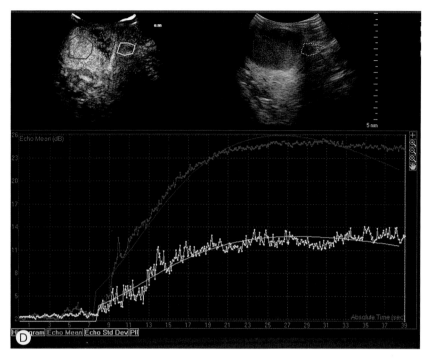

图 5-2-3　交界性叶状肿瘤

A. 右乳外上象限低回声结节,大小约 55.4mm×48.9mm×28.9mm,椭圆形,边缘光整,沿皮肤平行生长,其内无钙化,后方声衰减,无周围腺体纠集征,BI-RADS 4A 类;B. CEUS:结节于 25 秒开始增强,呈弥漫性增强,该病灶由于较大,如用浅表探头进行造影,不仅不能完全显示病灶本身,也不能留有足够周围正常腺体作比较,选择腹部突阵探头行 CEUS 可以有效解决该问题;C. CEUS 主要表现及再分类:符合 B 模型(呈快进高增强,有增强缺损区,增强后病灶范围不扩大),BI-RADS 5 类;D. CEUS 定量分析:病灶早于周围腺体开始增强,增强强度高于周围腺体

病例 6:女,54 岁,无乳腺癌家族史。(图 5-2-4)

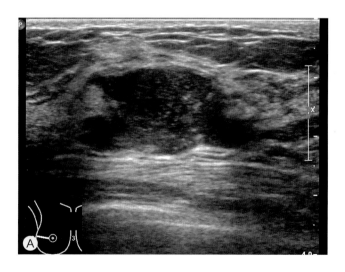

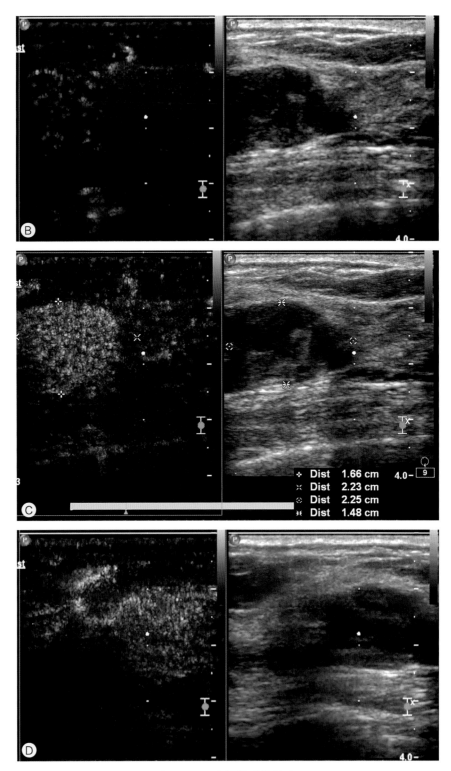

图 5-2-4 交界性叶状肿瘤

A. 右乳外侧象限低回声结节,大小约 30.0mm×24.2mm×15.5mm,不规则形,边缘不光整,沿皮肤平行生长,后方无声衰减,其内无钙化,无周围腺体纠集征,BI-RADS 4B 类;B. CEUS:结节于 13 秒开始增强,呈弥漫性增强,该病灶由于较大,在浅表探头下不能完整显示病灶,也不能留有足够周围腺体作比较,故选择病灶一部分占据图像 1/2,另 1/2 留有足够腺体作对比为一种解决方法,但造影过程中在保证探头稳定不动的基本时间要求下要注意动态扫查整个病灶以达到全面了解;C. CEUS 主要表现及再分类:符合 C 模型(呈快进高增强,有滋养血管征),BI-RADS 5 类;D. CEUS:该病例判读的重点在动态扫查过程中滋养血管征的判定,尽管高增强范围与二维病灶相比并无扩大,增强后病灶边缘光整,形态规则,但在动态扫查中探及一滋养血管进入病灶内,已满足 C 模型要求,而不再考虑其增强范围变化、形态和边缘情况,此病例展示了动态全面扫查病灶和判读明亮血管走行的重要性,不然易与 D 模型相混淆,造成误诊

病例 7：女，39 岁，右侧乳腺无痛性包块 1 年。（图 5-2-5）

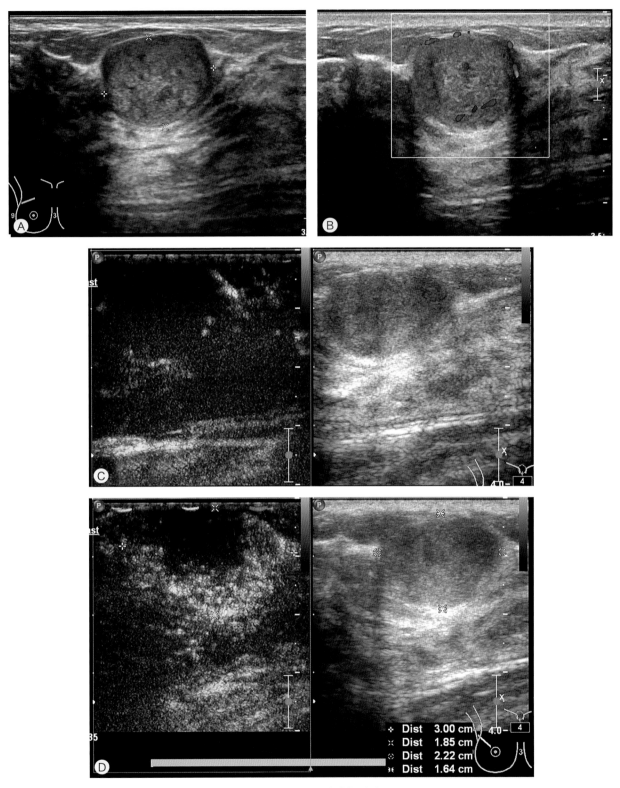

图 5-2-5 交界性叶状肿瘤

A. 右乳外上象限低回声结节，大小约 18.4mm×14.7mm 椭圆形，边缘光整，沿皮肤平行生长，其内无钙化，后方轻度声增强，无周围腺体纠集征，BI-RADS 3 类；B. CDFI：结节周缘及其内短棒状血流信号；C. CEUS：结节于 9 秒开始增强，呈环状向心性增强；D. CEUS 主要表现及再分类：符合 AB 模型（呈快进高增强，增强后病灶范围扩大，有增强缺损区），CEUS-BI-RADS 5 类

病例 8：女，60 岁，无乳腺癌家族史。（图 5-2-6）

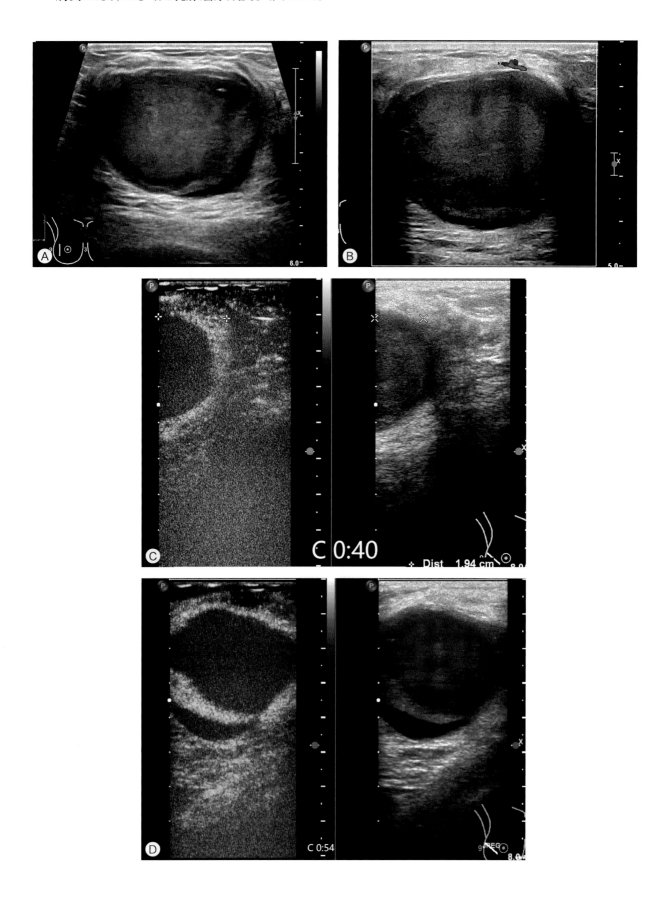

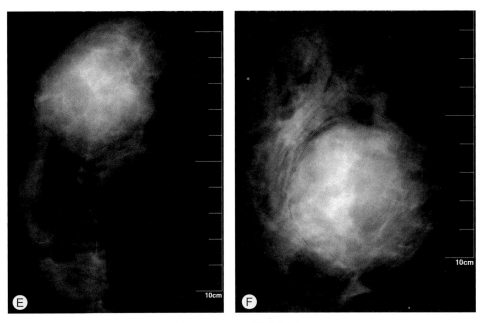

图 5-2-6　交界性叶状肿瘤

A. 右乳外侧象限低回声结节,大小约 45.9mm×34.3mm,椭圆形,边缘光整,沿皮肤平行生长,其内无钙化,后方声增强,无周围腺体纠集征,BI-RADS 4A 类;B. CDFI:结节周缘短棒状血流信号;C. CEUS 主要表现及再分类:符合 AB 模型(呈快进高增强,增强后病灶范围扩大,有增强缺损区),CEUS-BI-RADS 5 类;D. CEUS:经测量高增强范围与二维病灶范围相比,有扩大;E、F. 乳腺 X 线(MLO/CC):双乳散在片絮影、结节影及团块影,以右乳中央者较大,直径约 5.5cm,边界部分可辨,考虑 BI-RADS 3 类,需结合超声

第三节　乳头肿瘤

乳头 Paget 病

乳头 Paget 病(Paget disease of the nipple,PDB)的临床特征为累及乳头 - 乳晕复合体(nipple-areolar complex,NAC)的持续性鳞屑性、湿疹样或溃疡性病变。其病理学标志和鉴别特征是乳头表皮内存在恶性上皮内腺癌细胞(Paget 细胞)。PDB 少见,在美国每年新诊断出的女性乳腺癌病例中仅占 1%~3%。PDB 作为乳腺癌表现的发生率低于可触及的肿块或乳腺 X 线钼靶摄影异常,但在慢性持续性乳头异常的鉴别诊断中十分重要。

PDB 的特征性表现为鳞屑性、炎性、囊泡样或溃疡性病变,始于乳头,之后蔓延至乳晕,偶尔还会有血性分泌物。PDB 通常为单侧受累,但也有患者双侧受累。乳头回缩也很罕见,但可能在较晚期出现。

PDB 常伴有疼痛、烧灼感和 / 或瘙痒,这些表现的出现时间可能早于明显的临床病变。因此,患者无明显病变但持续存在上述症状时应密切随访。尽管这些表现都出现在浅表部位,但在患者得到组织学诊断之前,上述症状与体征的中位持续时间为 6~8 个月。

疑似 PDB 患者的诊断性检查应侧重于明确诊断和识别深部乳腺癌。因为其发生几乎总是提示可能存在乳腺癌,高达 95% 与乳腺癌伴发,且病理类型几乎全为导管癌(原位癌或浸润性癌)。50% 的 PDB 患者有可触及的乳房肿块;肿块通常距离 NAC 2cm 以上。

20% 的患者有乳腺 X 线钼靶异常,但没有可触及的肿块。12%~15% 的患者没有可触及的肿块、乳腺 X 线钼靶异常或乳腺实质癌变。25% 的患者既无深部肿块也无乳腺 X 线钼靶异常,但有隐匿的导管原位癌(ductal carcinoma in situ,DCIS)。乳腺 X 线及超声检查用于识别钙化及相关肿块,并指导空芯针穿刺活检。乳头刮片细胞学检查可准确诊断 PDB,但一般通过乳头钻孔活检或全层楔形活检确诊。当不能确定乳头或乳晕下方是否有癌时,PDB 需与黑色素瘤和原位鳞状细胞癌(鲍温病)鉴别,尽管这两类病变在乳腺罕见。

PDB 的预后取决于有无深部侵袭性导管癌或腋淋巴结转移,一般来说,在伴和不伴可触及肿块的 PDB 女性中,5 年生存率分别为 20%~60% 和 75%~100%。

病例 9:女,48 岁,宫颈鳞癌家族史;因乳头水疱多次破溃并愈合,局部皮肤发红范围逐渐增大,溃疡反复 2 个月就诊。(图 5-3-1)

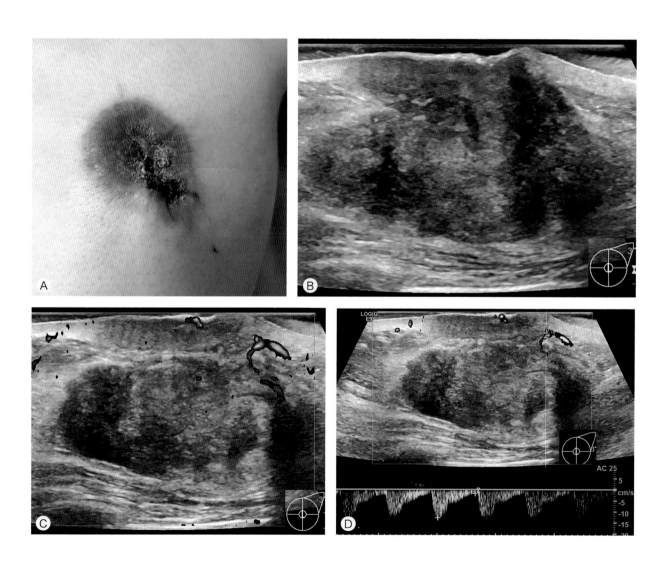

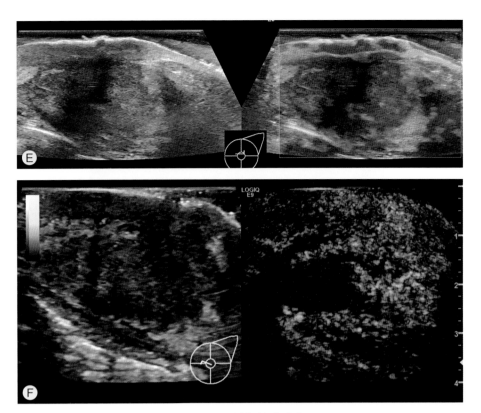

图 5-3-1 浸润性乳腺癌

A. 体征；B. 左乳头后方低弱回声结节，大小约 52.3mm×26.5mm×47.4mm，侵及乳头及皮肤，BI-RADS 5 类；C、D. CDFI：结节周边探及较粗大血流信号，阻力指数增高，RI 0.89；E. 弹性成像：5 分，质硬；F. CEUS 主要表现及再分类：符合 B/C 模型（呈快进高增强，增强后有增强缺损区，有滋养血管征），BI-RADS 5 类，病灶侵及皮肤，呈高增强表现

第四节　恶性淋巴瘤

乳腺恶性淋巴瘤（malignant lymphoma）是一种少见的结外淋巴瘤，可为原发性或继发性，其发生率仅占所有乳腺恶性肿瘤的 0.04%~0.07%，通常是年龄较大女性中的无痛性单侧乳房肿块。其中绝大多数为非霍奇金淋巴瘤，B 细胞谱系最为常见。术前较难诊断，影像学表现缺乏特异性，易被误诊为乳腺癌或其他类型肿瘤，确诊依赖空芯针穿刺活检。

弥漫性大 B 细胞淋巴瘤

弥漫性大 B 细胞淋巴瘤（diffuse large B cell lymphoma）由弥漫增生的大 B 淋巴样细胞构成，瘤细胞核等于或略大于正常巨噬细胞核，或为正常淋巴细胞核的两倍多。好发于老年人，表现为乳腺内快速增大的肿物，大部分患者无明显症状。镜下，乳腺组织结构被破坏，由弥漫增生的大淋巴样细胞取代。多种药物联合化疗可能治愈。

病例 10：女，46 岁，无乳腺癌家族史。（图 5-4-1）

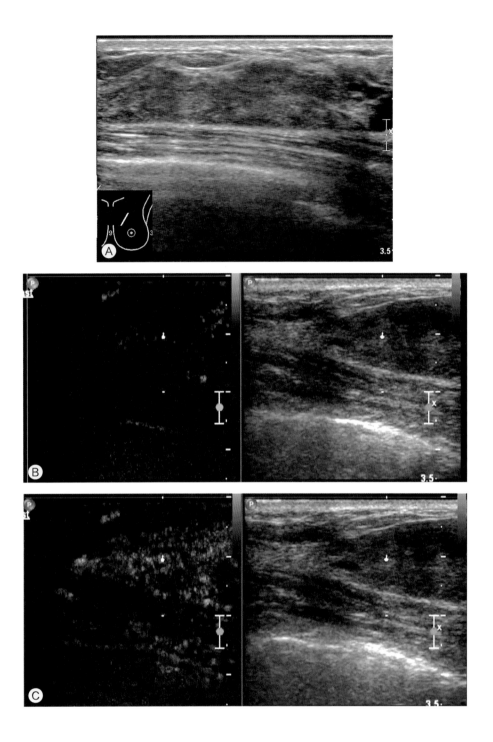

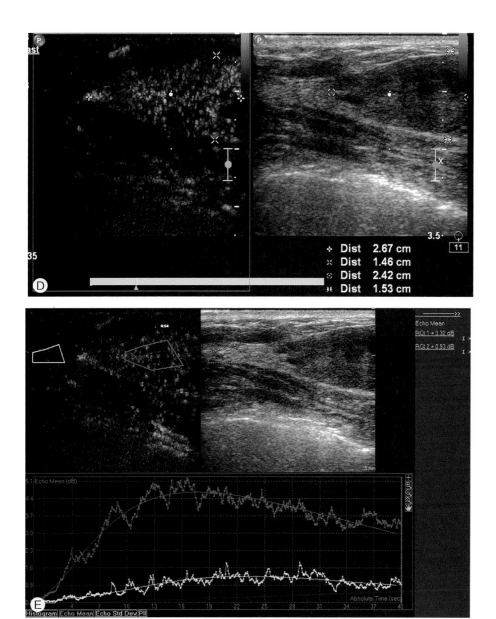

图 5-4-1　乳腺弥漫大 B 细胞淋巴瘤

A. 左乳内上象限局部腺体增厚,回声减低,无确切占位,大小约 49.3mm×48.2mm× 12.4mm,BI-RADS 4A 类;B. CEUS:结节于 15 秒开始增强,呈弥漫性增强,该病灶由于 较大,在浅表探头下不能完整显示病灶,也不能留有足够周围腺体作比较,故选择病灶一 部分占据图像 1/2,另 1/2 留有足够腺体作对比为一种解决方法,但造影过程中在保证探 头稳定不动的基本时间要求下要注意动态扫查整个病灶以达到全面了解;C. CEUS 主 要表现及再分类:符合 A 模型(呈快进高增强,增强后病灶范围扩大),BI-RADS 5 类; D. CEUS:该病灶诊断的关键在于高增强范围的判读,肉眼观似乎无明显扩大,高增强范 围局限于普通灰阶超声病灶范围内,且形态边缘与二维保持一致,但将高增强范围与二维 病灶范围相比较,高增强范围向左侧有轻度扩大,另外,对于腺体增厚回声改变的非占位 性病灶,超声造影良恶性预测模型的判读要更为谨慎,与同象限、对侧乳腺同象限或同侧 乳腺其他象限相对正常腺体比较增强强度似乎更为重要和有价值;E. CEUS 定量分析:病 灶区与周围正常腺体相比较,呈快进高增强,上升斜率更陡峭

第五节 乳腺转移性肿瘤

乳腺转移性肿瘤（metastatic tumours）临床少见，占乳腺恶性肿瘤的 1.7%~6.6%，最常见的原发病灶是恶性黑色素瘤、小细胞肺癌及恶性淋巴瘤。病灶通常位于乳腺外上象限，生长迅速，单发或多发，质地软，乳头回缩较少，与皮肤粘连、累及双侧乳腺少见。影像表现多样，缺乏特异性，可表现为边界清楚的结节，类似良性肿瘤；也可表现为皮肤广泛增厚，腺体致密、模糊，伴或不伴结构紊乱。结合患者既往病史，应考虑到转移性肿瘤的可能，确诊需依赖空芯针穿刺活检。

一、淋巴瘤转移

病例 11：女，49 岁，无乳腺癌家族史。（图 5-5-1）

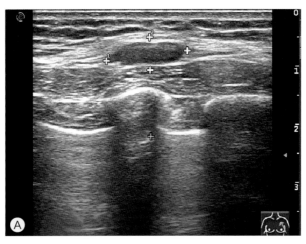

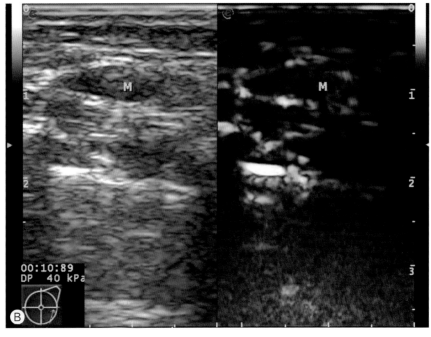

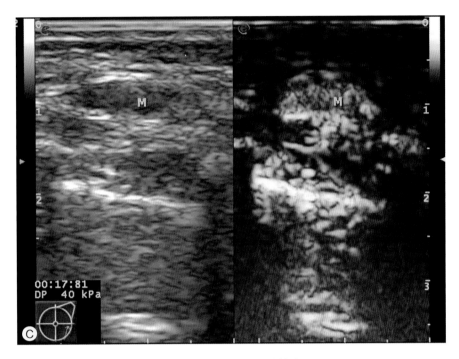

图 5-5-1 淋巴瘤乳腺转移

A. 左乳外下象限低弱回声结节,大小约 15.9mm×5.6mm,椭圆形,边缘光整,沿皮肤平行生长,其内无钙化,后方无声衰减,无周围腺体纠集征及导管扩张,BI-RADS 3类;B. CEUS:结节于 10 秒开始增强,呈弥漫性增强;C. CEUS 主要表现及再分类:符合 D 模型(呈快进高增强,增强后病灶边界形态范围与二维保持一致,无滋养血管征、蟹足征及增强缺损区),BI-RADS 3 类,增强均匀,无滋养血管征、蟹足征及增强缺损区,该病例与高增强的纤维腺瘤 CEUS 表现相似,单纯依靠 CEUS 表现易误诊,结合患者病史、普通灰阶超声、淋巴结扫查及其他新技术可给予准确的分类

病例 12:女,43 岁,无乳腺癌家族史,既往淋巴瘤。(图 5-5-2)

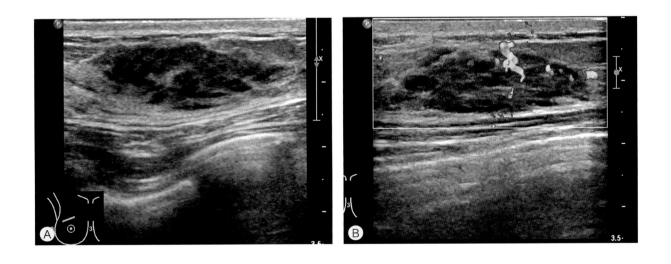

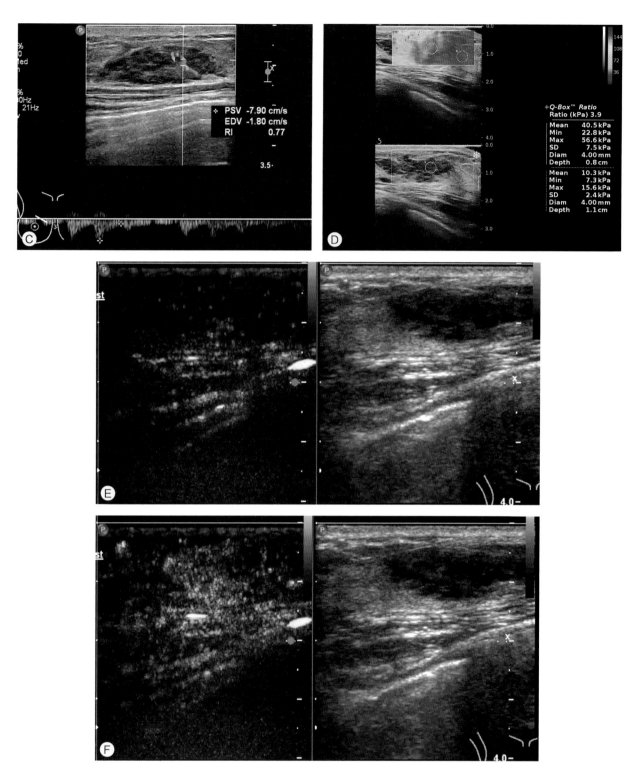

图 5-5-2 乳腺弥漫大 B 细胞淋巴瘤

A. 右乳外上、内上象限多发低弱回声结节，大者约 28.5mm×6mm，呈不规则形，边缘欠光整，沿皮肤平行生长，其内无钙化，后方无声衰减，无周围腺体纠集征及导管扩张，BI-RADS 4A 类；B、C. CDFI/PW：结节内粗大血流信号，阻力指数 0.77；D. 剪切波弹性成像：最大杨氏模量（max）56.6kPa，平均杨氏模量（mean）40.5kPa；E. CEUS：结节于 14 秒开始增强，呈弥漫性增强；F. CEUS 主要表现及再分类：符合 B 模型（呈快进高增强，有增强缺损区，增强后范围无扩大），CEUS-BI-RADS 5类，结合患者病史、普通灰阶超声、淋巴结扫查及其他新技术可给予准确的分类

二、转移性腺癌

病例 13：女，53 岁，无乳腺癌家族史（图 5-5-3）

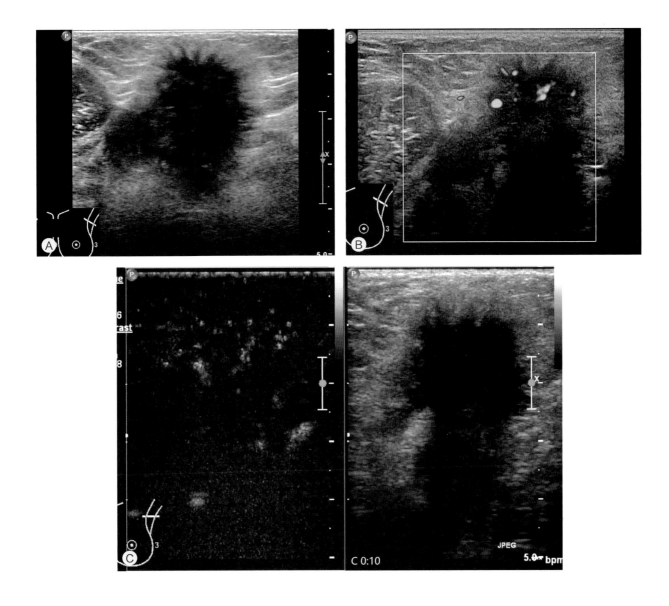

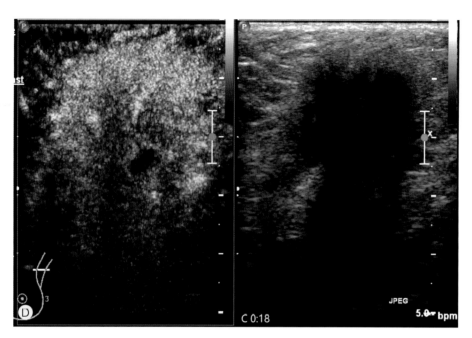

图 5-5-3　乳腺转移性腺癌

A. 左腋窝近乳腺腺体边缘低回声结节,大小约 34mm×28mm,呈不规则形,边缘不光整,非皮肤平行生长,其内无钙化,后方声衰减,周围腺体纠集征,BI-RADS 5 类;B. CDFI:结节内有点棒状血流信号;C. CEUS:结节于 10 秒开始增强,呈弥漫性增强;D. CEUS 主要表现及再分类:符合 ABC 模型(呈快进高增强,增强后病灶范围扩大,有增强缺损区及滋养血管征)BI-RADS 5 类

三、宫颈鳞癌转移

病例 14:女,56 岁,无乳腺癌家族史。(图 5-5-4)

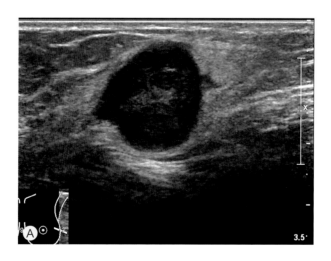

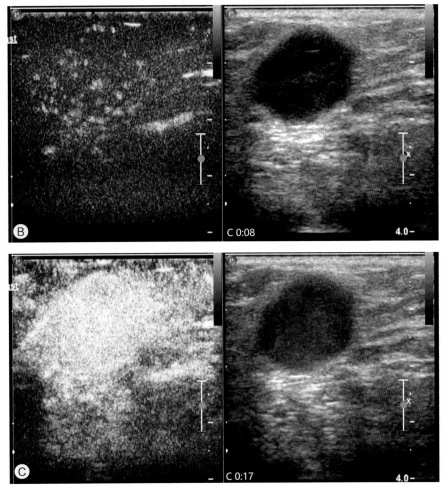

图 5-5-4　宫颈鳞癌转移

A. 左乳外上象限低回声结节,大小约 23.3mm × 22.2mm × 19.0mm,呈不规则形,边缘不光整,非皮肤平行生长,其内无钙化,后方无声衰减,无周围腺体纠集征,BI-RADS 4C 类;B. CEUS:结节于 8 秒开始增强,呈弥漫性增强;C. CEUS 主要表现及再分类:符合 A 模型(呈快进高增强,增强后病灶范围扩大),BI-RADS 5 类

四、肺低分化腺癌转移

病例 15:女,66 岁,无乳腺癌家族史。(图 5-5-5)

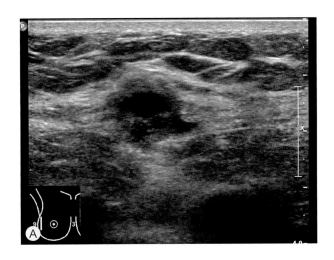

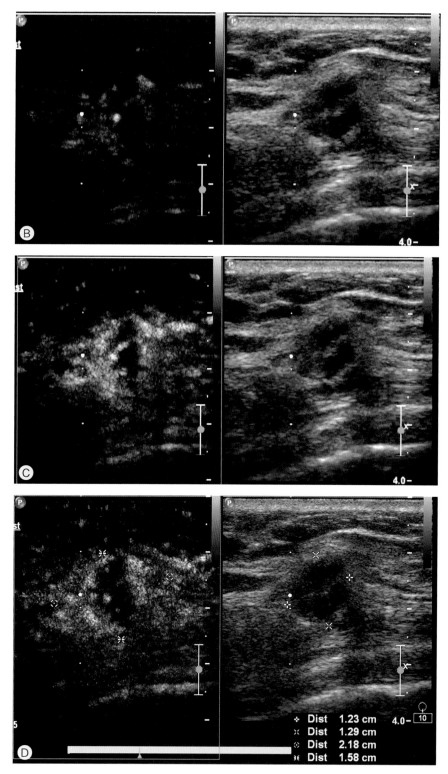

图 5-5-5 肺癌乳腺转移

A. 右乳外侧象限囊实混合性低回声结节,大小约 17.3mm×13.9mm×11.9mm,呈不规则形,边缘不光整,沿皮肤平行生长,其内无钙化,无后方声衰减,无周围腺体略有纠集征,BI-RADS 4A 类;B. CEUS:结节于 14 秒开始增强,呈向心性增强;C. CEUS主要表现及再分类:符合 A 模型(呈快进高增强,增强后病灶范围扩大),BI-RADS 5类;D. CEUS:该病灶不符合 B 模型是因为无增强区为普通灰阶超声所判定的液性暗区区域,同时在造影视频中可看到其内一支搏动性滋养血管征

五、恶性黑色素瘤转移

病例 16：女,46 岁,无乳腺癌家族史。(图 5-5-6)

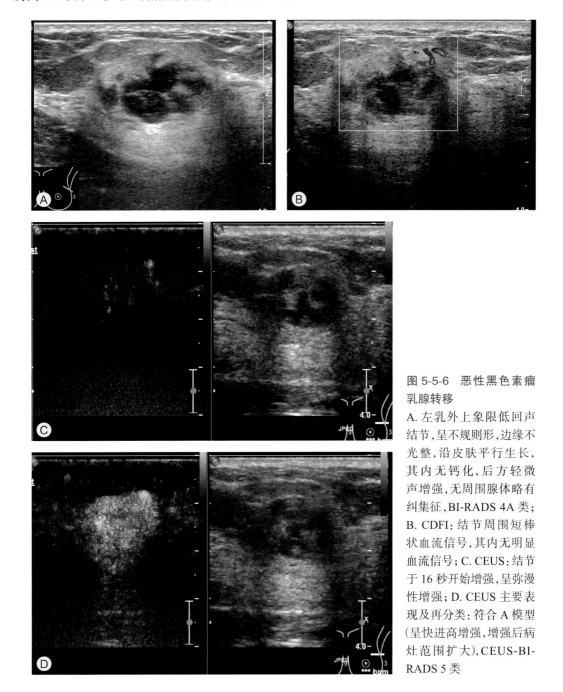

图 5-5-6 恶性黑色素瘤乳腺转移
A. 左乳外上象限低回声结节,呈不规则形,边缘不光整,沿皮肤平行生长,其内无钙化,后方轻微声增强,无周围腺体略有纠集征,BI-RADS 4A 类;B. CDFI:结节周围短棒状血流信号,其内无明显血流信号;C. CEUS:结节于 16 秒开始增强,呈弥漫性增强;D. CEUS 主要表现及再分类:符合 A 模型(呈快进高增强,增强后病灶范围扩大),CEUS-BI-RADS 5 类

第六节 少见乳腺癌

一、男性乳腺浸润性癌

男性乳腺癌很罕见,占所有乳腺癌的 0.5%~1%。与女性一样,男性乳腺癌的发病率也随年龄而增加,

有一级亲属患乳腺癌的家族史也会增加男性患乳腺癌的风险。与女性乳腺癌相比,诊断出的男性乳腺癌通常处于更晚期,最可能的原因是没有认识到男性也可能发生乳腺癌,以及没有进行常规筛查。大多数男性乳腺癌患者一般表现为无痛的质硬结节,常位于乳晕下,40%~50% 的病例乳头受累。左乳癌比右乳癌稍多一些,双侧受累的病例不足 1%。可能还伴有皮肤变化,包括乳头回缩、溃疡或肿块固定于皮肤或下方组织。进展期病例通常可扪及腋窝淋巴结肿大。有 85%~90% 的男性乳腺癌是浸润性导管癌,极少被诊断为小叶性癌。DCIS 在女性乳腺癌中的占比显著高于男性(约 20% vs 7%~11%)。男性 DCIS 趋向于在年龄较大时发生,导管内乳头状 DCIS 更常见,且更常为低级别。罕有男性乳房 Paget 病和炎性乳腺癌的报道。对于表现为可疑乳房肿块的男性,评估方法与女性相似,包括乳腺 X 线、超声和活检。任何可疑的肿块都需要行活检来确诊。男性乳腺癌需与男性乳房发育、假性男性乳房发育、感染、脂肪瘤、假血管瘤样间质增生、颗粒细胞瘤、纤维瘤病和转移性疾病相鉴别。其预后与女性乳腺癌相当。

二、炎性乳腺癌

炎性乳腺癌(inflammatory breast cancer,IBC)是一种罕见的侵袭性乳腺癌,以弥漫性皮肤红斑和水肿(橘皮征)为特征。

IBC 患者通常表现为乳房疼痛,或是自我诊断出生长迅速的乳房肿块。患者还可能诉有乳房压痛、质硬、增大或发痒。几乎所有的 IBC 女性患者在就诊时均有淋巴结受累,大约 1/3 伴有远处转移。因此,一些患者可能诉有淋巴结肿大或局部疼痛和转移性病变的相关症状(取决于转移的部位和范围)。与其他类型的乳腺癌相比,IBC 由于会更早发生更具侵袭性的血行播散,所以有更高的内脏转移趋势。

症状发作通常较为迅速,约为数周至数月。在诊断 IBC 前,许多患者最初会被考虑为乳腺炎而接受抗生素治疗,但由于未获得临床改善,从而接受进一步的评估。不到 10% 的病例是因为乳腺 X 线钼靶摄影筛查结果异常而被诊断出 IBC。

体格检查时,IBC 患者的乳房皮肤通常皮温升高且增厚,并伴有橘皮样外观。皮肤颜色可从最初的粉红变色至发红或略带紫色,看上去像瘀斑。乳头受累可能表现为乳头扁平、红斑、结痂、起疱或内陷。可能存在分散的可触及肿块。

IBC 的诊断基于特征性的临床表现和乳房针芯穿刺活检显示存在浸润性癌。乳腺 X 线及超声常用于患侧乳腺的评估,但对于无肿块的 IBC 可能与乳腺炎表现类似,故对短期(1 周或更短)抗生素治疗后无改善的患者,应进行活检。

IBC 应与非炎性乳腺癌、感染性乳腺炎和乳房脓肿、乳腺导管扩张症和其他罕见恶性肿瘤(如淋巴瘤或白血病)相鉴别。IBC 的预后非常差,且早期复发风险很高。

尽管乳腺恶性肿瘤的超声造影表现多种多样,但大多数呈快进高增强或符合恶性预测模型,仅有极少数呈等增强、低增强甚至无增强,与良性病灶表现类似或符合良性预测模型,结合其他检查方法,可使漏诊率控制在 2% 以内。不同类型的乳腺恶性肿瘤超声造影虽有一定特点,但超声造影不是用于鉴别病理类型的手段。对于普通灰阶超声分为 BI-RADS 5 类的病灶,超声造影虽可鉴别出部分真良性病灶,从而避免不必要的穿刺活检而使患者获益,但对大多数患者而言获益不明显,不作为常规推荐,除非患者其他因素不支持恶性肿瘤的诊断。对于大于 4cm 的恶性肿瘤,超声造影作为进一步鉴别诊断的价值有限,更多的是指导靶向活检的价值;对于多中心或弥漫性恶性肿瘤,超声造影的诊断价值不足,不及增强 MRI。

Atlas of Contrast Enhanced
Ultrasound of Breast

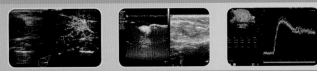

第六章　乳腺良性上皮性肿瘤

第一节　上皮 - 肌上皮肿瘤

一、多形性腺瘤

多形性腺瘤（pleomorphic adenoma）多见于唾液腺及泪腺，乳腺罕见。组织学上类似于唾液腺的多形性腺瘤，由乳腺的腺上皮和肌上皮细胞构成，亦称良性混合瘤。瘤组织形态复杂多样，由黏液软骨样基质及上皮细胞构成。上皮细胞呈卵圆形或多角形，胞质丰富，排列呈不规则的腺管状、条索状及团块状，彼此镶嵌散布于黏液软骨样基质中。瘤细胞无异型，未见核分裂。间质中钙化及骨化常见。主要发生于女性，年龄范围较广，平均年龄 65 岁。肿瘤生长较缓慢，病程几个月至数十年。这种肿瘤可由正常的乳腺发生，也可在导管增生症或乳腺癌的背景上发生。超声表现为单发或多发结节，多为圆形、卵圆形，有完整包膜，直径为 1~4cm，个别可达 20cm。

二、腺肌上皮瘤

乳腺腺肌上皮瘤（adenomyoepithelioma）临床较少见，是乳腺腺上皮和 / 或肌上皮双向肿瘤性增生形成的肿瘤，由 Hamperl 于 1970 年首先报道。该肿瘤大多数为良性，易与其他乳腺肌上皮病变混淆。WHO（2012）乳腺肿瘤新分类中将其定义为由明显的、通常呈实性增生的肌上皮细胞组成，增生的肌上皮细胞形态不一，围绕小的被覆上皮的腺腔。有少数病例可发生上皮和 / 或肌上皮成分恶变。多见于女性，偶有男性病例报道，发病年龄 27~80 岁。多数患者表现为乳腺单发无痛性肿块，可位于乳腺任何区域，少数患者伴有乳头溢液。此病临床诊断困难，影像学上也无特异性表现，主要依靠病理检查。超声表现不典型，多为局灶性低回声结节，回声多不均匀，呈椭圆形或形态不规则，有的呈分叶状，边界欠清，后方回声无明显衰减，肿块内可见少量血流信号，部分与乳腺癌超声表现有一定重叠。

病例 1：女，73 岁，无乳腺癌家族史。（图 6-1-1）

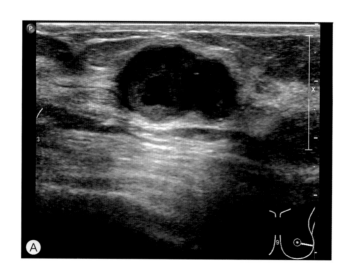

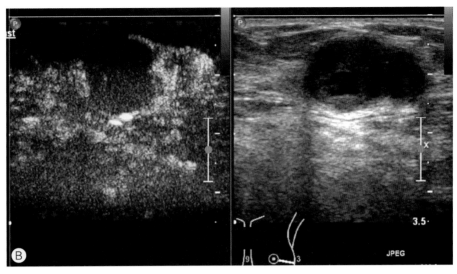

图 6-1-1　乳腺腺肌上皮瘤
A. 二维超声；B. 超声造影

第二节　小 叶 肿 瘤

非典型小叶增生

一种乳腺小叶增生过程，其细胞学特征与小叶原位癌（lobular carcinoma in situ，LCIS）相同，但是累及范围没有达到小叶原位癌的程度。细胞学特征即细胞失去黏附性，规则分布，填充于终末导管小叶单位的腺泡并使其轻度扩张，整个小叶结构保留；细胞彼此分散，不形成筛状、微乳头或拱形结构；一般不伴有钙化或坏死。常发生于绝经前妇女，高峰年龄为 45 岁，没有临床症状和影像学特征，不形成可触及的肿块，除了位于小叶内，还可累及许多其他病变，包括硬化性腺病、放射状瘢痕、乳头状病变、纤维腺瘤及胶原小体病，这时上皮钙黏附素（E-cadherin，E-cad）免疫组化染色有助于诊断。

第三节　导管内增生性病变

一、普通型导管增生

普通型导管增生（usual ductal hyperplasia）是一种"二级"管腔和中央增生的上皮细胞呈流水状排列，或有形成桥的趋势并跨过受累的管腔，或上皮增生充满管腔，导致管腔扩张的良性导管上皮增生性病变。增生的细胞无异型性，细胞大小、形状和排列方向不一，细胞边界不清；细胞核的大小、形状及分布不均，可重叠，核常为卵圆形、梭形、圆形等。可见大汗腺化生、钙化和坏死。该病常见于育龄妇女，伴发于乳腺的某些良性或恶性疾病。大体检查和影像学检查大多无特征性改变。

病例 2: 女,39 岁,无乳腺癌家族史。(图 6-3-1)

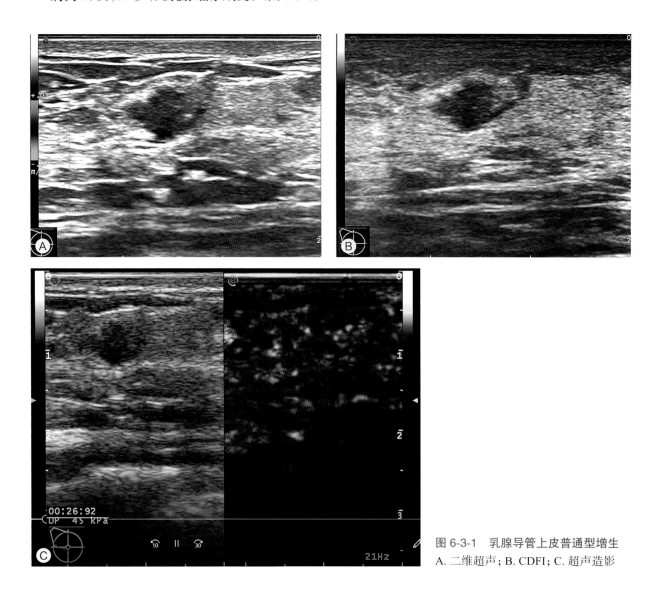

图 6-3-1　乳腺导管上皮普通型增生
A. 二维超声;B. CDFI;C. 超声造影

病例 3: 女,65 岁,无乳腺癌家族史。(图 6-3-2)

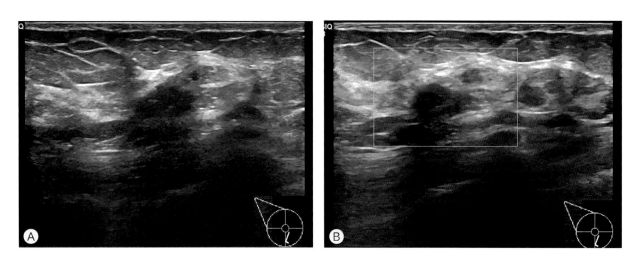

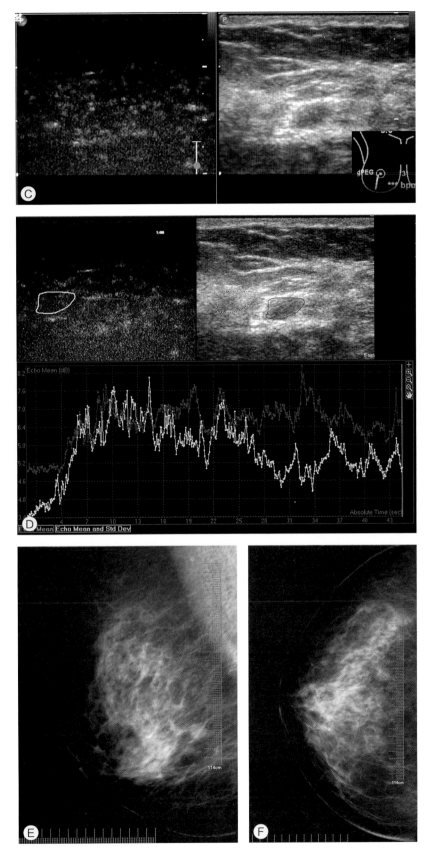

图 6-3-2　乳腺导管上皮普通型增生

A. 二维超声；B. CDFI；C. 超声造影；D. 超声造影定量分析；

E. 乳腺 X 线（MLO）；F. 乳腺 X 线（CC）

二、柱状细胞变（包括平坦型上皮非典型性）

乳腺柱状细胞变（columnar cell lesion，CCL）是一种特殊上皮化生性病变，可伴有上皮的增生及非典型增生。其特点是乳腺的终末导管小叶单位（terminal duct lobular unit，TDLU）腺腔扩大并覆柱状上皮细胞，细胞无异型，胞核大小一致，卵圆形或细长，排列规则，长轴垂直于基底膜，染色质均匀，核仁不明显，核分裂象罕见，不同于正常乳腺腺泡和大汗腺化生。基于目前的研究观察学者们已达成以下共识，即认为至少某些CCL，尤其是伴有非典型性的CCL，可能是肿瘤性增生或低级别导管内原位癌的前期病变或最早期的形态学表现。也有人认为，CLL可能是浸润性癌，尤其是小管癌发展过程中的前期病变。影像学上常常表现为微钙化。

病例4：女，46岁，无乳腺癌家族史。（图6-3-3）

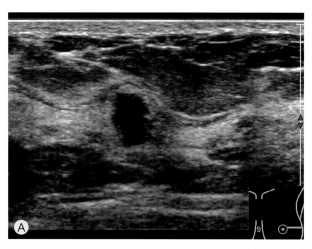

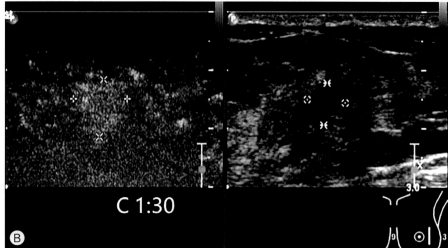

图6-3-3　乳腺柱状细胞变
A.二维超声；B.超声造影

病例 5：女,40 岁,无乳腺癌家族史。(图 6-3-4)

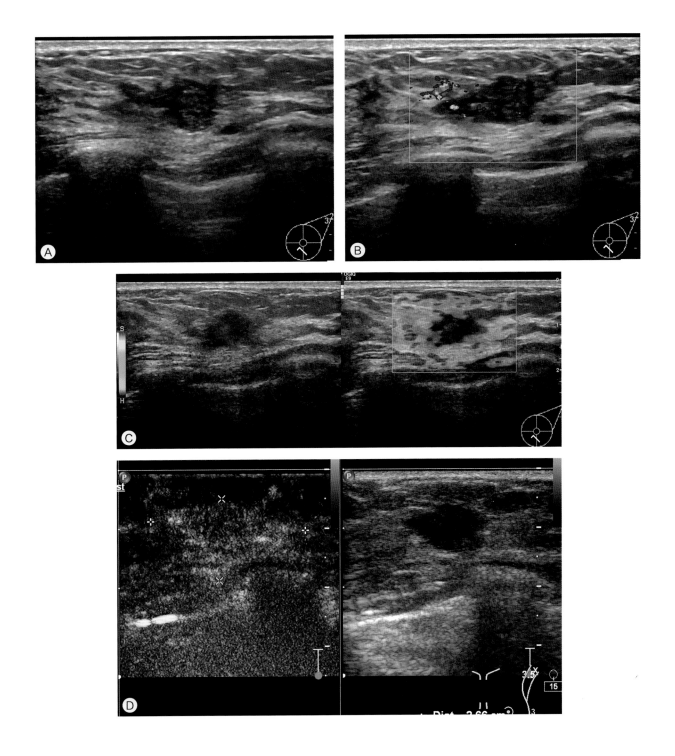

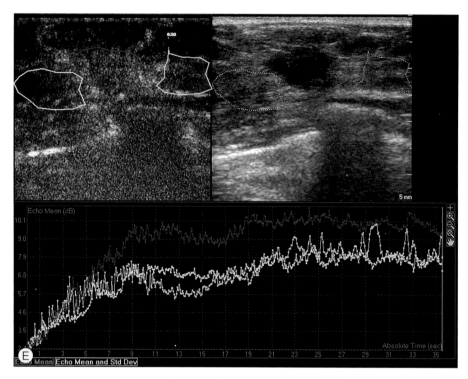

图 6-3-4　乳腺导管平坦型上皮非典型增生

A. 二维超声；B. CDFI；C. 弹性成像；D. 超声造影；E. 超声造影定量分析

病例 6：女，41 岁，无乳腺癌家族史。（图 6-3-5）

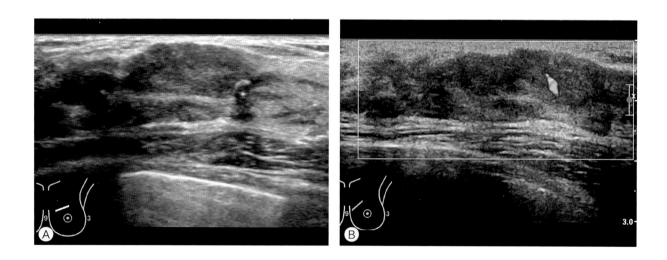

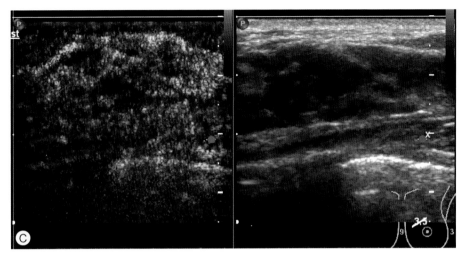

图 6-3-5　乳腺柱状细胞变伴导管上皮平坦型非典型增生
A. 二维超声；B. CDFI；C. 超声造影

病例 7：女,43 岁,无乳腺癌家族史。(图 6-3-6)

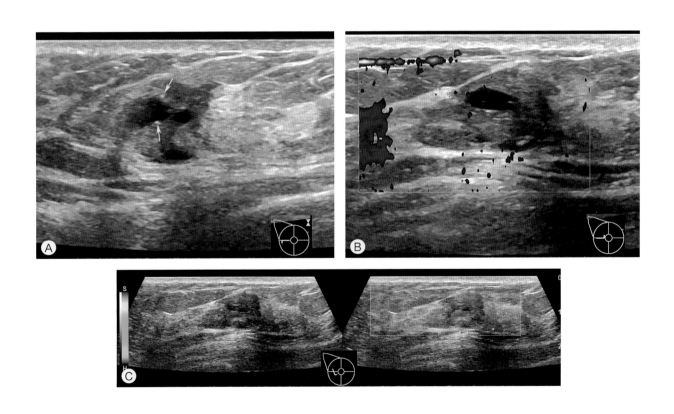

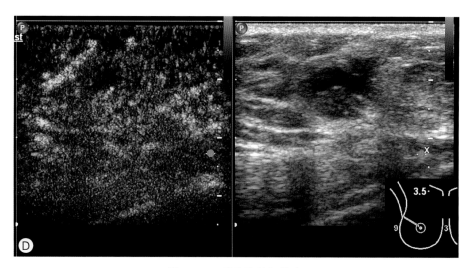

图 6-3-6　乳腺柱状细胞变
A. 二维超声；B. CDFI；C. 弹性成像；D. 超声造影

病例 8：女,43 岁,无乳腺癌家族史。(图 6-3-7)

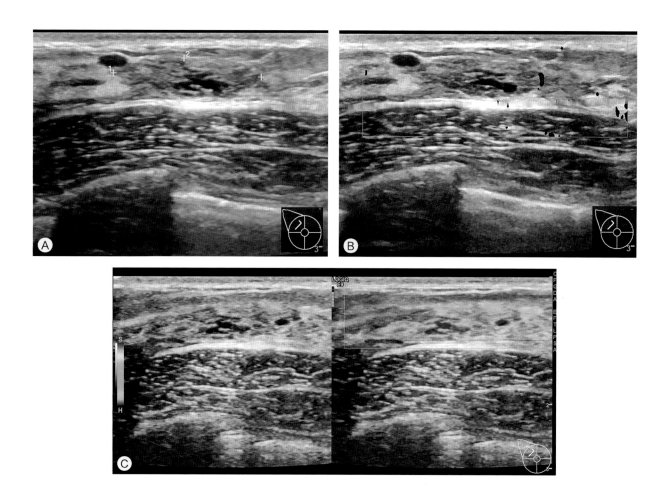

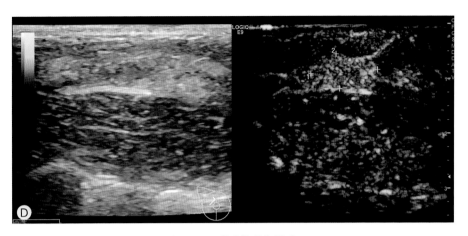

图 6-3-7　乳腺柱状细胞变
A. 二维超声；B. CDFI；C. 弹性成像；D. 超声造影

三、非典型导管增生

非典型导管增生（atypical ductal hyperplasia，ADH）是一种局限性乳腺终末导管 - 小叶单位的肿瘤性导管增生性病变，细胞学特征类似于低级别导管原位癌（细胞小而一致，核一般呈圆形、分布均匀，细胞边界清楚），结构特征可出现低核级导管内原位癌的任一结构：腔缘细胞有极向的冲凿状圆孔或几何形的腔的筛状结构、厚度一致僵硬的细胞桥和拱形结构、微乳头状结构和实性结构，其他区域可有普通型导管增生的组织结构。非典型导管增生患者患乳腺癌的风险增加 4~5 倍，患者无特有症状及体征，常因其他病变行活检而被发现。

病例 9：女，50 岁，无乳腺癌家族史。（图 6-3-8）

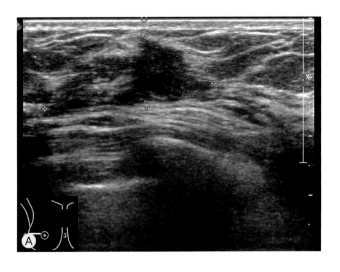

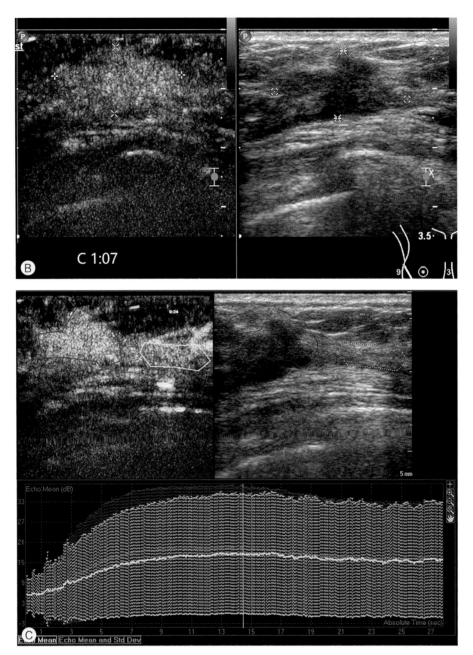

图 6-3-8　乳腺导管上皮非典型增生
A. 二维超声；B. 超声造影；C. 超声造影定量分析

病例 10：女,44 岁,无乳腺癌家族史。(图 6-3-9)

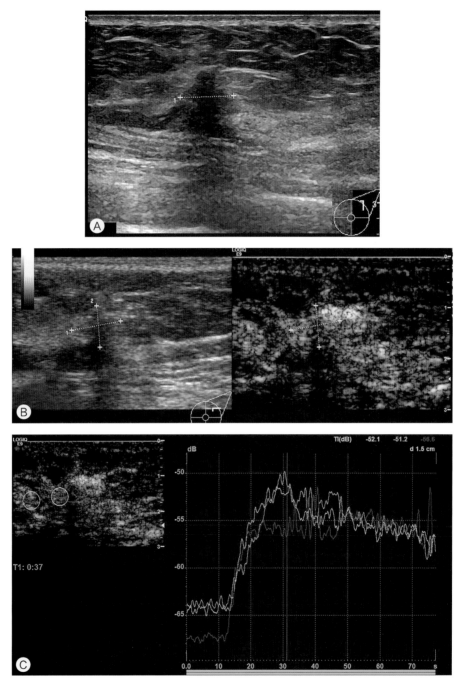

图 6-3-9　乳腺导管上皮非典型增生
A.二维超声；B.超声造影；C.超声造影定量分析

病例 11：女,42 岁,无乳腺癌家族史。（图 6-3-10）

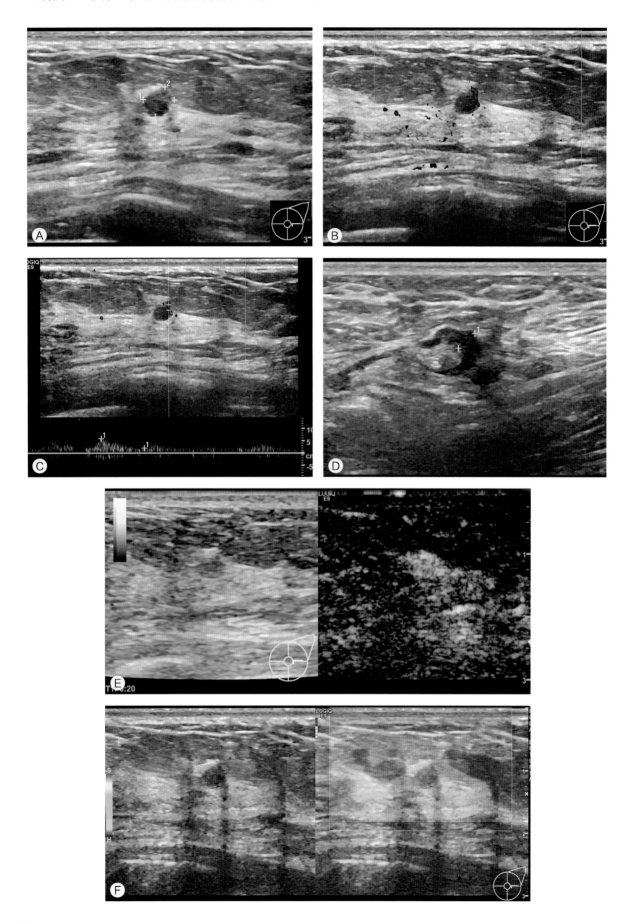

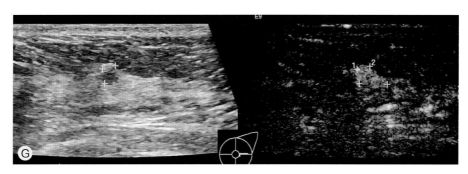

图 6-3-10 乳腺导管上皮非典型增生

A. 二维超声；B. CDFI；C. CDFI 频谱测量；D. 腋窝淋巴结二维超声；

E. 超声造影；F. 弹性成像；G. 超声造影

病例 12：女，53 岁，左乳乳腺癌切除术后。（图 6-3-11）

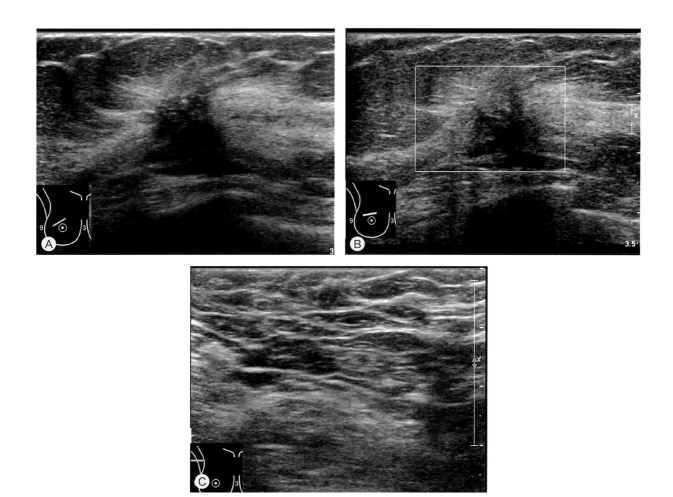

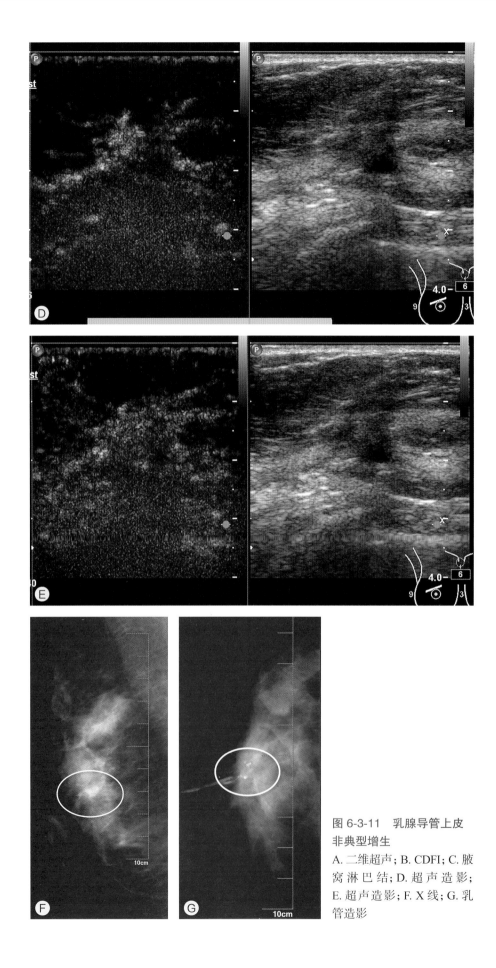

图 6-3-11　乳腺导管上皮非典型增生
A. 二维超声；B. CDFI；C. 腋窝淋巴结；D. 超声造影；E. 超声造影；F. X线；G. 乳管造影

第四节　乳头状病变

一、导管内乳头状瘤

乳腺导管内乳头状瘤(intraductal papilloma)是指发生在导管上皮的良性肿瘤,根据 2003 年世界卫生组织(WHO)乳腺肿瘤分类,将导管乳头状瘤分为中央型和外周型。中央型乳头状瘤多发生在乳管壶腹以下大约 1.5cm 的 1、2 级乳管(壶腹是指乳管接近乳头膨大成囊状的部位),又称大导管内乳头状瘤,位于乳腺中央区乳晕下方,一般认为其不增加乳腺癌的风险。外周型乳头状瘤是指终末导管 - 小叶系统发生的多发性导管内乳头状瘤,曾使用过"乳头状瘤病"的名称,位于乳腺的周围象限,一般认为是癌前期病变,癌变率为 5%~12%。多见于产后妇女,以 40~50 岁者居多。对较大的导管内乳头状瘤,超声检查可见到扩张的导管和肿瘤影像,乳管镜检查从溢液口处放入纤维乳管镜,借助电视屏幕可直接观察溢液乳管的上皮及管腔内的情况,并可酌情进行活检,极大地提高了乳腺导管内乳头状瘤的诊断准确性,为需要手术的患者提供肿瘤的准确定位。

病例 13:女,47 岁,无乳腺癌家族史。(图 6-4-1)

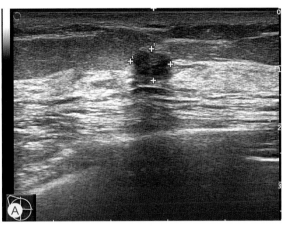

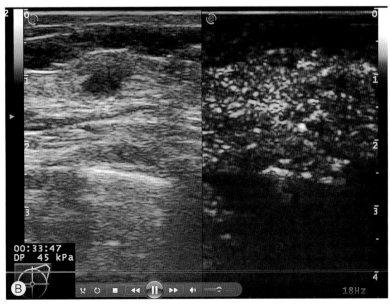

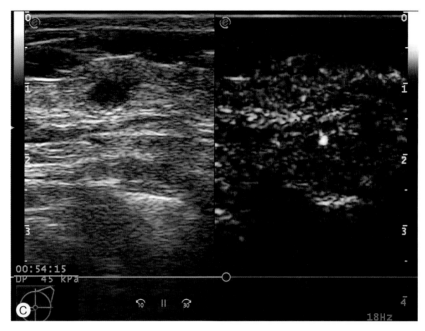

图 6-4-1　乳腺导管内乳头状瘤
A. 二维超声；B. 超声造影；C. 超声造影

病例 14：女，45 岁，无乳腺癌家族史。（图 6-4-2）

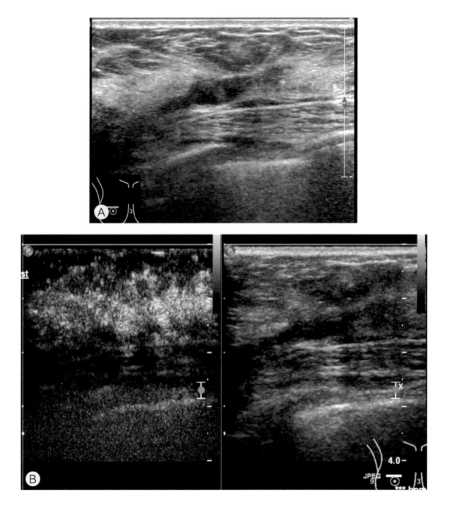

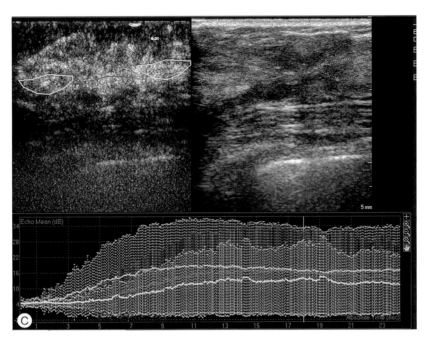

图 6-4-2 乳腺导管内乳头状瘤
A. 二维超声；B. 超声造影；C. 超声造影定量分析

病例 15：女，49 岁，无乳腺癌家族史。（图 6-4-3）

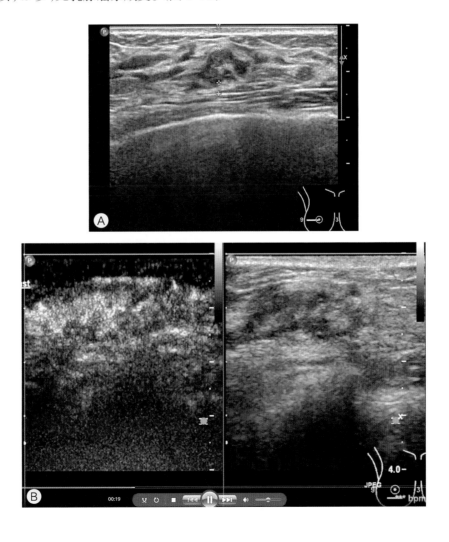

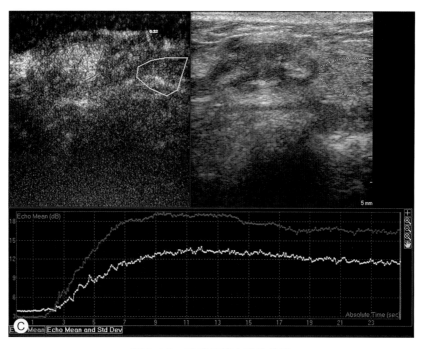

图 6-4-3　乳腺导管内乳头状瘤
A. 二维超声；B. 超声造影；C. 超声造影定量分析

病例 16：女，46 岁，无乳腺癌家族史。（图 6-4-4）

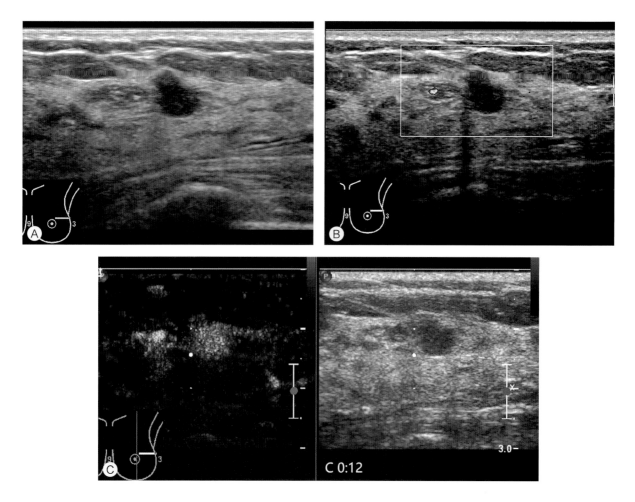

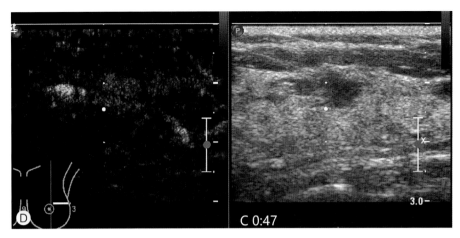

图 6-4-4　乳腺导管内乳头状瘤
A. 二维超声；B. CDFI；C. 超声造影；D. 超声造影

二、导管内乳头状瘤伴非典型增生

病例 17：女，51 岁，无乳腺癌家族史。（图 6-4-5）

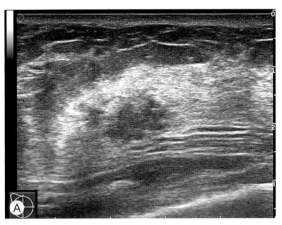

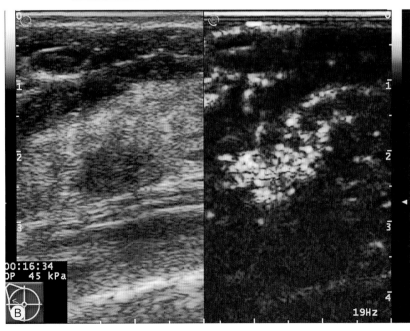

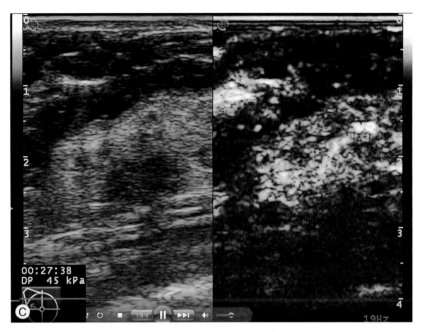

图 6-4-5　乳腺导管内乳头状瘤伴非典型增生
A. 二维超声；B. 超声造影；C. 超声造影

第五节　良性上皮增生

一、硬化性腺病

硬化性腺病（sclerosing adenosis）是一种少见的可与乳腺癌共存的乳腺增生性病变。乳腺硬化性腺病可以使乳腺癌患病的风险加倍，可以视为乳腺癌的癌前病变，其病理特征为小叶纤维化，增生小管的腺上皮萎缩而肌上皮保存或增生。乳腺硬化性腺病的发病，可能与雌激素刺激上皮细胞增生有关。此病多发生于 35~40 岁的女性，可触及小结节，一般无疼痛和触痛，无明显界限，活动度一般，触之较硬。超声表现为低回声，内部回声不均匀，边缘模糊，形态不规则及生长方向不平行。由于硬化性腺病的影像学表现极易与乳腺浸润性导管癌相混淆，确诊主要依据病理及免疫组化检查。硬化性腺病超声的声像图上通常表现为局部肿块、低回声、边缘不光整，形态不规则；钼靶多见簇状及多形性钙化；磁共振影像征象以不规则肿块样强化及局域性、区域性不均匀强化为主。

病例 18：女,38 岁,无乳腺癌家族史。(图 6-5-1)

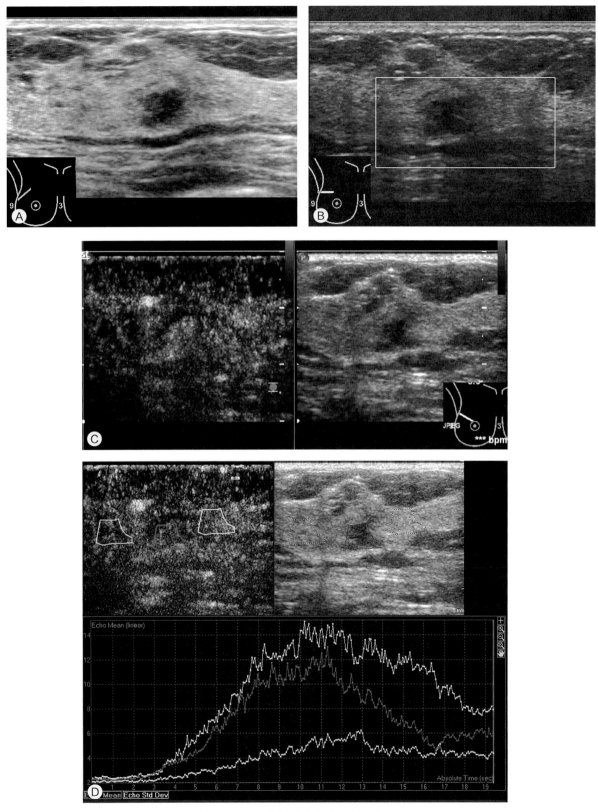

图 6-5-1　乳腺纤维腺瘤伴硬化性腺病
A. 二维超声；B. CDFI；C. 超声造影；D. 超声造影定量分析

病例 19：女，34 岁，无乳腺癌家族史。（图 6-5-2）

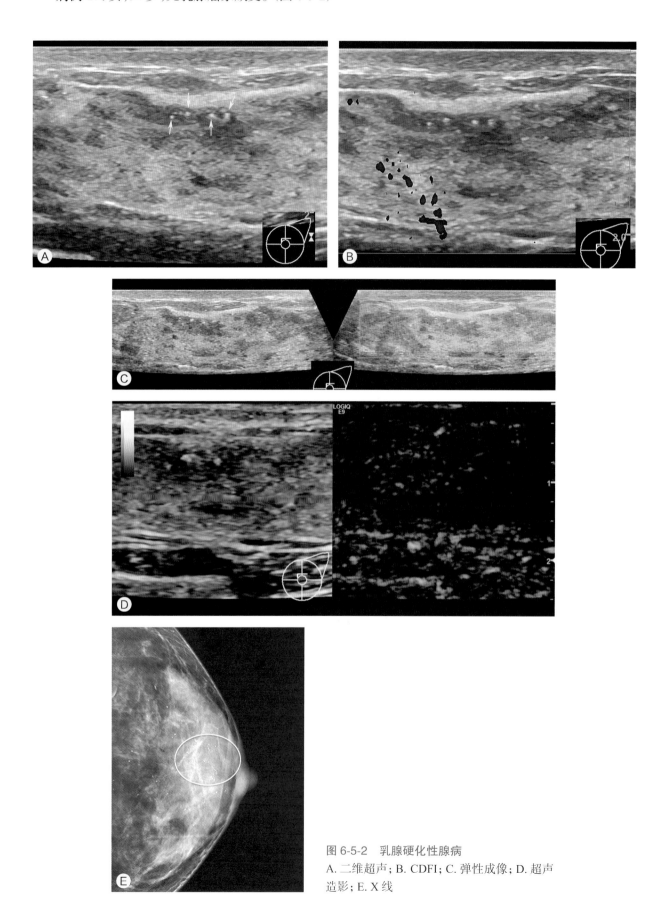

图 6-5-2　乳腺硬化性腺病
A. 二维超声；B. CDFI；C. 弹性成像；D. 超声
造影；E. X 线

病例 20：女,35 岁,无乳腺癌家族史。(图 6-5-3)

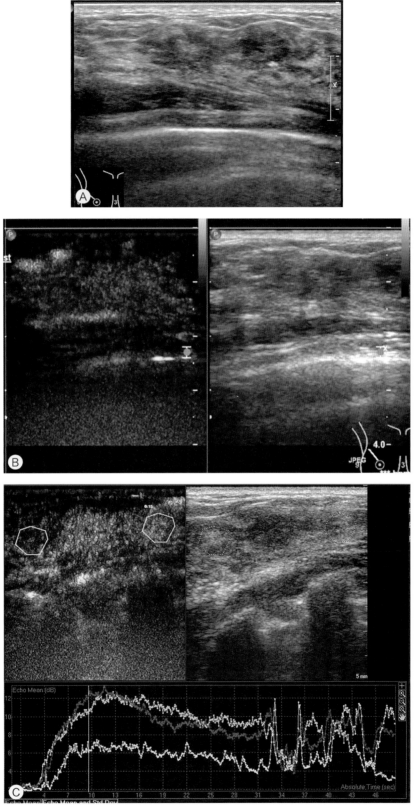

图 6-5-3　乳腺硬化性腺病
A. 二维超声；B. 超声造影；C. 超声造影定量分析

病例 21：女，45 岁，无乳腺癌家族史。（图 6-5-4）

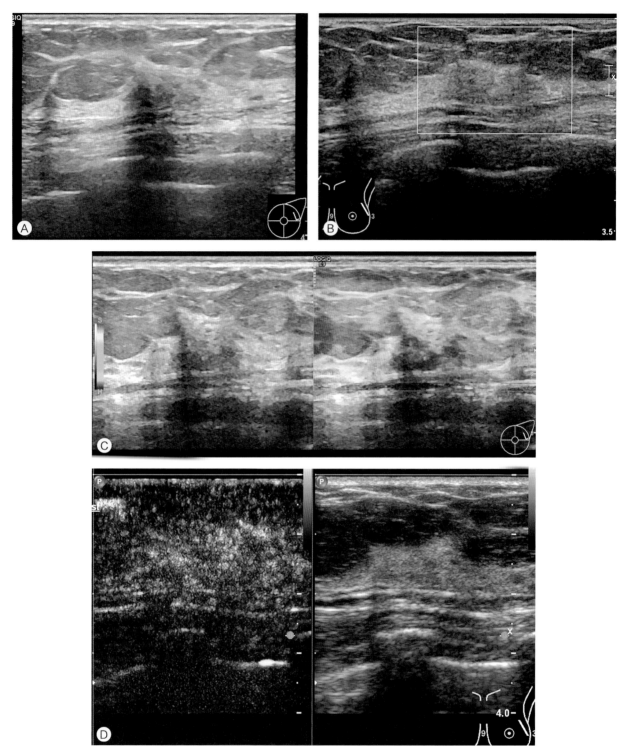

图 6-5-4　乳腺硬化性腺病
A. 二维超声；B. CDFI；C. 弹性成像；D. 超声造影

二、大汗腺腺病

大汗腺腺病(apocrine adenosis)是一种大汗腺增生性病变,诊断上尚缺乏统一标准的病理变化,普遍存在认识模糊、诊断经验缺乏的现象。乳腺大汗腺病变是乳腺疾病中较少见的一类疾病,它在形态学中形成一个连续的病变谱系,从普通的大汗腺增生到浸润性大汗腺癌,共同特征是均具有细胞质丰富、嗜酸性、颗粒状,细胞核增大、染色质淡染、块状,核膜增厚,核仁显著等大汗腺细胞特征。一般而言,大汗腺增生性病变并无独特的临床病理学特征,可累及各年龄段女性,常无特殊症状和体征,部分病例可见钙盐沉积,其病理学评估标准与一般的导管细胞相似,如细胞复层增生、增生细胞充满管腔并使导管腔膨胀扩大,但与之不同的是,良性大汗腺增生性病变并不像普通型导管增生细胞那样有明显的黏附性,因此并不形成典型的流水状排列和梭形细胞桥,而当出现细胞的异型性(细胞质淡染、细胞核不再位于基底、细胞核的多形性、核仁明显及具有多形性)和结构的异型性(细胞拥挤复层排列、形成微乳头、腺样腔隙和梁状结构)时,将考虑为不典型的大汗腺病变。当硬化性大汗腺腺病只占腺病病变的一部分时,临床触诊、钼靶及超声等检查大多考虑为良性病变;当病变完全由硬化性大汗腺腺病组成或大汗腺腺瘤时,其临床触诊、钼靶及超声等检查与乳腺癌不易鉴别。

病例 22:女,35 岁,无乳腺癌家族史。(图 6-5-5)

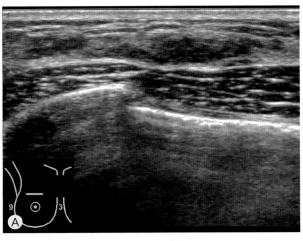

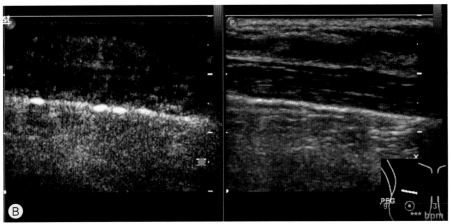

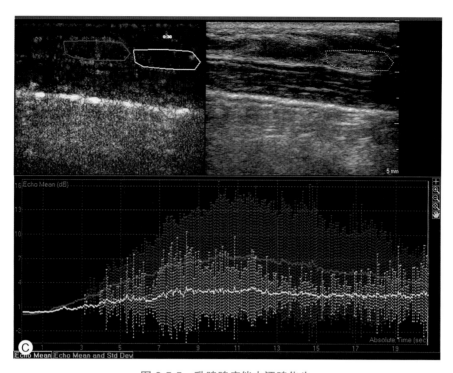

图 6-5-5 乳腺腺病伴大汗腺化生
A. 二维超声；B. 超声造影；C. 超声造影定量分析

病例 23：女，62 岁，无乳腺癌家族史。（图 6-5-6）

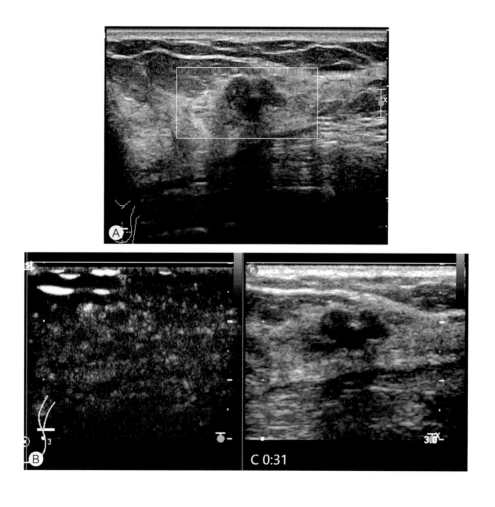

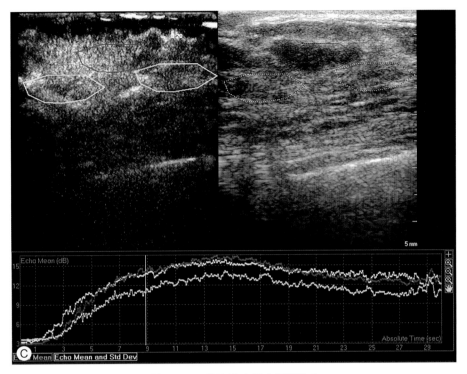

图 6-5-6　乳腺腺病伴大汗腺化生

A. 二维超声及 CDFI；B. 超声造影；C. 超声造影定量分析

病例 24：女,30 岁,无乳腺癌家族史。(图 6-5-7)

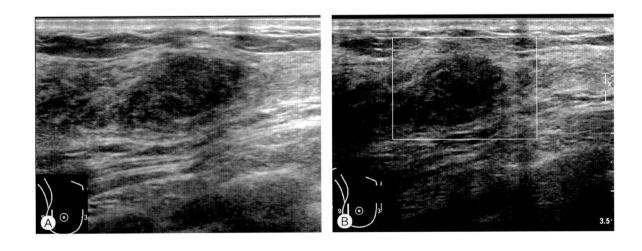

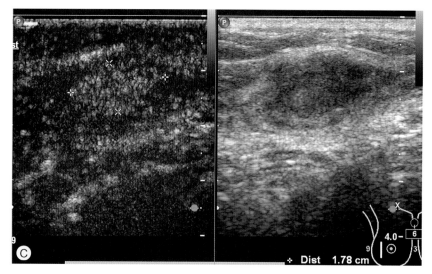

图 6-5-7　乳腺腺病伴大汗腺化生及柱状细胞变
A. 二维超声；B. CDFI；C. 超声造影

三、微腺管腺病

乳腺微腺管腺病（microglandular adenosis）是一种良性增生性病变，为真性浸润性病变。由单层扁平至立方形上皮构成的圆形腺体，无肌上皮层，浸润性至脂肪组织，无细胞学非典型性，间质常无明显改变。腺体形态温和，周围有增厚的基板，腔内常有深嗜伊红色的胶原样分泌物。非典型微腺管腺病罕见，表现为灶性复杂结构（上皮增生、上皮桥、腺体背靠背等）和 / 或细胞学非典型性。非典型微腺管腺病可能为癌前病变，约 1/3 伴有浸润癌。

四、放射性瘢痕 / 复合硬化性病变

放射性瘢痕 / 复合硬化性病变（radial scar/complex sclerosing lesions）是一种良性乳腺病变，中央为纤维弹力组织核心，周围为放射状分布的导管和小叶，伴或不伴有上皮增生。多数放射性瘢痕大体检查不可见，肉眼可见呈结节状或星状外观，质硬，可见灰黄色条纹，类似于癌。体积一般较小，大于 1cm 者可诊断为复合性硬化性病变，后者常伴有导管上皮增生。X 线典型表现为中央处不透明区、星芒状的结构、钙化等，但均无特异性。

病例 25：女，30 岁，无乳腺癌家族史。（图 6-5-8）

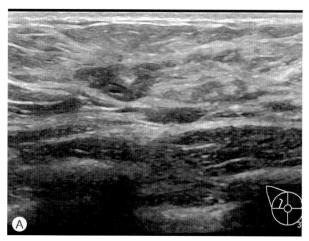
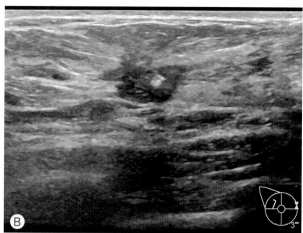

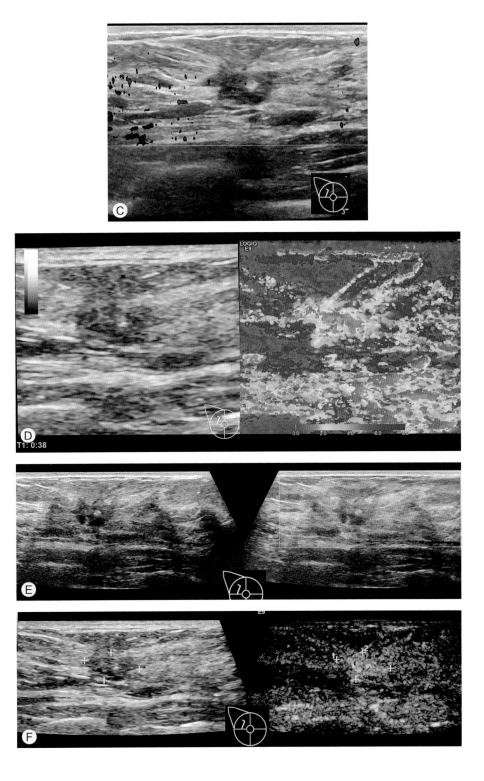

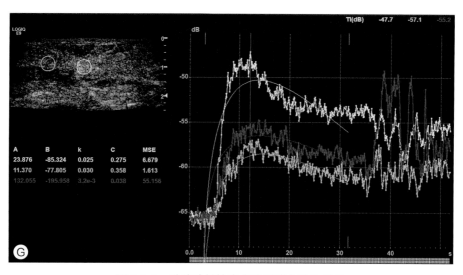

图 6-5-8　乳腺放射性瘢痕伴导管内乳头状瘤
A. 二维超声；B. 二维超声；C. CDFI；D. 超声造影时间 - 强度伪影成像；
E. 弹性成像；F. 超声造影；G. 超声造影定量分析

五、腺瘤

腺瘤（adenomas）是发生于乳腺小叶内纤维组织和腺上皮的混合性瘤，临床主要表现是乳房肿块，多为患者无意间发现，一般不伴有疼痛感，亦不随月经周期发生变化。少部分病例与乳腺增生共同存在，常为单发，亦有多发者。腺瘤呈圆形或卵圆形，直径以 1~3cm 者较为多见，表面光滑，质地坚韧，边界清楚，与皮肤和周围组织无粘连，活动度大，触之有滑动感。肿块通常生长缓慢，可以数年无变化，但在妊娠哺乳期可迅速增大，个别可于此时发生肉瘤变。

病例 26：女，38 岁，无乳腺癌家族史。（图 6-5-9）

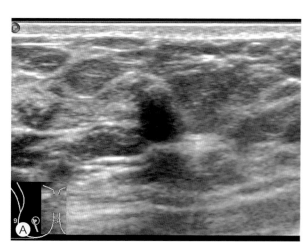
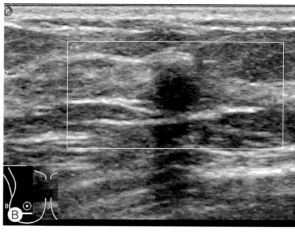

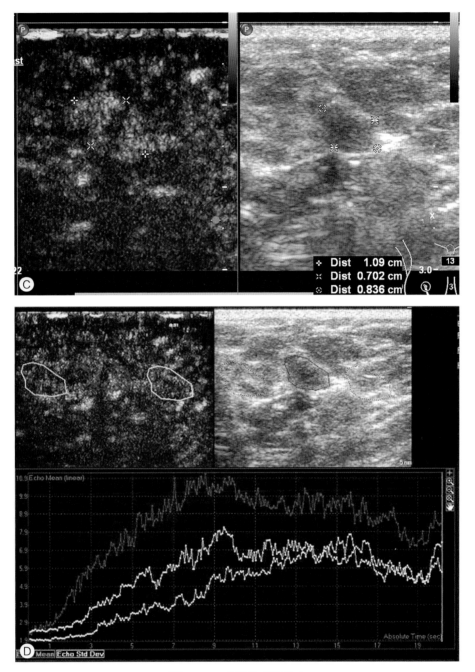

图 6-5-9　乳腺腺瘤伴腺病
A. 二维超声；B. CDFI；C. 超声造影；D. 超声造影定量分析

病例27：女,42 岁,无乳腺癌家族史。(图 6-5-10)

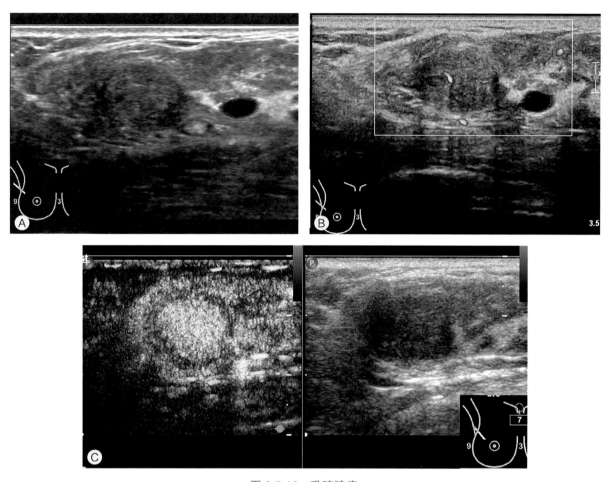

图 6-5-10　乳腺腺瘤
A. 二维超声；B. CDFI；C. 超声造影

病例28：女,41 岁,无乳腺癌家族史。(图 6-5-11)

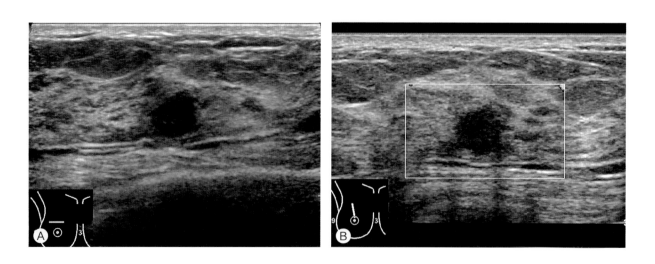

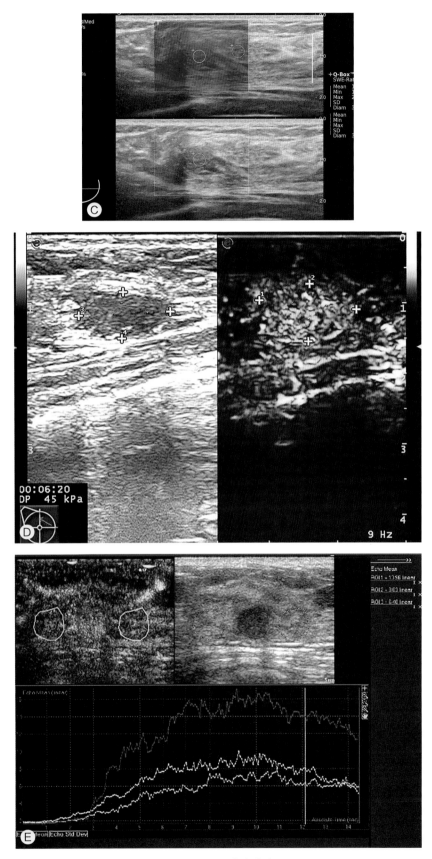

图 6-5-11　乳腺腺瘤
A. 二维超声；B. CDFI；C. 弹性成像；D. 超声造影；E. 超声造影定量分析

Atlas of Contrast Enhanced
Ultrasound of Breast

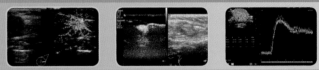

第七章　乳腺其他良性肿瘤

第一节　间叶肿瘤

一、结节性筋膜炎

结节性筋膜炎（nodular fasciitis）是以成纤维细胞／肌成纤维细胞增生为主的一种假肉瘤样反应性病变，病变发展较迅速，多数病例手术前进展时间为 1~2 个月。结节性筋膜炎可见于任何年龄段，以年轻人多见，此病好发于皮下及筋膜组织，也可发生于肌肉间。全身任何部位均可发生，好发于上臂、躯干及头颈部，发生于乳腺的结节性筋膜炎极其罕见，体格检查发现多为不规则的实性、质硬肿块。由于其位置特殊，在临床、影像学及组织学上极易与恶性肿瘤相混淆。

发生于乳腺的结节性筋膜炎的病理学特点与发生在其他部位的相似，常为突然发病，进展迅速，病程多为 2~3 个月。肿块一般小于 3cm，位于乳腺实质或皮下组织中，无包膜，边界清晰或呈浸润性。组织学上，在疏松黏液状背景中有大量较丰满的梭形成纤维细胞／肌成纤维细胞呈席纹状或短束状排列是此病的特征；梭形细胞形态均一，无异型核出现；核分裂象多见，但无病理性核分裂象，也无坏死。在疾病的不同阶段其组织学特征会发生一定变化，在早期，成纤维细胞／肌成纤维细胞增生活跃，随着疾病的进展，可出现不同程度的间质黏液样变，微囊形成及胶原化。此外，间质中慢性炎症细胞浸润和血管外红细胞的出现也是诊断结节性筋膜炎的重要依据，梭形细胞间有时可见破骨细胞样多核巨细胞和单核巨噬细胞。结节性筋膜炎是一良性病变，局部切除后复发率极低，也不发生转移。

病灶多表现为规则或不规则的低回声结节，边界不清楚或部分不清，多数内部回声均匀，部分可见线状高回声分割。CDFI 可探及病灶内 Alder 2~3 级血流信号。

病例 1：女，20 岁，发现“左乳内上象限皮下包块”1 个月，无乳腺癌家族史。（图 7-1-1）

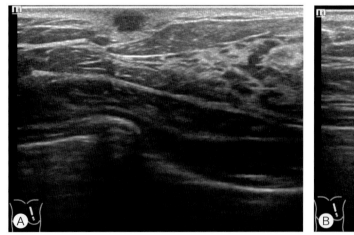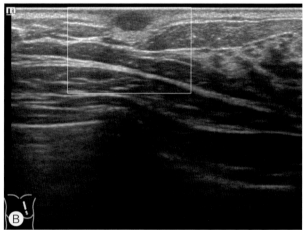

图 7-1-1　乳腺结节性筋膜炎
A. 左乳内上象限皮肤层内低回声结节；B. 左乳内上象限皮肤层内低回声结节

【病理】

结节性筋膜炎。

病例 2：女，32 岁，发现"左乳外下象限包块"1 个月，无乳腺癌家族史。(图 7-1-2)

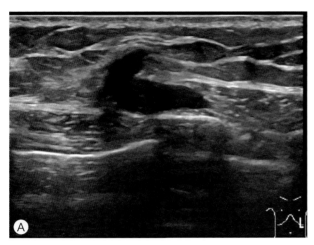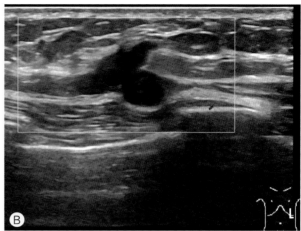

图 7-1-2 乳腺腺病伴结节性筋膜炎
A. 左侧胸壁皮下脂肪层内腺体边缘处低回声结节，BI-RADS 4B 类；
B. 左侧胸壁皮下脂肪层内腺体边缘处低回声结节，BI-RADS 4B 类

【病理】

腺病伴结节性筋膜炎。

二、肌成纤维细胞瘤

肌成纤维细胞常见于损伤修复和肿瘤的间质反应等多种病理状态，现在认为来自成纤维细胞。静止的成纤维细胞受到刺激转变成活性成纤维细胞，然后转化为肌样成纤维细胞，进一步转变成肌成纤维细胞。故二者实际上可能是同一类型细胞的不同功能状态。以往对肌成纤维细胞瘤（myofibroblastoma）能否构成真性肿瘤一直存在争论，直到近年才被确立并收入于 WHO。

该病发病隐匿，病程数月至数年不等，多由患者无意间发现，常表现为乳腺内边界清楚、质硬、活动度好、一般无疼痛的包块。

组织形态学和超微结构上具有成纤维细胞和平滑肌细胞的双重特点。细胞通常比较大，呈梭形、星芒状或无一定形状，常有长的胞突。核通常单个，呈梭形、圆锥形或卵圆形，也可呈锯齿状（可能是细胞收缩所致），染色质细，常有清楚的小核仁。胞质多少不等，呈嗜酸性、无定形和细丝状，亦可出现核周淡染区。少数情况可出现多核细胞，核重叠结构不清。电镜下肌成纤维细胞常有长的胞质突起。胞质内有丰富的内质网，散布密体，微丝束和细胞长轴平行，可见比较多的膜下斑块和胞饮小泡。

超声上多表现为边界欠清楚，形态不规则，内部回声不均匀，后方回声衰减的团块，易与乳腺癌混淆。

病例3：女，42 岁，发现"右乳外上象限包块"1 个月，无乳腺癌家族史。(图 7-1-3)

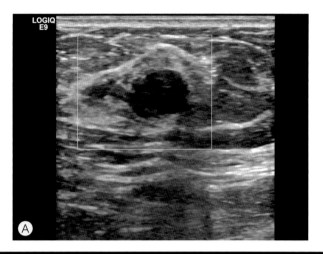

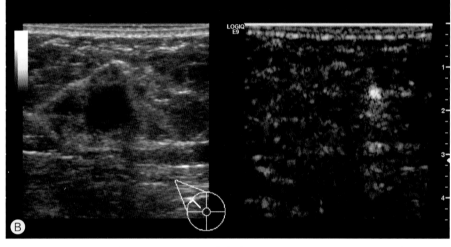

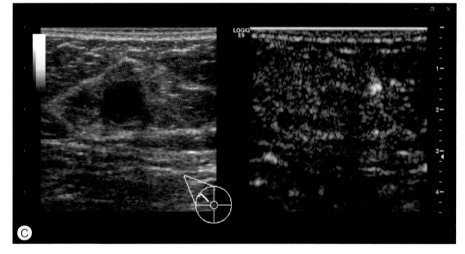

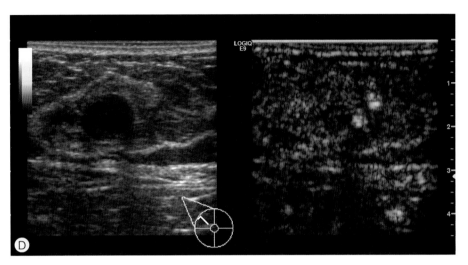

图 7-1-3　乳腺成纤维细胞肿瘤

A. 右乳外上象限低回声结节,BI-RADS 4A 类;

B~D. CEUS 主要表现及再分类:符合 F 模型

【病理 + 免疫组化】

右侧乳腺肿物乳腺组织中见梭形细胞增生,结合免疫组化考虑成纤维细胞性肿瘤。免疫组化结果:VIMENTIN(+),CD34(+),Bcl-2(+),CD99(+),Ki-67(1%+)。

三、韧带样型纤维瘤病

乳腺韧带样型纤维瘤病(desmoid-type fibromatosis)又名乳腺纤维瘤病,是一种发生于乳腺,由成纤维细胞、肌成纤维细胞和胶原纤维组成的少见良性病变,呈浸润性生长,局部切除后容易复发,但不发生转移,临床容易误诊为乳腺癌。

本病较少见,可发生在任何年龄,平均年龄为 40 岁,育龄妇女为主。通常表现为乳腺实质内的孤立性、质硬和无痛性包块,类似乳腺癌。如肿块位置表浅,可致皮肤皱缩,位于乳晕区可致乳头内陷,因此易误诊为乳腺癌。多为单侧。

肿瘤细胞由梭形成纤维细胞或肌成纤维细胞构成,呈束状交错排列。梭形的肿瘤细胞异型性不明显,核分裂象罕见。瘤组织间可见不同程度的胶原化及玻璃样变。肿瘤组织呈特征性指突样浸润性生长,累及乳腺小叶和脂肪组织,但不破坏小叶结构。肿瘤组织中可见厚壁血管和淋巴细胞浸润。

灰阶超声示肿块呈一实性低回声、边界不清楚的团块,部分病灶边缘可见毛刺,肿瘤边界不清,后方回声衰减,内部回声不均。CDFI 可见 Alder 1~2 级血流信号。

超声造影示肿块呈均匀性高增强,增强后边界较清楚,增强范围稍有扩大。以上超声表现均与乳腺癌类似,应注意鉴别。

病例 4：女，18 岁，发现"左乳中央区包块"6 个月，无乳腺癌家族史。(图 7-1-4)

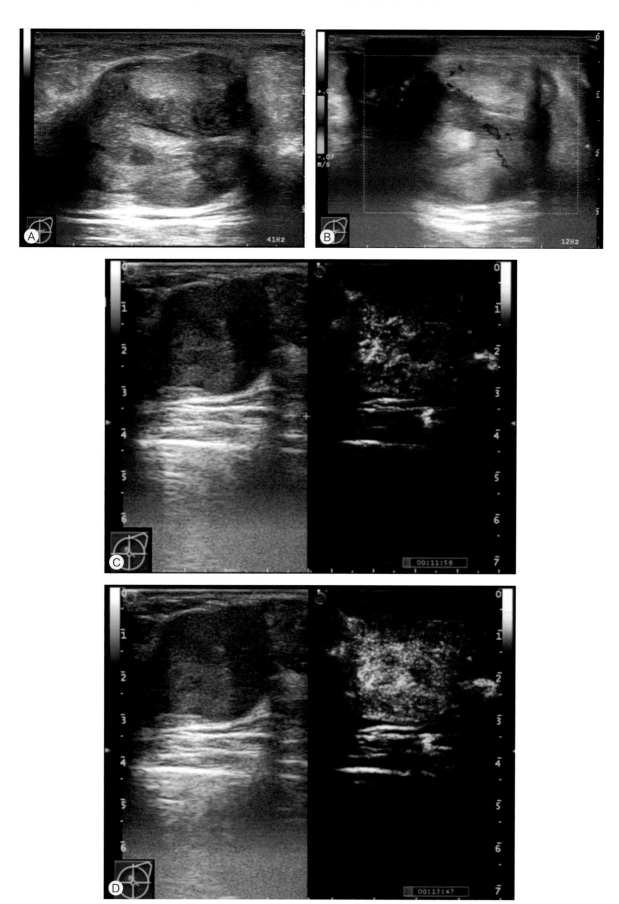

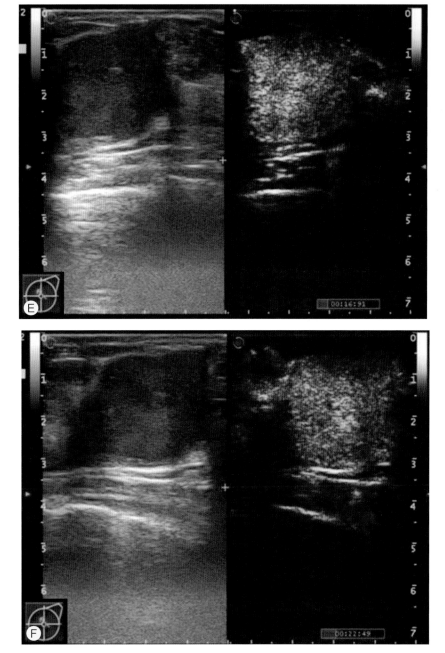

图 7-1-4　乳腺韧带样型纤维瘤病
A. 左乳中央区低回声结节,BI-RADS 4A 类; B. CDFI:结节周缘及内部探及点状及
短棒状 1 级血流信号; C~F. CEUS 主要表现及再分类:符合 C 模型

【病理】
韧带样型纤维瘤病。

四、炎性肌成纤维细胞瘤

炎性肌成纤维细胞瘤（inflammatory myofibroblastic tumor，IMT）是一种少见、独特、境界清楚的局灶性良性肿瘤样病变，主要由梭形细胞组成伴大量的慢性炎症细胞浸润，WHO 肿瘤分类将 IMT 归为中间性、偶有转移型肿瘤。常见于儿童和青少年，主要发生于软组织和内脏，属间叶性肿瘤，肺部多见，也可见于肺外各处软组织、头颈、上呼吸道、内脏、泌尿生殖道、躯干及四肢等，发生于乳腺罕见。

其临床表现缺乏特异性，本例无任何临床症状，仅因异常体征偶然发现。其他部位的 IMT 可表现为肿块、发热、体重减轻、疼痛等症状。

IMT 中梭形细胞表达间叶细胞标记 Vim 和肌源性标记 SMA，病理可见大量增生的成纤维细胞样细胞，伴有浆细胞及淋巴细胞等炎症细胞浸润，Vimentin（+），SMA（平滑肌肌动蛋白）个别呈阳性，与其相符。

其声像图表现多提示可疑恶性，表现为边界欠清楚，部分有浸润的不均回声团块，团块后方回声有衰减。

五、良性血管病变

根据血管内皮细胞有无异常增殖，传统意义上的"血管瘤（hemangioma）"被分为血管瘤和脉管畸形，而在 2014 年 4 月，国际血管瘤和脉管畸形研究学会（The International Society for the Study of Vascular Anomalies，ISSVA）又进一步将血管性肿瘤细分为良性、局部侵袭性（交界性）及恶性三类。

血管瘤的病因与发病机制目前尚未明确，主要认为与"血管新生"（angiogenesis）和"血管生成（vasculogenesis）"密切相关，且近年认为后者起主要作用。

乳腺血管瘤早期多无不适，随着肿瘤生长，可能出现压迫症状并伴疼痛，一般预后良好。乳腺血管瘤直径一般 <2cm，内皮细胞无异型，由分散的血管腔隙组成，少见血管吻合，没有乳头状或花蕾状结构，血管瘤围绕导管和小叶生长。

血管瘤声像图表现为腺体内的无回声或低回声团块，边界清楚，形态不规则，无回声区相互间完全或部分相通，呈"串珠状"，部分无回声区内可见细密点状低回声缓慢移动，探头加压可见病灶缩小，加压过程中病灶内未见血流信号。

六、假血管瘤样间质增生

假血管瘤样间质增生（pseudoangiomatous stromal hyperplasia，PASH）是乳腺间质的良性增生性病变，其特征性的组织学改变为乳腺间质内出现大量裂隙样假血管腔隙，内衬梭形内皮细胞样的细胞。

患者临床上常呈无痛性边界清楚的乳腺结节，更多的患者常因乳腺发现包块作活检时偶然发现。

根据 PASH 镜下所表现的细胞增生程度可分为经典型 PASH 和束状 PASH 两类。经典型 PASH 可见裂隙样交通支，裂隙内壁由增生的梭形细胞构成，无明显的核异型性，无核分裂；裂隙内无红细胞，裂隙间交织的胶原纤维透明变性；病变常围绕乳腺小叶，小叶间隙增宽，也可伸入小叶内，但不破坏小叶的正常结构。束状 PASH 的细胞更丰富，病灶内梭形细胞排列呈束状，缺乏裂隙结构，这类常与肌成纤维细胞瘤合并；病灶内梭形细胞免疫组织化学染色均表达平滑肌肌动蛋白标志物（SMA）和血管源性标志物（CD34），可表达激素受体（孕激素受体比雌激素受体多见），上皮细胞及角蛋白受体阴性。

PASH 超声检查多表现为单发或多发边界清楚的低回声或等回声卵圆形肿块，有时可见囊性成分，无后方声影。也可表现为等回声结节，内见导管样高回声。部分可表现为不均质回声，中央回声较低。少数 PASH 可出现边界不规则或不清楚、中央回声增高等可疑恶性征象。

病例 5：女，47 岁，发现"左乳外上象限包块"3 周，无乳腺癌家族史。（图 7-1-5）

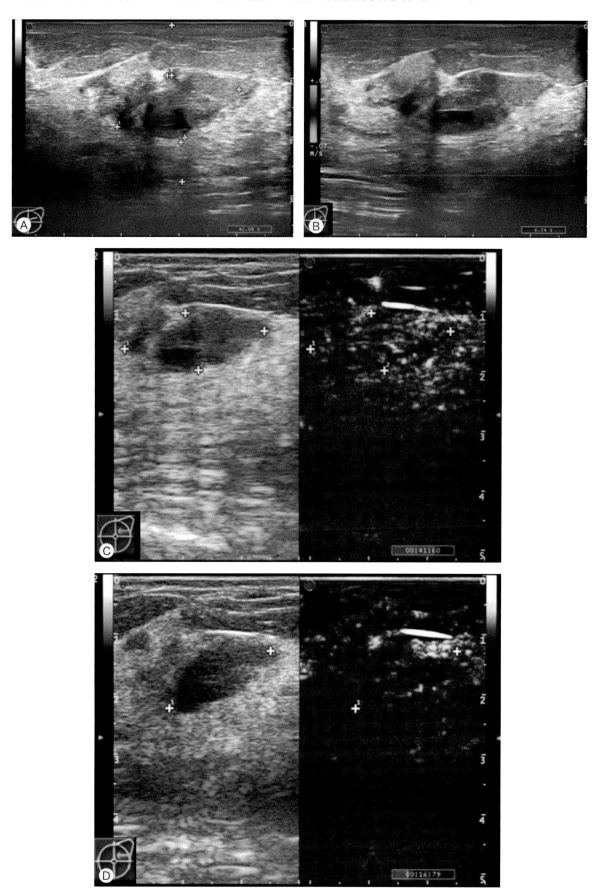

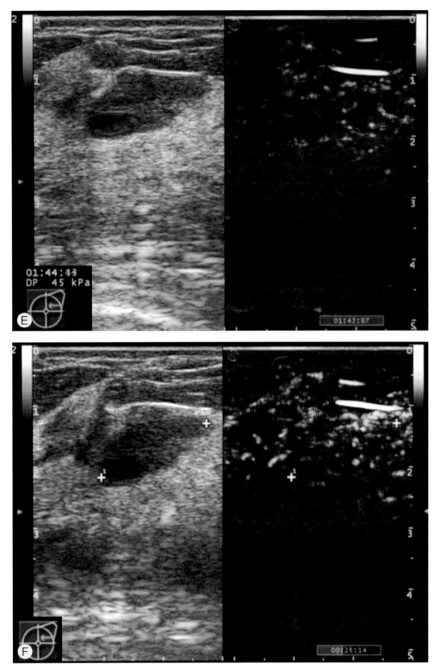

图 7-1-5 乳腺假血管瘤样间质增生
A. 左乳外上象限低回声结节,BI-RADS 4B 类; B. CDFI:结节内未见血流信号;
C~F. CEUS 主要表现及再分类:符合 E 模型

【病理】

假血管瘤样间质增生。

病例 6：女，41 岁，发现"右乳外上象限包块"1 个月，无乳腺癌家族史。(图 7-1-6)

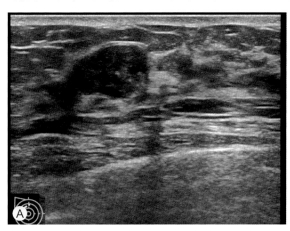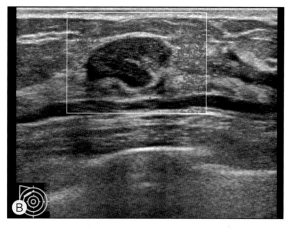

图 7-1-6　乳腺假血管瘤样间质增生
A. 右乳外上象限低回声结节，BI-RADS 4A 类；B. CDFI：结节内未见血流信号

【病理】

假血管瘤样间质增生。

七、颗粒细胞肿瘤

颗粒细胞肿瘤（granular cell tumor，GCT）是一种较为少见的外周神经组织肿瘤，以其胞质内含有较多嗜伊红颗粒的形态学表现命名；根据其病理形态特征和临床生物学行为分：GCT、恶性颗粒细胞瘤（MGCT）、非典型性颗粒细胞瘤（AGCT）。

乳腺 GCT 女性常多于男性，发病年龄 17~75 岁，GCT 通常表现为乳腺实质内的单发、质硬和无痛性包块，但表浅的肿瘤可以导致皮肤皱缩，甚至乳头内陷，而位于乳腺深部的 GCT 可继发累及胸壁筋膜。

GCT 呈实性巢团状或条索状排列，细胞多为圆形、卵圆形，界限不清，胞核浓缩，胞质内红染颗粒不明显，类似于上皮细胞，胶原纤维间隔形似硬化的间质，生长呈浸润性，其形态与石蜡切片差异较大，极易误诊。

声像图表现多样，边界清楚或不清楚，后方回声增强或衰减，边缘可有毛刺或者成角状，通常无钙化灶。

病例 7：女，36 岁，发现"右乳包块"1 个月，无乳腺癌家族史。(图 7-1-7)

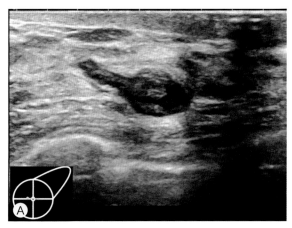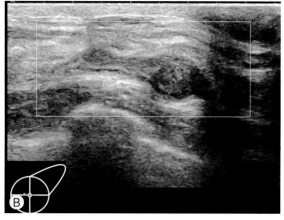

图 7-1-7　乳腺颗粒细胞瘤
A. 右乳外上象限低回声结节，BI-RADS 4A 类；B. CDFI：团块内未见血流信号

【病理】

颗粒细胞瘤。

病例 8：女，33 岁，发现"右乳包块"5 个月，无乳腺癌家族史。(图 7-1-8)

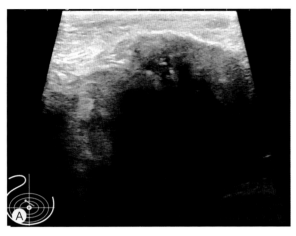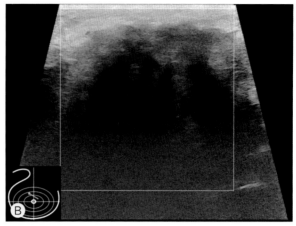

图 7-1-8　乳腺颗粒细胞瘤

A. 右乳巨大低回声团块，BI-RADS 4C 类；B. CDFI：团块内未见血流信号

【病理】

颗粒细胞瘤。

八、良性外周神经鞘膜肿瘤

(一) 神经纤维瘤病

神经纤维瘤病(neurofibromatosis)是由于基因缺陷导致神经嵴细胞发育异常而引起神经纤维瘤多发或伴发全身系统损害的常染色体显性遗传病。分为周围型和中枢型 2 种亚型，周围型占神经纤维瘤病的绝大多数。发生在乳腺的神经纤维瘤属于周围型，较为少见。

牛奶咖啡斑为本病的重要特征，表现为大小不一的牛奶咖啡色或棕色斑疹；其次，可在身体任何部位(例如臀部、大腿、深部软组织、腹膜后、纵隔、眼眶、舌、胃肠道等)出现大小不等、浅在多发的皮下结节或肿块。

丛状神经纤维瘤由 Schwann 细胞、成纤维细胞和外周神经细胞构成，以 Schwann 细胞增生为主，形成典型的丛状结构。电镜检查可见上述细胞的超微结构。免疫组化标记 Vimentin、S-100 蛋白阳性，EMA 散在阳性，丛状结构内神经轴索 NSE 或 NF 阳性。

神经纤维瘤病影像报道较少见，声像图主要表现为：①结节型。当脂肪层深面的肌肉、肌腱等软组织受累时，超声显示为多发类圆形、分叶状低回声结节，沿周围神经干走行方向集中分布，其间可见正常的肌肉或肌腱回声，结节一端或两端与神经干相连，呈鼠尾征，病变处神经增粗明显，正常纤维束结构消失，CDFI 显示点条状彩色血流信号。②丛型。丛型神经纤维瘤病一般累及较大范围的神经干，甚至蔓延至分支形成花生簇样或串珠样，其超声特征是结节间有增粗的神经相连，结节呈串珠样表现，部分结节间可见粗细不均、走行欠规则的线状稍高回声，可能是增粗扭曲的神经，CDFI 显示病变区血流信号较丰富。③弥漫型。当皮肤及皮下脂肪层受到侵犯时，超声探查不到明显结节，显示为皮肤及皮下脂肪层弥漫性增厚，回声增强不均匀，边界不清，形态不规则，内见多处条索状的弱回声带，或者是片条状弱回声中可见线片状稍强回声，呈羽毛状排列。

(二) 神经鞘瘤

神经鞘瘤(Schwannoma)是始发于 Schwann 细胞的良性肿瘤，又名为 Schwann 细胞瘤，始发于神经鞘膜 Schwann 细胞。乳腺神经鞘瘤的具体病因目前尚不明朗，是一种起始于周围神经鞘的肿瘤。

乳腺神经鞘瘤在全身各部位神经鞘瘤中约占 2.6%。瘤体较小者可无任何表现，较大者由于肿块压迫神经，可导致疼痛或麻痹，伴放射。国内外报道以良性者居多，单发多见，大小不均，瘤体生长相当缓慢，病程也较长。触诊肿块多是椭圆形或梭形,质地中,边界清楚,表面较光滑,活动度可,瘤体较大时常表现为出血、黏液性变或囊性变。乳腺神经鞘瘤少数是恶性肿瘤,肿物形态多不规则,质地硬,瘤体表面不光滑,边界不清,与周围正常组织有粘连而活动度较差,有时伴有出血、坏死等。

肿瘤形状以类圆形或分叶形多见,切面多显示灰白色、质中、实性、似鱼肉状,包膜不明显。病理切片镜下表现为大量梭形 Schwann 细胞构建的肿瘤组织,部分区域稠密,部分区域稀疏,部分区域见到栅栏状排列,也可见到大量血管及炎症细胞浸润。乳腺恶性神经鞘瘤相对敏感性和特异性较高的肿瘤标志物是S-100,该标志物是乳腺恶性神经鞘瘤免疫组织化学诊断的首选标志物。

肿物边界清,呈类圆形,内部低回声,后方回声可伴有增强,彩超表现血流信号较丰富。肿块囊性变或出血时,可见欠规则的无回声区,内部回声不均,肿块后缘回声无明显变化,肿块周边及内部显示血流信号丰富。

九、脂肪瘤

脂肪瘤(lipoma)为良性肿瘤,常发生在肩、背、腹、颈及四肢近端的皮下组织,但发生在乳腺者往往少见。

而乳腺脂肪瘤多发生于较肥胖的中老年女性,以 40~60 岁多见,临床常无任何症状,很少引起患者的注意。触诊时多为圆形或分叶状柔软的肿块,边界清晰,无压痛,活动好,生长缓慢,极少发生恶变。

病理改变的镜下特点:根据组织成分的不同分为四种类型。①乳腺单纯型脂肪瘤:组织形态与一般脂肪瘤无异,有时难与正常脂肪区别,往往需要借助肉眼观察帮助诊断。部分病例可有黏液变性等。②乳腺内血管型脂肪瘤:不多见,瘤组织由成熟的脂肪细胞和血管组织及数量不等的纤维组织构成。有的病例以脂肪为主,伴有灶性血管增生。有的病例则以血管增生占优势,脂肪组织掺杂其中。③乳腺纤维型脂肪瘤:脂肪瘤组织中掺杂较多的纤维组织成分。④乳腺脂肪瘤:由成熟脂肪、纤维、乳腺腺体或腺上皮混杂在一起组成的一种特殊肿瘤,也称错构瘤。

体积较大者呈网格状分布,无明显包膜,边界欠清,回声稍低,与周围正常脂肪组织回声较为接近。体积较小者,有较薄的包膜,边界清,回声中强,可呈分叶状,与周围正常脂肪组织回声反差较为明显,后方回声无衰减。CDFI:肿块周边及内部无明确血流信号,若周边轮廓不规则,内部见血流信号,应想到恶变可能。

病例 9:女,55 岁,发现"左乳外下象限包块"4 个月,无乳腺癌家族史。(图 7-1-9)

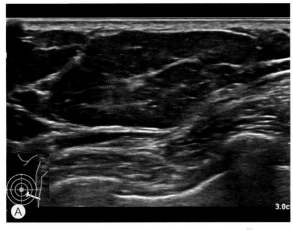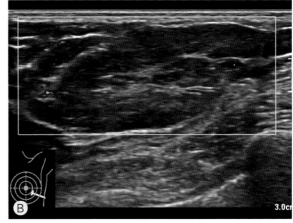

图 7-1-9 乳腺脂肪瘤
A. 左乳外下象限脂肪层内等回声结节,BI-RADS 2 类;B. CDFI:结节内未见血流信号

【病理】
脂肪瘤。

病例 10：女,55 岁,发现"右乳包块"2 个月,无乳腺癌家族史。(图 7-1-10)

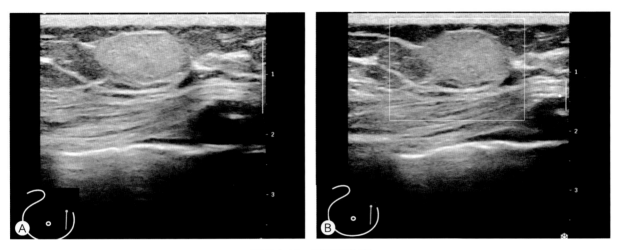

图 7-1-10　乳腺脂肪瘤

A. 右乳内侧象限脂肪层内高回声结节,BI-RADS 2 类；B. CDFI: 团块内未见血流信号

【病理】

脂肪瘤。

十、血管脂肪瘤

颗粒细胞肿瘤(granular cell tumor,GCT)是脂肪瘤的一种特殊类型。通常见于青少年和年轻成人的脂肪细胞良性肿瘤。其表现为直径 0.5~2cm 的柔软皮下结节,常位于前臂和胸壁。病变通常呈多发性。临床上,血管脂肪瘤与脂肪瘤非常相似,但血管脂肪瘤通常伴有疼痛和压痛。肉眼下,血管脂肪瘤为较小、边界清楚的皮下肿瘤;组织学检查显示边界清楚的包裹性肿瘤,由成熟脂肪细胞和毛细血管混合而成。通常可见纤维蛋白血栓,偶尔可见以血管成分为主(细胞性血管脂肪瘤)。脂肪瘤中看不到血管增生成分。

病例 11：女,61 岁,发现"左乳包块"4 个月,无乳腺癌家族史。(图 7-1-11)

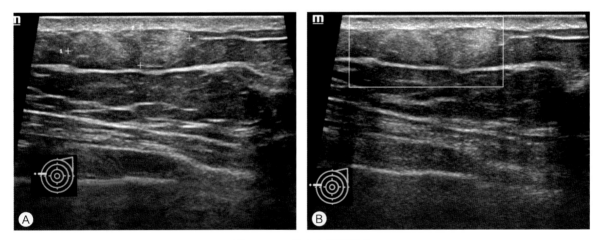

图 7-1-11　乳腺血管脂肪瘤

A. 左乳内侧象限稍高回声结节,BI-RADS 2 类；B. CDFI: 团块内未见血流信号

【病理】

血管脂肪瘤。

第二节 纤维上皮性肿瘤

一、纤维腺瘤

乳腺纤维腺瘤(fibroadenoma)是临床常见的女性良性肿瘤,超声检查可对多数乳腺纤维腺瘤作出正确诊断,但仍有一部分病灶的超声表现不典型,易与乳腺其他良性病变或乳腺癌相混淆。

主要表现为乳房无痛性肿块,很少伴有乳房疼痛或乳头溢液。肿块往往是无意中被发现。单发居多,亦可多发,也可两侧乳房同时或先后触及肿块。多为圆形或椭圆形,边界清楚,边缘整齐,表面光滑,富有弹性,无压痛,活动度较大,与皮肤无粘连。多见于 30 岁以前的青年妇女,绝经后很少见,肿瘤多发生在乳腺上象限,大多数为单发,亦有单侧或双侧多发者。

大体形态肿瘤质韧,边界清楚,大部分可有包膜,切面质地均匀,色淡粉红,稍向外突,向管型及分叶型腺纤维瘤的切面可呈黏液样光泽和裂隙,围管型腺纤维瘤在切面上可呈颗粒状,囊性增生型腺纤维瘤中常见小囊肿,且质地较硬。

病例 12:女,42 岁,发现"左乳外上象限包块"1 个月,无乳腺癌家族史。(图 7-2-1)

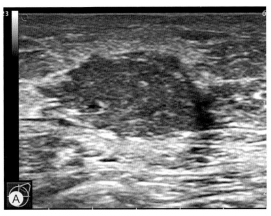

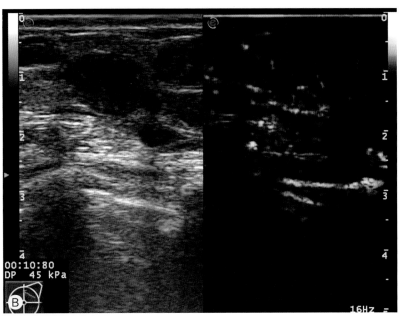

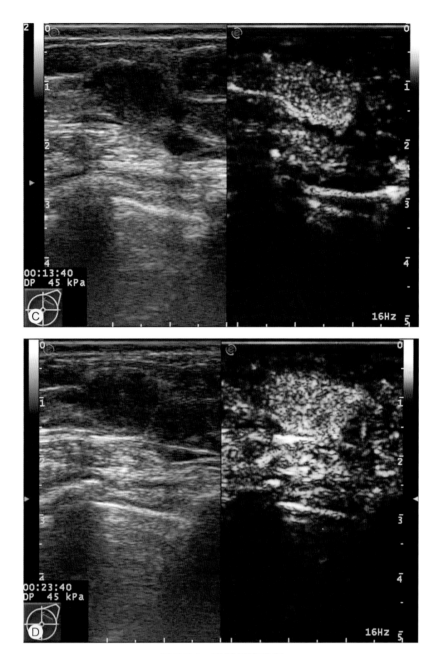

图 7-2-1　乳腺纤维腺瘤

A. 左乳外上象限低回声结节,大小约 18mm×11mm×10mm,不规则形,边缘不光整,沿皮肤平行生长,后方无声衰减,无周围腺体纠集征,BI-RADS 4A 类;B~D. CEUS 主要表现及再分类:符合 D 模型(呈快进高增强,无扩大,增强后呈椭圆形,边缘光整,无滋养血管征及蟹足征,无增强缺损区)BI-RADS 3 类

【病理】

纤维腺瘤。

病例 13：女，39 岁，发现"右乳包块"1 周，无乳腺癌家族史。（图 7-2-2）

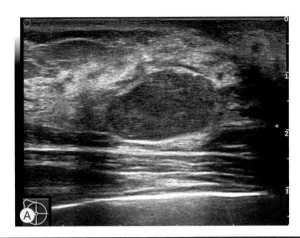

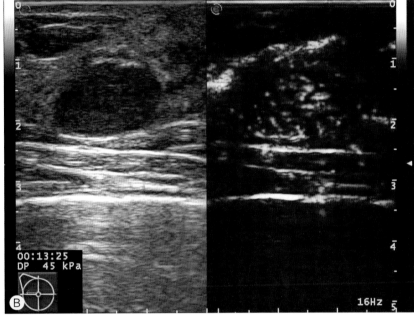

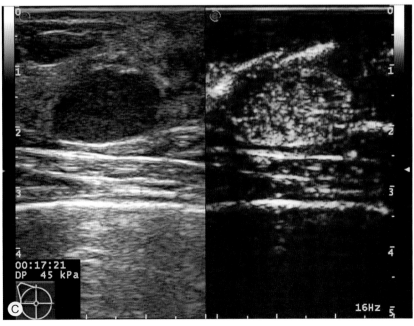

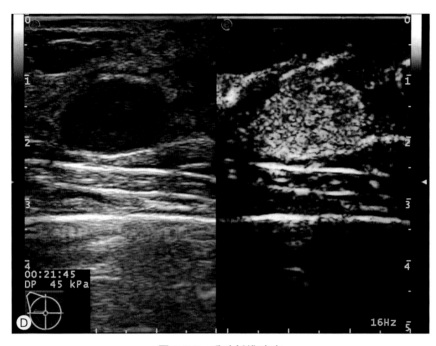

图 7-2-2　乳腺纤维腺瘤
A. 右乳外侧象限低回声结节,BI-RADS 3 类; B~D. CEUS 主要表现及再分类:符合 D 模型

【病理】

纤维腺瘤。

病例 14:女,37 岁,发现"右乳包块"2 个月,无乳腺癌家族史。(图 7-2-3)

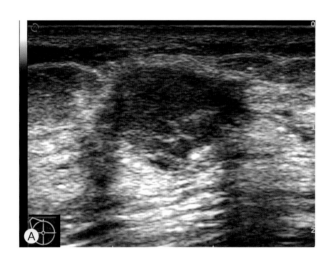

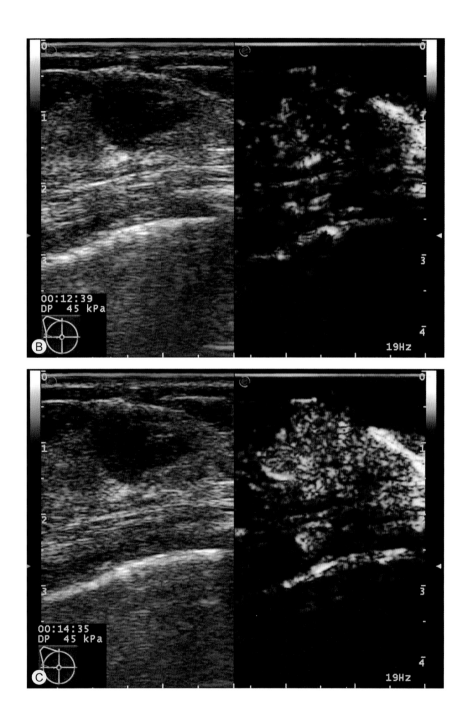

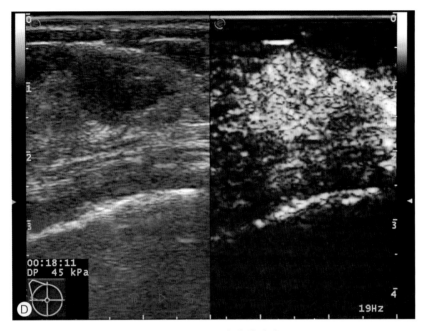

图 7-2-3 纤维腺瘤伴腺病

A. 右乳外侧象限低回声结节,BI-RADS 4A 类;

B~D. CEUS 主要表现及再分类:符合 D 模型

【病理】

纤维腺瘤伴腺病。

病例 15:女,55 岁,发现"左乳外下象限包块"1 个月,无乳腺癌家族史。(图 7-2-4)

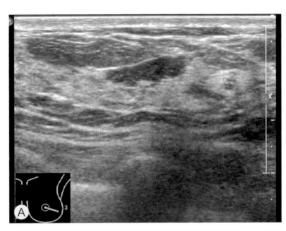

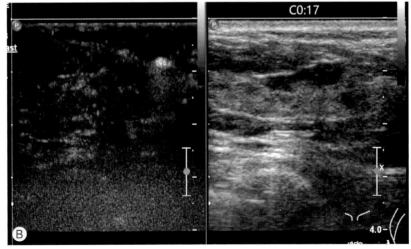

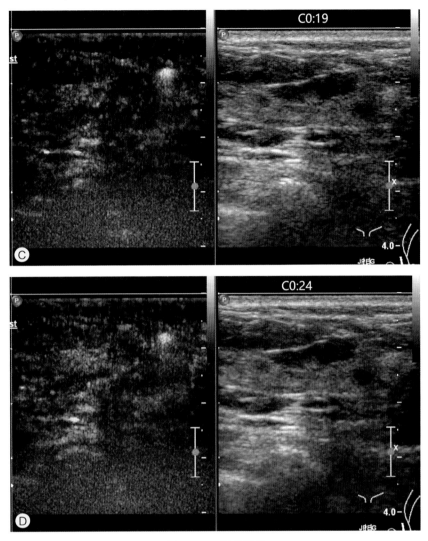

图 7-2-4 纤维腺瘤
A. 左乳外下象限低回声结节,BI-RADS 4A 类;
B~D. CEUS 主要表现及再分类:符合 D、F 模型

【病理】

纤维腺瘤。

病例 16:女,43 岁,无乳腺癌家族史。(图 7-2-5)

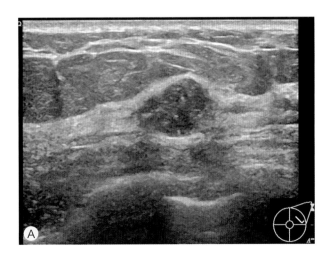

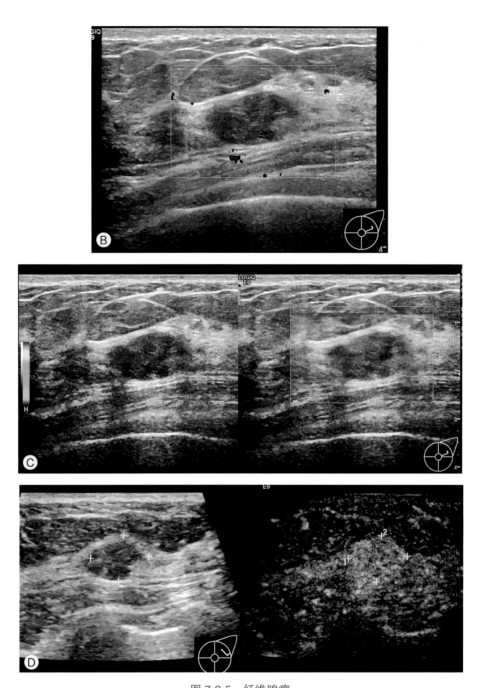

图 7-2-5　纤维腺瘤

A. 左乳外上象限低回声结节，BI-RADS 4A 类；B. CDFI：结节内未探及明显血流信号；
C. 弹性成像：4 分，质硬；D. CEUS 主要表现及再分类：符合 D 模型

【病理】

纤维腺瘤。

病例 17：女，20 岁，无乳腺癌家族史。(图 7-2-6)

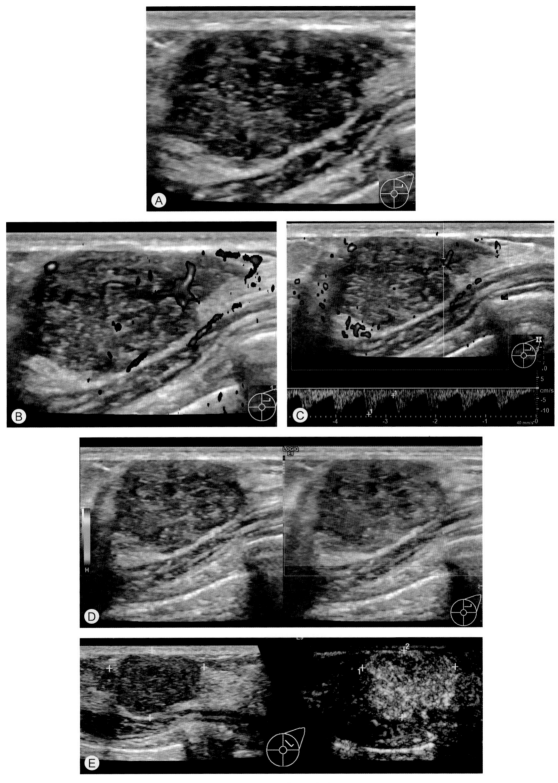

图 7-2-6 纤维腺瘤

A. 左乳外上象限低回声结节，BI-RADS 4A 类；B. CDFI：结节内探及较丰富血流信号，RI 约 0.71；C. CDFI：结节内探及较丰富血流信号，RI 约 0.71；D. 弹性成像：5 分，质硬；E. CEUS 主要表现及再分类：符合 D 模型

【病理】

纤维腺瘤。

病例 18：女，37 岁，无乳腺癌家族史。(图 7-2-7)

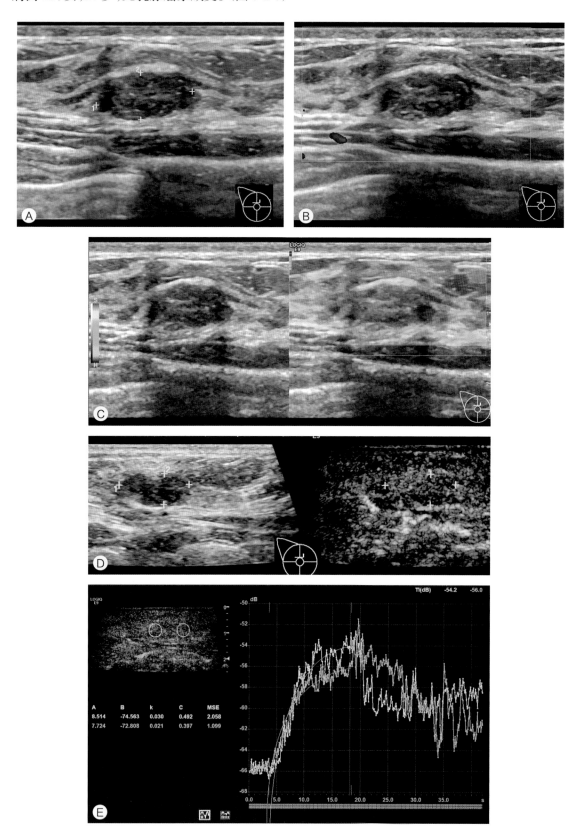

图 7-2-7 纤维腺瘤

A. 右乳 12 点低回声结节，BI-RADS 4A 类；B. CDFI：结节内探及较丰富血流信号，RI 约 0.71；

C. 弹性成像：5 分，质硬；D、E. CEUS 主要表现及再分类：符合 D 模型

【病理】

纤维腺瘤。

二、良性叶状肿瘤

乳腺叶状肿瘤（phyllodes tumor），原名乳腺叶状囊肉瘤，该肿瘤最典型的特征是形成叶状结构，突向囊腔内，由间质和上皮两种成分组成，生物学行为难以预测。叶状肿瘤可以侵犯邻近乳腺组织，还可以复发、转移和恶变。目前 WHO 按照组织学特征将其分为良性、交界性和恶性，但目前还没有区分上述 3 个级别的明确标准。有报道指出，区分不同级别的叶状肿瘤应当综合间质细胞增生和异型性的程度、核异型性，以及核分裂的程度、肿瘤的边缘、间质过度增生、出血坏死、恶性异源成分、假血管瘤样增生、复发率和转移率的程度。

良性、交界性及恶性乳腺叶状肿瘤均无特征性超声声像图表现。

病例 19：女，40 岁，发现"右乳外下象限包块"5 个月，无乳腺癌家族史。（图 7-2-8）

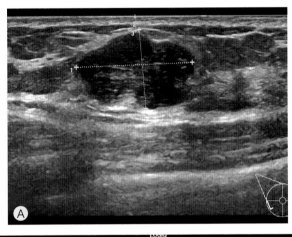

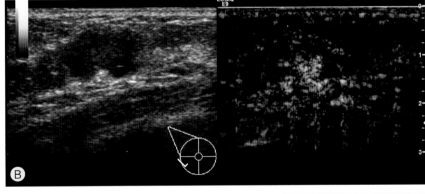

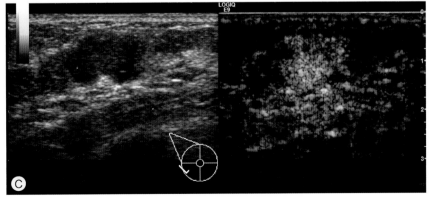

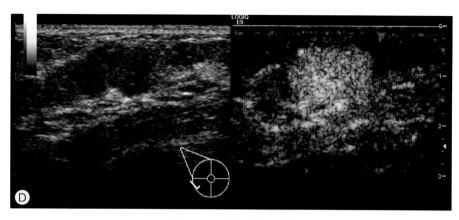

图 7-2-8 良性叶状肿瘤
A. 右乳外下象限低回声结节,BI-RADS 4A 类;
B~D. CEUS 主要表现及再分类:符合 D 模型

【病理】

纤维腺瘤,良性叶状肿瘤。

病例 20:女,28 岁,发现"左乳外下象限包块"3 个月,无乳腺癌家族史。(图 7-2-9)

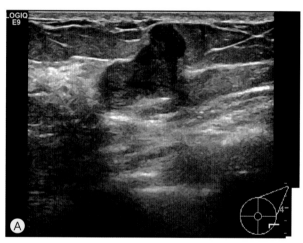

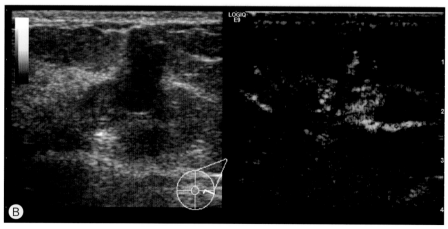

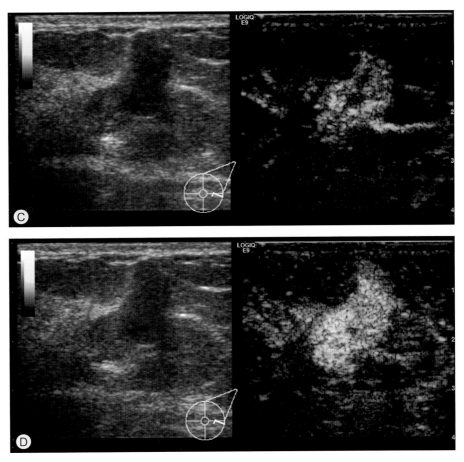

图 7-2-9　良性叶状肿瘤
A. 左乳外下象限低回声结节, BI-RADS 4B 类;
B~D. CEUS 主要表现及再分类: 符合 D 模型

【病理】

良性叶状肿瘤,部分导管上皮增生活跃。

病例 21: 女, 48 岁,发现"左乳外上象限包块" 8 个月,无乳腺癌家族史。(图 7-2-10)

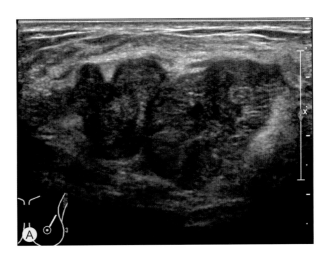

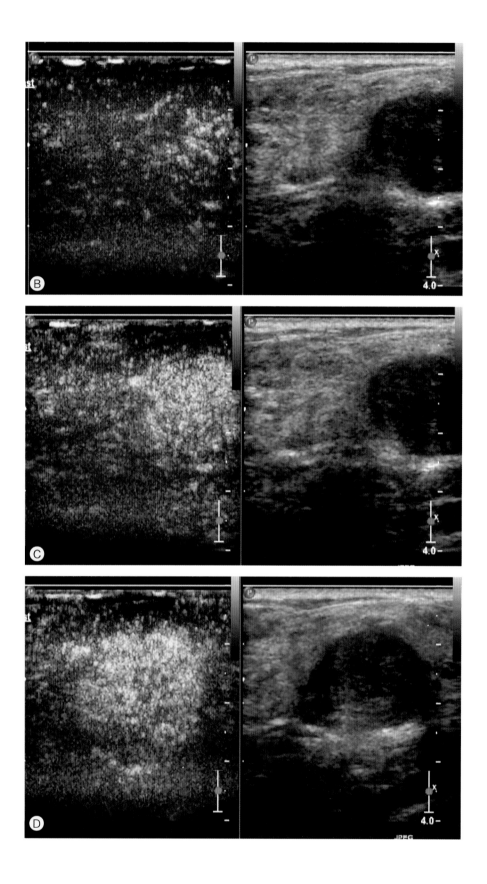

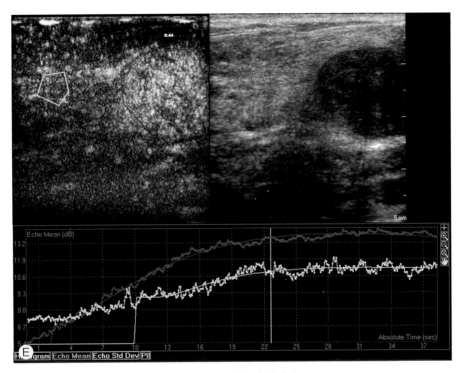

图 7-2-10 良性叶状肿瘤

A. 左乳外上象限低回声结节,BI-RADS 4B 类;B~E. CEUS 主要表现及再分类:符合 D 模型

【病理】

良性叶状肿瘤。

三、乳腺错构瘤

错构瘤(hamartoma)是指正常组织器官组成成分的异常混合,属于肿瘤样畸形,全身多种脏器均可发生。其中乳腺错构瘤(breast hamartoma)是指一种含有不同比例的纤维、脂肪组织、乳腺导管和小叶成分的包裹性肿块。

肿瘤为实性体,圆形或椭圆形,质地较软,有一薄而完整的包膜。切面依据纤维、脂肪组织和小叶的多寡而异,脂肪组织为主者呈浅黄色;纤维组织为主者呈灰白色;小叶为主者表现为浅粉色。镜下见异源生长,由杂乱的纤维、脂肪组织、乳腺导管和小叶等混杂组成,有时可以出现透明软骨、平滑肌等组织。瘤体外被有薄层纤维膜,并非真包膜。乳腺小叶由少量至大量,小叶亦可萎缩,似发育不良的乳腺。

多见于中、青年,一般无自觉症状,常为自己发现乳房肿块而就诊或体检摄片发现,少数可有局部疼痛及乳头溢液。临床表现以乳腺形成肿块为特点,以左侧乳腺多见,多为单发,也有少数异位乳腺发生错构瘤的报道。

声像图多表现为乳腺组织内界限较清楚的椭圆形或类圆形肿物,有较完整包膜,内部回声因内含细胞比例而异,多数呈高回声。彩色多普勒血流显像偶见星点状血流。多数诊断为良性肿块。

病例 22：女，18 岁，发现"左乳外上象限包块"1 个月，无乳腺癌家族史。（图 7-2-11）

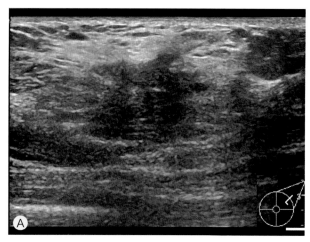

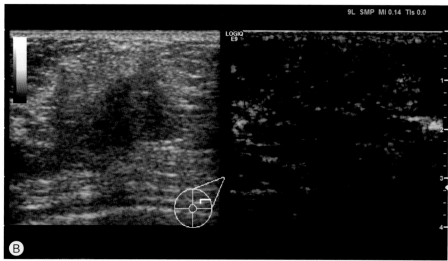

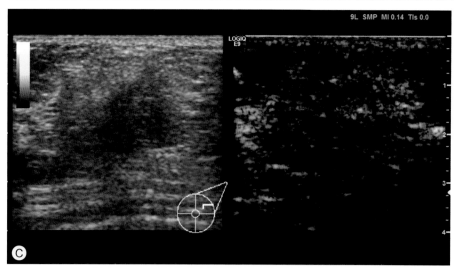

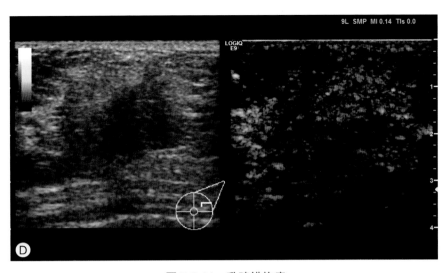

图 7-2-11 乳腺错构瘤
A. 左乳外上象限低回声团块,BI-RADS 4B 类;
B~D. CEUS 主要表现及再分类:符合 F 模型

【病理】

血管平滑肌错构瘤。

第三节 乳 头 肿 瘤

一、乳头腺瘤

乳头腺瘤(nipple adenoma),是乳头部位一种罕见的良性肿瘤,又称乳头导管腺瘤、乳头状腺瘤、侵袭性腺瘤病、旺炽性乳头状瘤病及乳头部乳头状瘤病等。主要表现为乳头部集合管和/或周围腺管的增生,往往出现旺炽性增生及假浸润等复杂的形态学改变。乳头腺瘤可出现假恶性的图像(如表面糜烂、导管内坏死、间质假浸润等),常和导管内癌或浸润性癌难以鉴别,故容易过度诊断,导致过度治疗。

病例 23:女,49 岁,发现"右乳中央区包块"2 周,无乳腺癌家族史。(图 7-3-1)

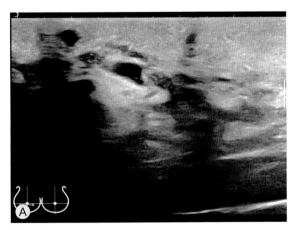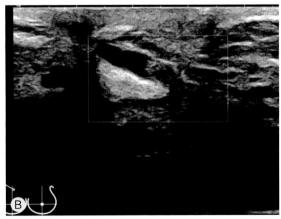

图 7-3-1 乳头腺瘤
A、B. 右乳中央区扩张导管内低回声结节,大小约 5mm×4mm×3mm,椭圆形,
边缘光整,沿导管生长,后方无声衰减,CDFI:团块内未见血流信号,BI-RADS 4A 类

【病理】

乳头腺瘤。

病例 24：女，50 岁，发现"右乳包块"2 周，无乳腺癌家族史。(图 7-3-2)

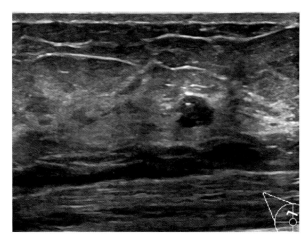

图 7-3-2　乳头腺瘤

右乳上象限低回声结节，大小约 8mm×6mm×5mm，不规则形，边缘不光整，
沿皮肤平行生长，后方无声衰减，其内似有钙化，BI-RADS 4A 类

【病理】

乳头腺瘤。

二、汗管瘤样肿瘤

又称浸润性汗管瘤样腺瘤（infiltrating syringomatous adenoma of the nipple）、乳头部汗管腺瘤、低度恶性腺鳞癌等，是一种非常少见的乳头部位良性肿瘤，具有侵袭性生长特点。

临床可有疼痛或触痛，也可出现乳头溢液或凹陷，一般无乳头溃疡或糜烂。

组织病理学有以下特点：肿瘤呈明显的浸润性生长，在乳头纤维胶原化间质内及平滑肌束间浸润，也可累及平滑肌束内和周围神经。肿瘤排列呈不规则的小管状、实性条索、巢状，可见"逗点状""蝌蚪状"管状结构（小管一侧有渐细的实性细胞条索）。肿瘤细胞分化好，呈圆 - 卵圆形、立方形、胖 - 扁梭形，核缺乏异型性，淡染有小核仁，没有核分裂象及坏死。小管、实性细胞条索、巢有明显的鳞状上皮化生，亦可形成大小不等的鳞状上皮角化囊肿。间质常有纤维化，特别是在角化囊肿周围，可有程度不同的慢性炎症细胞浸润，也可出现多核巨细胞。病变周围的乳腺组织可有程度不同的增生性病变，如腺病、导管上皮增生及大汗腺化生等。

1. 一部分呈快进高增强的乳腺良性病灶与乳腺恶性肿瘤的超声造影表现类似，符合恶性预测模型或不符合良性预测模型，即使应用了超声造影，这部分病灶仍需穿刺活检进一步诊断。基于笔者所在单位牵头的多中心研究结果，这类经超声造影后仍不能避免穿刺活检的良性病灶约占所有良性病灶的 60%，意味着经超声造影评估后可以有效避免约 40% 的非必要活检，而且随着诊断经验的积累，该比例还会不断提高，因为多中心单位中最高比例可达到 70% 左右。

2. 炎性病灶与乳腺恶性肿瘤在超声造影上的表现非常相似，常常表现为快进高增强，增强后范围扩大，边界不清，形态不规则，可伴有滋养血管征或增强缺损区。对于该类病灶的鉴别诊断，超声造影价值有限。

3. 在非占位性病变中，良恶性的超声造影鉴别诊断尚无确切标准。对于快进高增强的病灶，即使高增强范围无明显扩大，良恶性都有可能。基于笔者经验，以慢进低增强或同进等增强判定非占位性病灶为 BI-RADS 3 类，其阴性预测值及诊断准确性较高，而对于快进高增强的病灶都应判定为 BI-RADS 4 类及以上，需要超声造影引导下对高增强区行靶向活检。

08

Atlas of Contrast Enhanced
Ultrasound of Breast

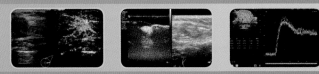

第八章　应用乳腺超声造影预测模型
漏误诊病例

不同的乳腺病灶超声造影表现各不相同,在临床实践中,面对复杂多样的造影表现,怎样赋予不同造影模式的判读权重,排除影响诊断的干扰因素,给予合理的诊断,是困扰乳腺超声造影判读和临床应用的关键问题之一。乳腺超声造影良恶性预测模型是一组乳腺良恶性病灶超声造影定性模式表现的总结和提炼,其目的意在解决乳腺病灶超声造影判读的困难,简化判读指标,以使用尽可能少的造影模式组合达到较高的诊断准确性,从而易于医师学习和使用。

基于由四川省人民医院牵头的关于"乳腺结节超声造影"单中心和多中心前瞻性研究超过 3 000 例乳腺超声造影病例的分析,普通灰阶超声分到 BI-RADS 4 类和 5 类的病灶中,超过 50% 的病灶都是良性的,应用 6 种预测模型对这些病灶进行再分类,近 40% 的良性病灶可以被重新分到 3 类,从而避免了不必要的穿刺活检,而漏诊恶性病灶的风险只有 1.79%。尽管 6 种预测模型具有良恶性病灶超声造影定性表现的普遍性,但仍有一部分良恶性病灶的微血管状态及微灌注模式相似,使超声造影存在难以克服的相互重叠表现。比如,在所有良性病灶中,约 60% 仍然表现出恶性病灶的增强模式,这部分病灶主要集中在炎性结节、微血管丰富的增生活跃腺病或导管上皮非典型增生和增殖活跃伴有滋养血管形成的纤维腺瘤。漏诊的恶性病灶均为浸润性导管癌和原位癌,绝大多数患者年龄小于 50 岁,病灶小于 2cm,TNM 分期处于 $T_1N_0M_0$ 期,所有患者均无腋窝淋巴结转移。另外,由于病灶本身的发展阶段和组织学特点,乳腺本身的超声造影背景在不同患者、同一患者的不同生理时期都存在差异,不同的超声仪器、探头、参数调节、注射剂量及部位、患者的循环状态等都可使乳腺超声造影表现各异,现阶段所用超声仪器和超声造影剂对乳腺造影的匹配度和分辨率非最佳状态,以及二维扫查的局限性、诊断医师在应用乳腺超声造影早期经验不足和一些难以解释的原因等因素,都使临床实践中,部分病例表现不典型、判读不准或困难,从而出现将恶性病灶降为 BI-RADS 3 类,或良性病灶仍然保持在 BI-RADS 4 类或升至 5 类,无法避免活检的情况。下面,我们将展示一些病例,以供读者借鉴思考。

第一节　具有良性预测模型表现的乳腺恶性肿瘤

一、导管原位癌

病例 1：女,68 岁,无乳腺癌家族史。(图 8-1-1)

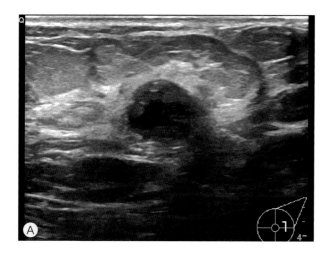

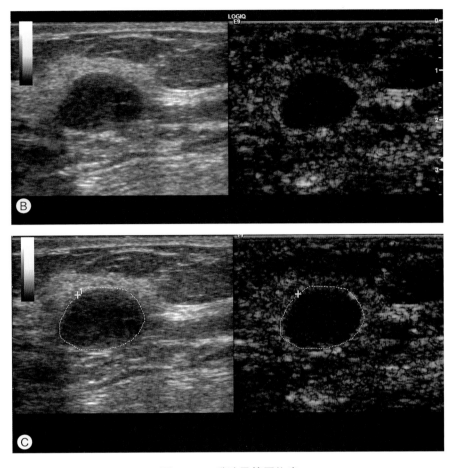

图 8-1-1　乳腺导管原位癌

A. 乳腺低回声囊实混合性结节,类圆形,边缘欠光整,非皮肤平行生长,其内无钙化,后方无声衰减,无周围腺体纠集征,BI-RADS 4B 类;B、C. CEUS 主要表现及再分类:病灶无增强,周围无明显环状高增强,增强后无增强区与二维病灶保持一致,椭圆形,边缘光整,CEUS-BI-RADS 3 类

【分析】

　　该病例的 CEUS 非常类似于透声不佳囊肿,即未观察到高增强环,也无滋养血管征或蟹足征,单纯依靠 CEUS 容易漏诊。此病例给予我们的经验是,对年龄大于 60 岁的患者,即使病灶的影像表现倾向良性,但也应给予 BI-RADS 4A 类的诊断更为合适。

　　病例 2:女,68 岁,无乳腺癌家族史。(图 8-1-2)

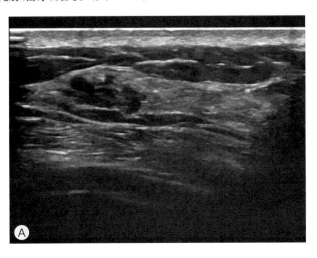

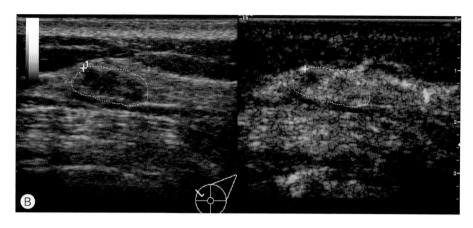

图 8-1-2 乳腺导管原位癌

A. 乳腺低回声囊实混合性结节,呈不规则形,边缘不光整,沿皮肤平行生长,其内无钙化,后方无声衰减,无周围腺体纠集征,BI-RADS 4A 类; B. CEUS 主要表现及再分类: 符合 E 模型(呈同进等增强,增强后病灶形态边缘与周围腺体融为一体,难以分辨,无滋养血管及蟹足征),CEUS-BI-RADS 3 类

【分析】

该病例患者年龄也超过 60 岁,临床实践中给予 BI-RADS 4A 类的诊断更为合适。

二、非特殊类型浸润性乳腺癌

病例 3: 女, 46 岁, 无乳腺癌家族史。(图 8-1-3)

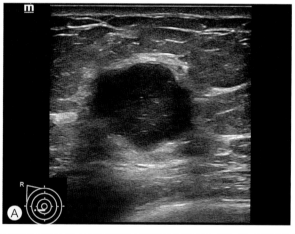

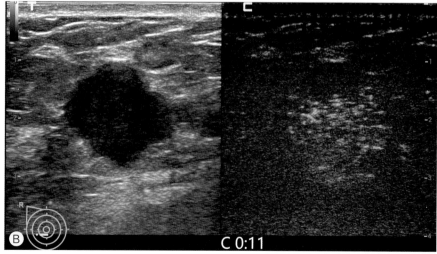

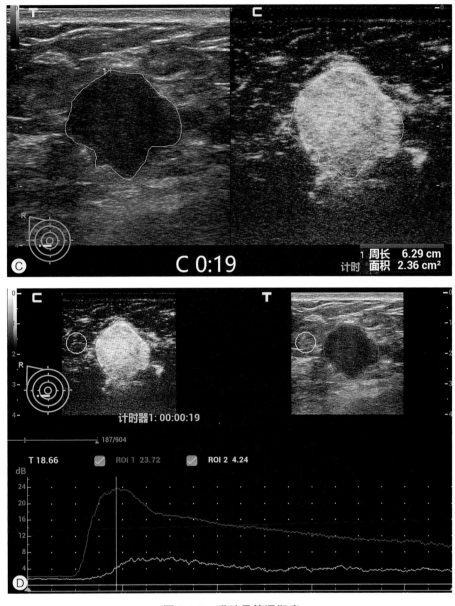

图 8-1-3　乳腺导管浸润癌

A. 乳腺低回声结节,呈不规则形,边缘不光整,非皮肤平行生长,其内无钙化,后方轻微增强,无周围腺体纠集征,BI-RADS 4C 类;B. CEUS:结节于 11 秒开始增强,呈弥漫性增强;C. CEUS 主要表现及再分类:符合 D 模型(呈快进高增强,增强后病灶范围无扩大,无滋养血管及蟹足征,无增强缺损区),增强后病灶边界较二维更光整,形态更规则,CEUS-BI-RADS 3 类;D. CEUS 定量分析:结节与周围正常腺体比较,早增强,提前达峰,峰值强度更高,上升斜率陡峭

【分析】

　　该病例在 CEUS 表现上类似于纤维腺瘤的表现。临床实践中,不是所有纤维腺瘤普通灰阶超声都表现为椭圆形边缘光整的实性结节,但该病例有一恶性征像(非皮肤平行生长)应引起足够重视,尽管这类符合 D 模型的浸润性乳腺癌在临床实践中极为少见,但如果行多模态诊断,可以避免漏诊的发生。

病例 4：女,49 岁,无乳腺癌家族史。(图 8-1-4)

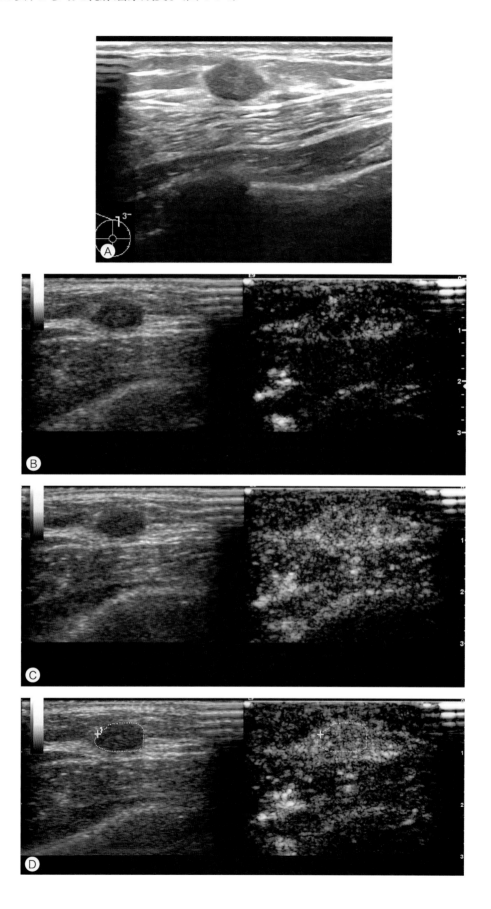

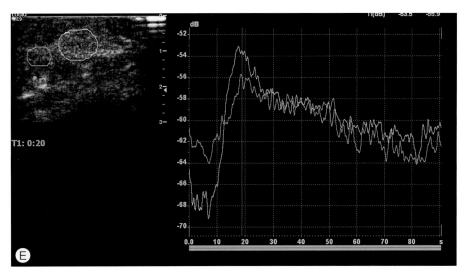

图 8-1-4　乳腺导管浸润癌

A. 乳腺低回声结节,呈类椭圆形,边缘较光整,沿皮肤平行生长,其内无钙化,后方无声衰减,无周围腺体纠集征,BI-RADS 4A 类; B. CEUS:结节于 13 秒开始增强,呈弥漫性增强; C、D. CEUS 主要表现及再分类:符合 E 或 F 模型(呈同进等或低增强,增强后病灶边界形态难以分辨,无滋养血管及蟹足征,无增强缺损区),CEUS-BI-RADS 3 类; E. CEUS 定量分析:因为病灶周围几乎没有正常乳腺腺体,属于 ACR1 级乳腺致密性,故结节与周围正常腺体没法取到相同水平同样面积的感兴趣区进行比较,致使定量分析曲线不能很准确反映真实情况,对其判读也需格外谨慎。该曲线显示,病灶与周围正常腺体相比,同步增强,同步达峰,同步消退,虽然增强强度略高于正常腺体,上升斜率略陡峭,但因为所取正常腺体感兴趣区明显小于病灶,且取到了一部分脂肪组织,故病灶略高的增强强度及上升斜率可能并非反应真实情况,从肉眼判断,病灶几乎是等增强甚至稍低增强。

【分析】

该病例在普通灰阶超声上类似于纤维腺瘤的表现。CEUS 没能表现出典型的恶性病灶增强模式,可能还是因为周围缺乏足够的正常腺体作比较所致。笔者认为,在乳腺 CEUS 造影中,应重视对病灶周围是否有足够正常腺体作比较进行评估,尽可能选择有足够腺体作比较的切面行 CEUS,否则应提前确定有足够正常腺体的扫查部位(多选择同侧乳腺相同象限或对侧乳腺相同象限区),而不是在造影时再来寻找,做到心中有数,并在造影时尽早移动探头做动态对比。此类情况对行乳腺 CEUS 的医师经验要求较高,判读和诊断时应更加慎重。

病例 5:女,35 岁,无乳腺癌家族史。(图 8-1-5)

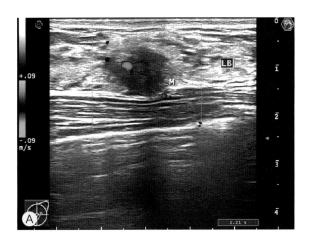

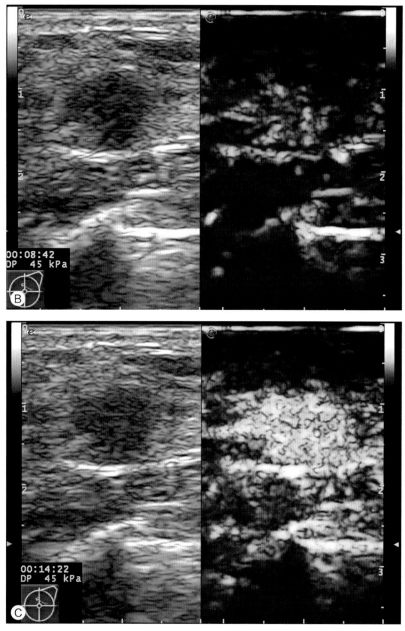

图 8-1-5　乳腺导管浸润癌

A.乳腺低回声结节,呈不规则形,边缘不光整,沿皮肤平行生长,其内无钙化,后方无声衰减,无周围腺体纠集征,其内点状血流信号,BI-RADS 4A 类;B. CEUS:结节于 8 秒开始增强,呈弥漫性增强;C. CEUS 主要表现及再分类:符合 D 模型(呈快进高增强,增强后病灶范围无明显扩大,无滋养血管及蟹足征,无增强缺损区),CEUS-BI-RADS 3 类

【分析】

该病例在 CEUS 表现上类似 D 模式,增强后病灶边缘更光整,呈椭圆形,但我们在动态扫查中观察到,在病灶左侧有一支较明亮的增强血管影,对这支血管是否为滋养血管征的判定直接影响了诊断结果。笔者认为,对于这类模棱两可的表现,除动态扫查仔细观察和经验积累外,宁左勿右仍然有其实际价值。

病例 6：女，54 岁，既往乳腺癌病史。（图 8-1-6）

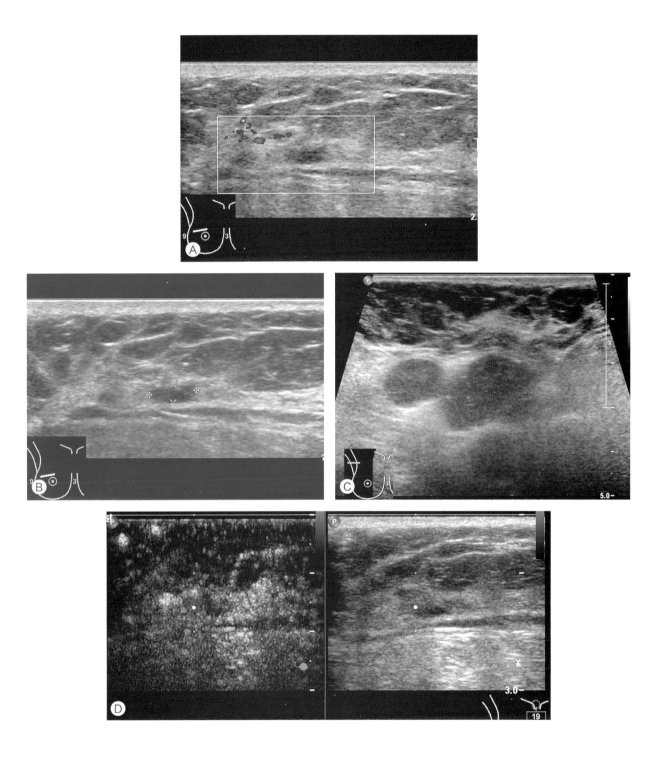

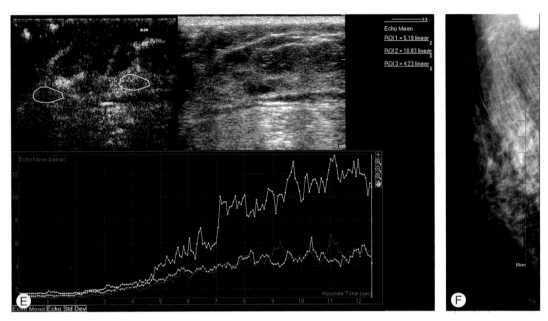

图 8-1-6　乳腺导管浸润癌

A~C. 左乳全切 + 左腋窝淋巴结清扫术后；右乳外上象限低回声结节，类椭圆形，边缘较光整，沿皮肤平行生长，其内无钙化，后方无声衰减，无周围腺体纠集征，其内无明显血流信号，右腋窝探及多枚异常肿大淋巴结，BI-RADS 4C 类。D. CEUS 主要表现及再分类：符合 F 模型（呈慢进低增强，无滋养血管及蟹足征），CEUS-BI-RADS 3 类。E. CEUS 定量分析：与病灶两侧相对正常腺体比较，结节呈慢进，峰值强度更低或相同，上升斜率平缓。F. 乳腺 X 线：右乳实质散在分布片絮样、结节样影，边界模糊，考虑右乳增生可能。右腋下似见结节影，其内见多发点状钙化聚集，仅部分显示，建议超声检查

【分析】

该病例在实际临床工作中并未漏诊，是因为腋窝明显异常肿大的淋巴结给予了医生足够警觉和重视。但单纯从乳腺病灶而言，乳腺 X 线、普通超声、CDFI 和 CEUS 都表现为良性病灶的影像特征，如果没有腋窝淋巴结的异常，对患者既往乳腺癌的病史重视不够，很可能造成漏诊。该病例的 CEUS 表现为低增强的原因，可能为：①病灶小，其肿瘤新生血管尚未形成，其微血管密度尚未超过周围正常腺体，或不足以被 CEUS 反映出来。②病灶为三阴性乳腺癌，本身具有血供不丰富的特点。此病例给予我们的经验是，对有乳腺癌病史的患者，即使病灶的影像表现倾向良性，但也应给予 BI-RADS 4A 类的诊断更为合适。

病例 7：女,54 岁,无乳腺癌家族史。(图 8-1-7)

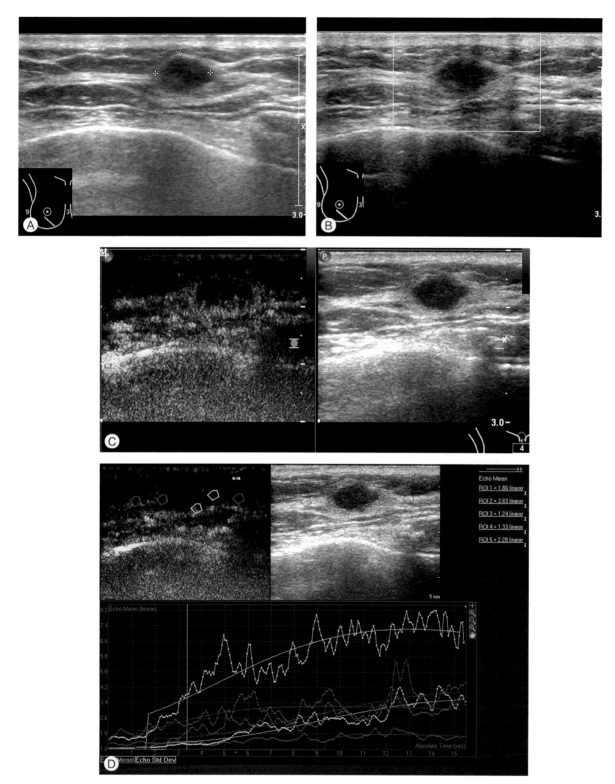

图 8-1-7 浸润性乳腺癌

A、B. 乳腺低回声结节,类椭圆形,边缘较光整,沿皮肤平行生长,其内无钙化,后方无声衰减,无周围腺体纠集征,其内无明显血流信号,BI-RADS 4A 类。C. CEUS 主要表现及再分类:符合 F 模型(呈慢进低增强,无滋养血管及蟹足征,其内有较大范围无增强区),CEUS-BI-RADS 3 类。D. CEUS 定量分析:由于病灶仅有周边及后方少许增强,故对感兴趣区的取样和判读造成了一定困难和干扰。从 TIC 看,仅病灶后方 1 处相较于病灶左右两侧感兴趣区和周围相对正常腺体呈快进高增强,但其上升斜率并非陡峭,其余 4 处感兴趣区均呈同进等增强表现

【分析】

该病例的误诊,回顾性分析还是因为诸多干扰因素影响了临床判断。①病灶本身小,提供的造影信息有限,其肿瘤新生血管可能尚未形成,其微血管密度尚未超过周围正常腺体,或不足以被 CEUS 反映出来;②由于 CEUS 表现出了较大范围的无增强区形成,使肉眼判读很容易将病灶视为慢进低增强,此时根据预测模型低增强病灶不判读无增强区的有无,而将其归为 F 模型;③尽管 CEUS 定量分析 TIC 曲线显示了病灶周边少许增强区呈快进高增强和同进等增强,如果单纯依靠 TIC 分析,在同进等增强和快进高增强的前提下出现无增强区,因将该类造影表现归为恶性预测模型的 B 或 C 模型,但病灶后方所取快进高增强感兴趣区肉眼判读似乎有一支血管从该区域走行,加之病灶两侧乳腺正常腺体极少,导致在综合分析时将快进高增强曲线的出现归因于增强血管所致,同进等增强曲线的出现归因于用于比较的正常腺体极少所致。此病例给予我们的经验是,对有这类小于 1cm 的病灶,或周围缺乏足够腺体作比较时,对 CEUS 的表现判读应该更谨慎,充分认识疾病本身的发生发展规律,考虑影响判读的干扰因素,其诊断不能仅依赖 CEUS。同时,定量分析可以很好地纠正定性分析的主观偏倚,给予相对更客观的判定。

【病理】

浸润性乳腺癌;免疫组化:ER 约 90%,PR 约 30%,HER2(1+),CK(+),P63(−),Calponin(−),CK5/6(−),Ki-67 约 20%。

病例 8:女,46 岁,无乳腺癌家族史。(图 8-1-8)

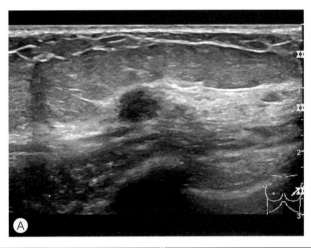

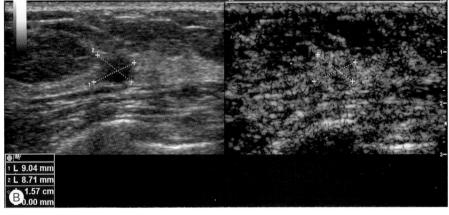

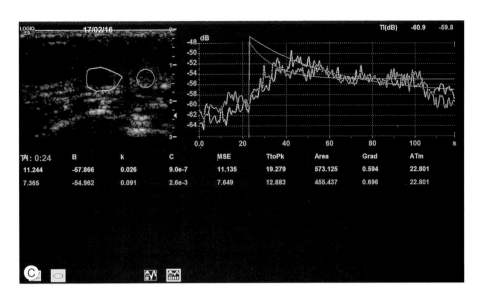

图 8-1-8 浸润性乳腺导管癌

A. 左乳外上象限低回声结节,呈不规则形,边缘不光整,沿皮肤平行生长,其内无钙化,后方轻微声衰减,无周围腺体纠集征,BI-RADS 4A 类;B. CEUS 主要表现及再分类:符合 E 模型(呈同进等增强,增强后与周围腺体几乎融为一体,其边缘形态难以分辨,无增强缺损、滋养血管及蟹足征),CEUS-BI-RADS 3 类;C. CEUS 定量分析:与病灶侧相对正常腺体比较,结节呈同进、同步达峰,峰值强度相同,上升斜率一致

【分析】

该病例呈现出了良性预测模型 E 的造影表现。尽管首诊医师换了两个不同的切面对病灶进行超声造影,但都未显示出滋养血管、蟹足征或增强缺损区等足以提示恶性表现的征象。定量分析也支持其同进等增强同步消退的表现。分析该病例出现此 CEUS 表现的原因,可能还是因为病灶小及肿瘤本身发生发展过程中的差异所致,另外,该病例的病理分级为 1 级,说明其分化程度好,可能也是导致微血管及微灌注与周围相对正常腺体差异不明显的原因。此病例依然提醒我们,对于小于 1cm 的病灶,超声造影的判读应该更加慎重。

病例 9:女,36 岁,无乳腺癌家族史。(图 8-1-9)

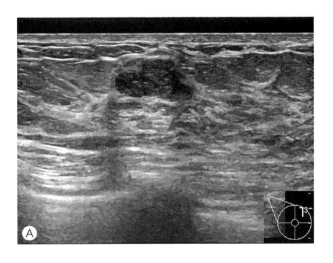

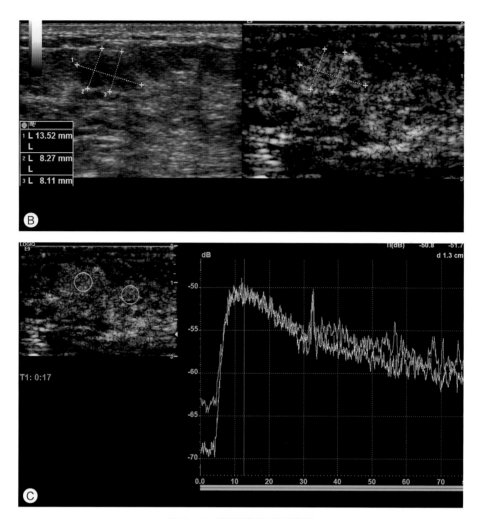

图 8-1-9　浸润性乳腺导管癌

A. 右乳内上象限低回声结节,呈不规则形,边缘欠光整,沿皮肤平行生长,其内无钙化,后方无声衰减,无周围腺体纠集征,BI-RADS 4A 类;B. CEUS 主要表现及再分类:符合E 模型(呈同进等增强,无增强缺损、滋养血管及蟹足征),CEUS-BI-RADS 3 类;C. CEUS定量分析:与病灶侧相对正常腺体比较,结节呈同进、同步达峰,峰值强度相同,上升斜率一致

【分析】

该病例呈现出良性预测模型 E 的造影表现。由于结节主要突出于乳腺脂肪层内,故从肉眼判读,似乎呈稍高增强,不符合同进等增强后病灶与周围腺体融为一体,边缘形态难以分辨的表现。但借助定量分析 TIC 曲线,可以有效地纠正定性分析的主观偏倚。此病例结节超过 2cm,病理分级 2 级,属于中等分化,免疫组化:ER 为 70%,PR 为 20%,HER2(2+),Ki-67 为 15%,E-ca(1+),但仍然没有表现出恶性肿瘤的 CEUS 特征,说明良恶性病灶的影像表现重叠在 CEUS 仍然存在,好在这类病例在我们的数据库中极少。

病例 10：女,39 岁,无乳腺癌家族史。(图 8-1-10)

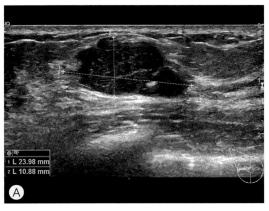

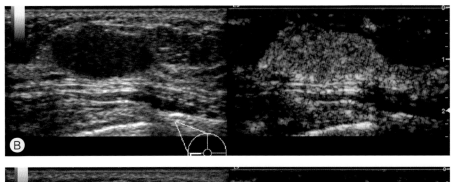

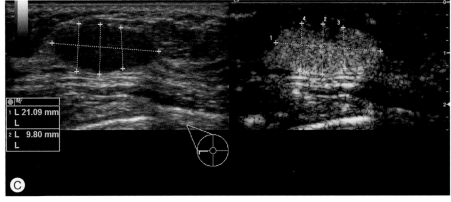

图 8-1-10　乳腺浸润性导管癌

A. 右乳外侧象限低回声结节,呈不规则形,边缘不光整,沿皮肤平行生长,其内无钙化,后方无声衰减,无周围腺体纠集征,BI-RADS 4A 类;B、C. CEUS 主要表现及再分类:符合 D模型(呈快进高增强,增强后范围无扩大,增强后病灶边缘形态与二维超声几乎保持一致,无增强缺损、滋养血管及蟹足征),CEUS-BI-RADS 3 类

【分析】

　　该病例的漏诊主要是对细节的忽视。回顾性分析,增强后高增强范围于病灶左下角有轻微扩大,但因为病灶整体呈边缘光整,类椭圆形的增强后表现,亦无增强缺损、滋养血管征及蟹足征这些明显的恶性造影特征,故很容易将其判定为良性预测模型的 D 模型。这也是乳腺超声造影中常常遇到的问题,对一些细节的判读怎么把握,过度判读会使 CEUS 在可疑乳腺结节鉴别诊断中失去其应有价值,但忽视细节又会有因低估而造成漏诊的风险。笔者认为,对于高增强的病灶,对细节应该更加仔细地进行甄别,尽管一些良性病灶也会出现高增强,但对恶性病灶的低估远比对良性病灶过度判读更应避免。随着经验的积累,掌握过度和低估的平衡会越来越好,最终达到理想的诊断水平。

第二节　具有恶性预测模型表现的乳腺良性病灶

一、纤维腺瘤

病例 11：女，30 岁，无乳腺癌家族史。（图 8-2-1）

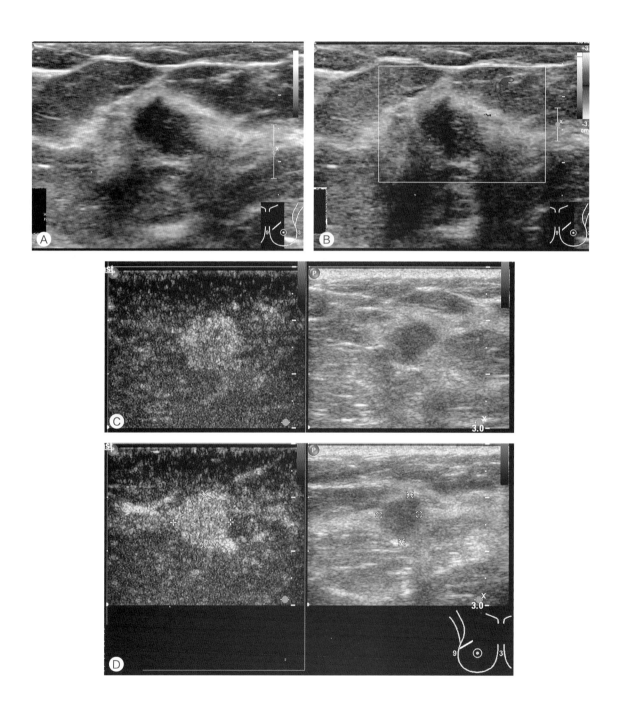

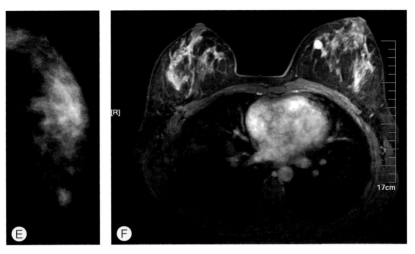

图 8-2-1　纤维腺瘤

A、B. 左乳内上象限低回声结节,呈不规则形,边缘不光整,非皮肤平行生长,其内无钙化,后方无声衰减,无周围腺体纠集征,其内无明显血流信号,BI-RADS 4C类;C、D. CEUS 主要表现及再分类:符合 A 模型(呈快进高增强,增强后病灶范围扩大),CEUS-BI-RADS 5 类;E. 乳腺 X 线:左乳内象限见一片团状高密度影,边界局部可辨,邻近实质略显牵拉,范围约 1.1cm×1.3cm,内见数枚颗粒状钙化灶,考虑占位性病变,乳腺癌不除外,请结合超声;F. MRI:左乳内侧份(2~3 点方向)见一小结节状稍长 T_1 稍长 T_2 信号影,直径约 1.2cm,弥散受限,呈持续强化,周边见索条影相连,考虑占位性病变可能大,BI-RADS 4B 类

【分析】

该病例无论在 CEUS 和 MRI 中均表现为一高增强病灶,尽管增强后与二维病灶相比,病灶呈圆形,边缘更光整,但有几点误导了判读:①病灶增强后,经测量高增强范围有扩大;② CEUS 及 MRI 均表现出病灶周边多条增强血管影,尽管在动态扫查中可以判断病灶右后方的血管为从病灶边缘走行的正常乳腺血管,但与病灶左侧相连的一支增强血管却不能完全排除没有进入病灶内,故病灶可能有滋养血管征的存在;③乳腺 X 线提示病灶内有钙化聚集。本病的最终病理结果是腺瘤,说明有别于纤维腺瘤和腺纤维瘤,由大量腺管成分组成,故增殖更活跃,微血管也更丰富,可能是造成高增强,甚至范围有扩大或出现滋养血管征的原因。

病例 12:女,44 岁,无乳腺癌家族史。(图 8-2-2)

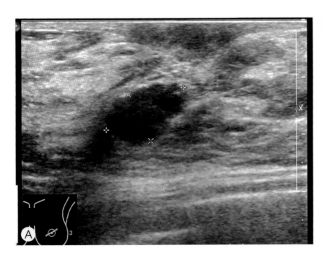
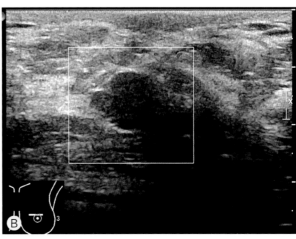

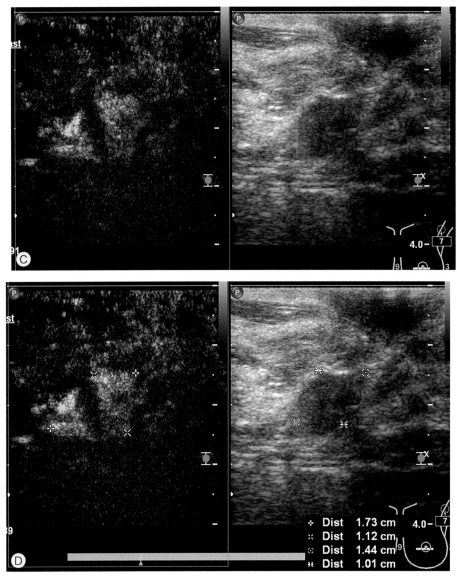

图 8-2-2 纤维腺瘤

A、B. 左乳中央区乳头后方低回声结节,呈不规则形,边缘不光整,非皮肤平行生长,其内无钙化,有小片状液性暗区,后方无声衰减,无周围腺体纠集征,其内无明显血流信号,BI-RADS 4B 类;C、D. CEUS 主要表现及再分类:符合 AB 模型(呈快进高增强,增强后病灶范围略有扩大,有增强缺损区),CEUS-BI-RADS 5 类

【分析】

该病例表现出了恶性的造影特征,但病理结果却是纤维腺瘤。在病理上,纤维腺瘤是由腺上皮和纤维组织两种成分混合组成。但肿瘤构成以腺上皮增生为主,纤维成分较少时称纤维腺瘤;若纤维组织在肿瘤中占多数,腺管成分较少时称腺纤维瘤;由大量腺管成分组成时称腺瘤。该病发生发展时间长,疾病过程也各不相同,有些增长较快,有些进展缓慢,甚至出现钙化,导致纤维腺瘤也可表现为各种造影表现,当增生活跃病灶出现增强后范围扩大、滋养血管征或同一病灶存在多种阶段组织构成时,判读较困难。该病例可能既存在增生活跃血供丰富的组织构成,也存在纤维胶原化及坏死的组织构成。

病例 13:女,21 岁,无乳腺癌家族史。(图 8-2-3)

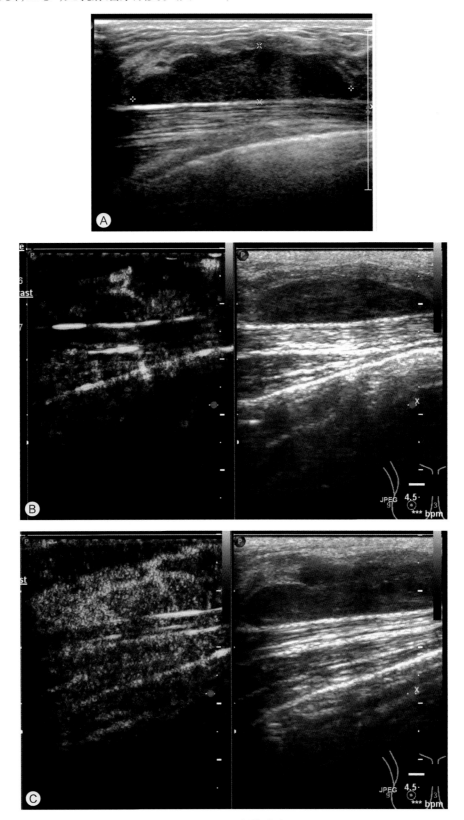

图 8-2-3 纤维腺瘤

A. 右乳上象限低回声结节,呈类椭圆形,边缘光整,沿皮肤平行生长,其内无钙化,后方
无声衰减,无周围腺体纠集征,BI-RADS 3 类;B、C. CEUS 主要表现及再分类:符合 C
模型(呈快进高增强,增强后高增强范围无扩大,有滋养血管征),CEUS-BI-RADS 5 类

【分析】

该病例表现出典型的多支滋养血管征,尽管患者年轻,普通灰阶超声表现为良性病灶征象,增强后高增强范围无扩大,但由于滋养血管征的出现,单凭CEUS应该考虑恶性。同时应与叶状肿瘤进行鉴别。这类病灶的正确诊断需要考虑多方面因素。

病例14:女,48岁,无乳腺癌家族史。(图8-2-4)

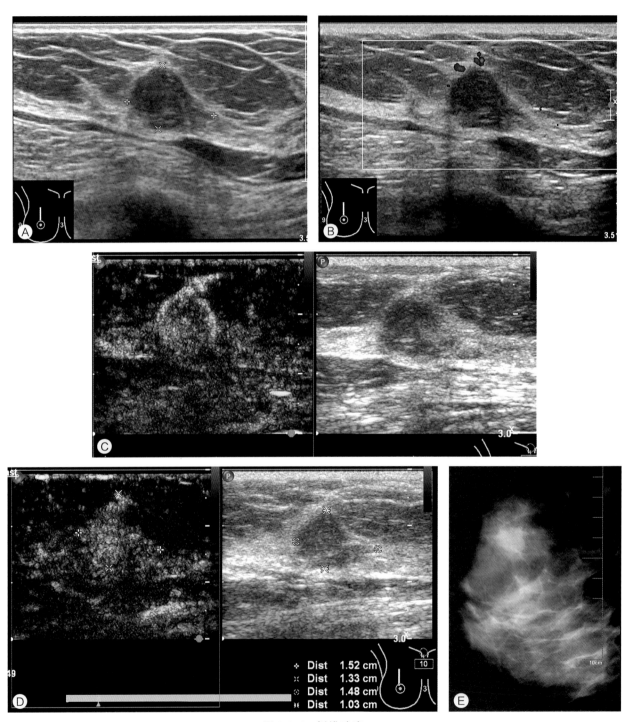

图 8-2-4　纤维腺瘤

A、B. 右乳上象限低回声结节,呈不规则形,边缘不光整,非皮肤平行生长,其内无钙化,后方无声衰减,周围腺体略显纠集征,其浅面可探及短棒状血流信号,BI-RADS 4B 类;C、D. CEUS 主要表现及再分类:符合 AC 模型(呈快进高增强,增强后高增强范围略有扩大,有滋养血管征),CEUS-BI-RADS 5 类;E. 乳腺 X 线:双乳散在稍高密度片絮影及结节影,较大者位于右乳上象限,大小约 1.6cm×1.0cm,考虑双乳增生

【分析】

该病例在动态扫查中表现出了从病灶浅面发出绕行于病灶两侧并有小分支进入病灶内的滋养血管征,经测量,高增强范围略有扩大,尽管向病灶浅面扩大的高增强区可能是由于增强血管影所导致的误判,但结合患者年轻及普通灰阶超声表现,仍然不能除外恶性。

二、导管内乳头状瘤

病例 15:女,43 岁,无乳腺癌家族史。(图 8-2-5)

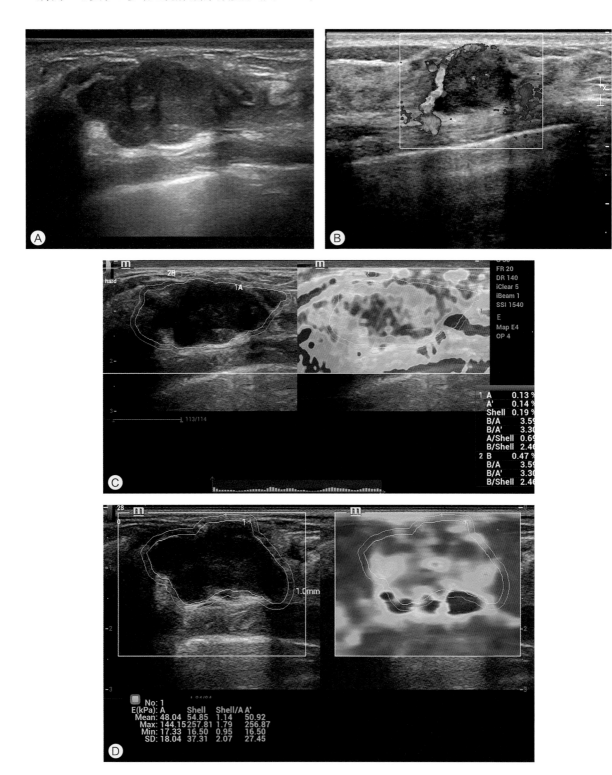

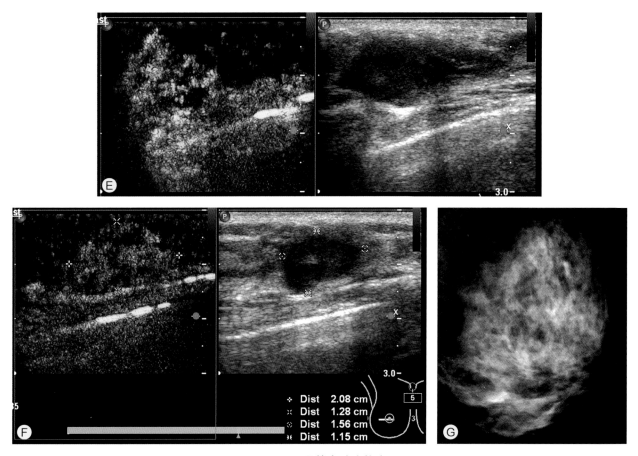

图 8-2-5　导管内乳头状瘤

A、B. 右乳中央区偏外侧象限低回声结节,呈不规则形,边缘欠光整,沿皮肤平行生长,其内无钙化,后方轻微声增强,无周围腺体纠集征及导管扩张,其周围较粗大环状血流信号,BI-RADS 4B 类;C、D. 弹性成像;E、F. CEUS 主要表现及再分类:符合 AB 模型(呈快进高增强,增强后高增强范围有扩大,有增强缺损区),CEUS-BI-RADS 5 类;G. 乳腺 X 线:右乳内下象限可见肿块影,边界较清,直径约 2.2cm,考虑 BI-RADS 4A 类

【分析】

　　该病例在动态扫查中普通灰阶超声所示粗大血管似乎并不明显,最明显的表现是有散在的多个大小不等的无增强区,肉眼判别似乎高增强范围扩大不明显,但经过逐帧回放和测量,有轻度扩大,符合恶性预测模型中的 A 和 B。结合患者年轻及普通灰阶超声、弹性成像表现,较难排除恶性可能。回顾分析,可能散在的无增强区为导管内无活性的分泌物与有活性的乳头状瘤混合在一起所致,二者普通灰阶超声表现类似,难以区分;高增强范围有所扩大,可能与病变导管周围腺体增生较活跃,血供增加有关;弹性成像显示质硬的部分,可能是多发增生的乳头状结构所致。

三、腺病

病例 16：女，38 岁，无乳腺癌家族史。（图 8-2-6）

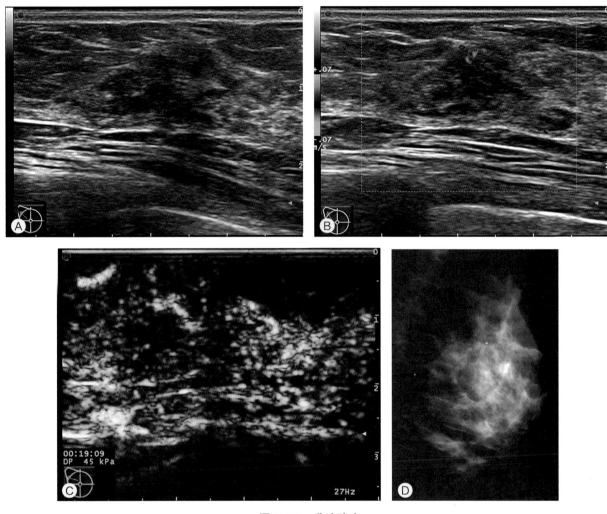

图 8-2-6 乳腺腺病

A、B. 右乳外上象限低回声结节，呈不规则形，边缘不光整，沿皮肤平行生长，其内无钙化，后方轻微声衰减，无周围腺体纠集征及导管扩张，其边缘少许短棒状血流信号，BI-RADS 4B 类；C. CEUS 主要表现及再分类：不符合任一模型（呈慢进低增强，其内可探及一滋养血管征），CEUS-BI-RADS 4A 类；D. 乳腺 X 线：双乳见斑片影、结节样影，考虑增生

【分析】

该病例为普通腺病，CEUS 除表现为有滋养血管征外，其慢进低增强是大多数腺病的典型造影表现，但由于这支明亮血管穿行于病灶内，不符合良恶性预测模型中的任何一类，不能完全排除恶性可能，致使判断多了些变数。C 模型的出现，主要是针对一些 DCIS 会有类似表现；该病例的明亮血管穿行于病灶内，也有可能是一支正常的乳腺血管，但在临床实践中有时较难区分。以笔者的经验，我们通常是以动态扫查中能明确地观察到有明亮增强血管穿行于病灶内或有分支进入病灶内来判断有滋养血管征的存在，如果判断不清，应在造影后应用 CDFI 来辅助判定；而对是否为正常乳腺血管或滋养血管，在鉴别困难时，宁左勿右。

病例 17：女，45 岁，无乳腺癌家族史。（图 8-2-7）

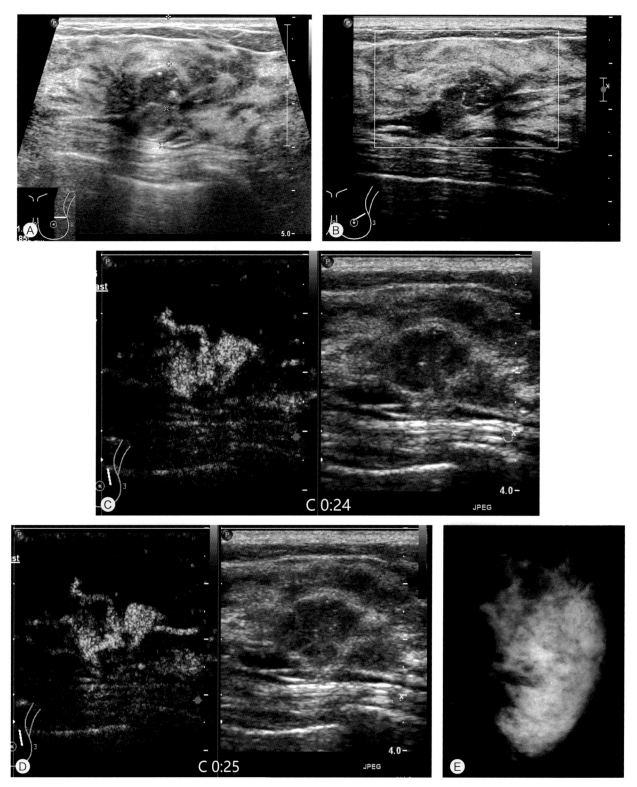

图 8-2-7　乳腺腺病

A、B. 左乳外上象限低回声结节，呈不规则形，边缘不光整，沿皮肤平行生长，其内多发钙化，后方轻微声衰减，周围腺体略显纠集征，其内及周缘无明显血流信号，BI-RADS 4B 类；C、D. CEUS 主要表现及再分类：符合 C 模型（呈快进高增强，可探及滋养血管征及蟹足征），CEUS-BI-RADS 5 类；E. 乳腺 X 线：左乳外上象限可见点状钙化灶聚集

【分析】

该病例为普通腺病,CEUS符合恶性预测模型中C模型的表现,尽管高增强范围没有扩大。C模型主要是针对一些DCIS或伴早期微浸润癌或扩大不明显的黏液癌或恶性叶状肿瘤会有类似表现;该病例的滋养血管征和蟹足征很明显,乳腺X线也提示有钙化聚集,结合普通灰阶超声表现及患者年龄,难以准确鉴别。有研究表明,乳腺X线表现为微钙化聚集的病例,约75%为良性病灶,而基于我们的多中心研究数据,即使结合了CEUS的多模态超声诊断,仍有50%~60%的良性病灶难以准确鉴别,需要接受进一步的穿刺活检。而国外的多项大型多中心研究也显示,即使应用了断层乳腺X线或MRI,这一比例也高达70%。

病例18:女,48岁,无乳腺癌家族史。(图8-2-8)

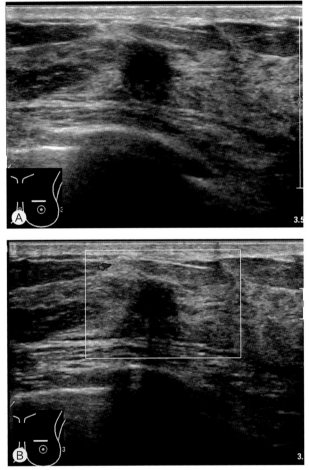

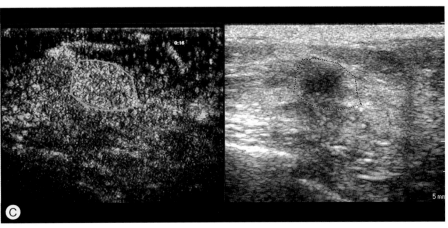

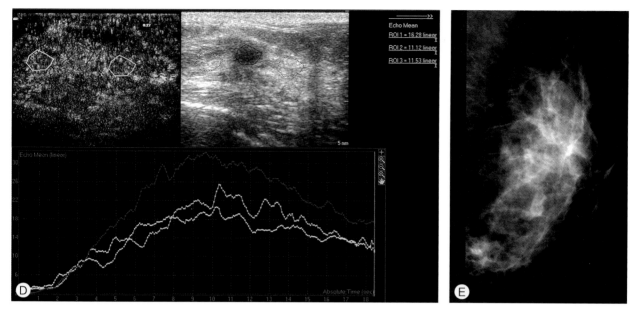

图 8-2-8 乳腺腺病

A、B.左乳上象限低回声结节,呈不规则形,边缘不光整,非皮肤平行生长,其内未探及钙化,后方声衰减,周围腺体略显纠集征,其内及周缘无明显血流信号,BI-RADS 4B 类;C、D. CEUS 主要表现及再分类:符合 A 模型(呈快进高增强,增强后病灶范围扩大),CEUS-BI-RADS 5 类,定量分析显示,病灶与周围腺体同步增强,稍提前达峰,峰值强度更高,上升斜率略陡峭于周围腺体,但不及典型乳腺癌;E.乳腺 X 线:双乳实质散在分布片絮样、结节样影,边界模糊,考虑双乳增生,左乳内下象限可见一非对称团片影,边缘模糊,范围约 2.2cm×1.4cm,可见数枚点状钙化灶,未见确切聚集,BI-RADS 0 类

【分析】

该病例病理为普通腺病,CEUS 符合恶性预测模型中 A 模型的表现,经同步勾勒高增强范围与二维病灶范围相比,确有扩大。

四、硬化性腺病

病例 19:女,51 岁,无乳腺癌家族史。(图 8-2-9)

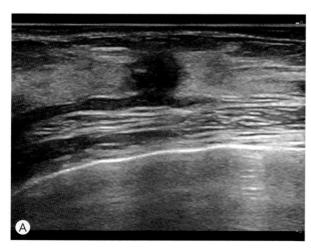

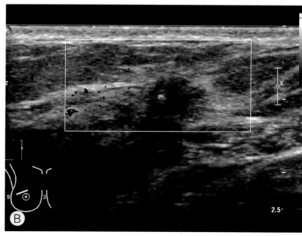

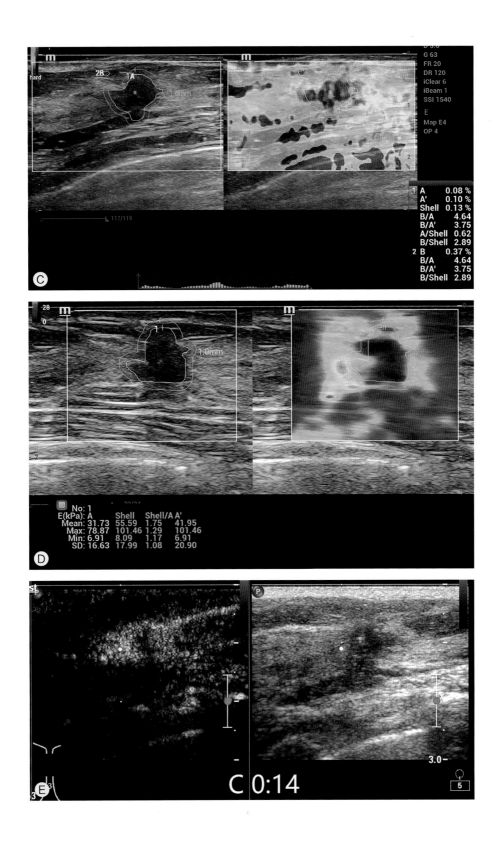

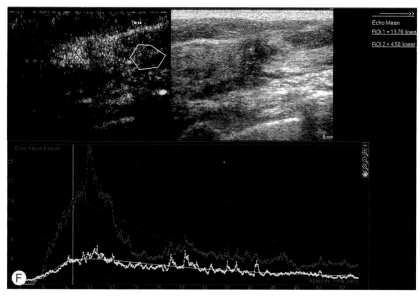
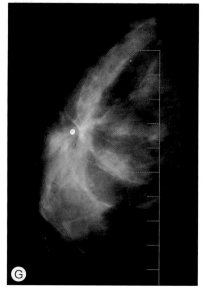

图 8-2-9　硬化性腺病

A、B. 右乳外上象限低回声结节,呈不规则形,边缘不光整,沿皮肤平行生长,其内探及一枚钙化,后方轻微声衰减,周围腺体无明显纠集征,其内及周缘无明显血流信号,BI-RADS 4B 类;C、D. 弹性成像;E、F: CEUS 主要表现及再分类:符合 AC 模型(呈快进高增强,增强后病灶范围有扩大,可探及滋养血管征及蟹足征),CEUS-BI-RADS 5 类;定量分析显示,病灶提前增强,与周围腺体同步达峰,上升斜率陡峭,峰值强度高;G. 乳腺 X 线

【分析】

该病例为硬化性腺病伴导管上皮乳头状瘤样增生及灶性导管上皮普通型增生,CEUS 符合恶性预测模型中 AC 模型的表现;硬化性腺病由于组织结构中间质纤维增生显著,质地多偏硬,周围组织甚至出现牵拉纠集征,与 IDC 类似,普通灰阶超声和弹性成像往往难以鉴别,部分硬化性腺病 CEUS 可表现为血供相似或乏血供的等增强或低增强表现,有助于鉴别;但该病例呈增强范围有扩大的高增强,可能与其内含有的导管上皮乳头状瘤样增生有关,结合患者年龄、二维及弹性成像等,难以作出准确的鉴别,仍需穿刺活检。

病例 20:女,28 岁,无乳腺癌家族史。(图 8-2-10)

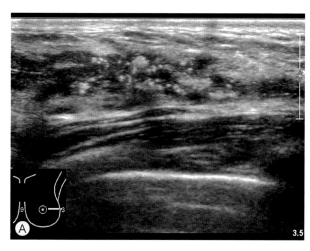
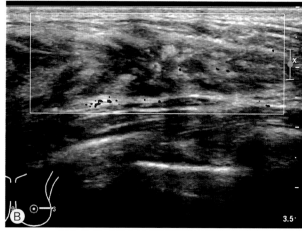

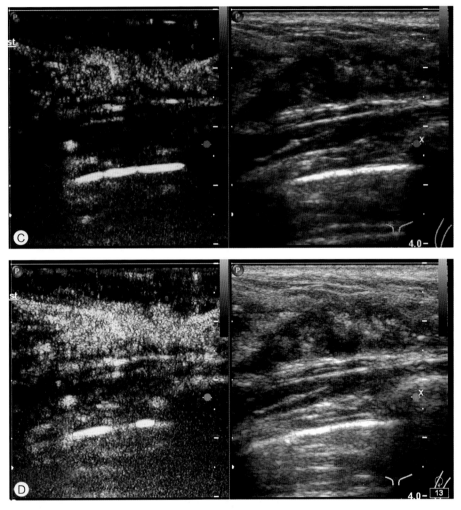

图 8-2-10 硬化性腺病

A、B. 左乳外侧象限片状减低回声区,呈不规则形,边缘不光整,沿皮肤平行生长,其内探及多数钙化聚集,后方无明显声衰减,周围腺体无明显纠集征,其内及周缘无明显血流信号,BI-RADS 4B 类;C、D. CEUS 主要表现及再分类:符合 C 模型(呈快进高增强,可探及滋养血管征),CEUS-BI-RADS 5 类

【分析】

该病例为硬化性腺病伴微小钙化形成,CEUS 符合恶性预测模型中 C 模型的表现,尽管高增强范围无扩大,局限于二维所示病灶范围内,但可观察到滋养血管征,无论普通灰阶超声表现和 CEUS 表现,都与 DCIS 的典型表现类似;尽管患者年龄轻,但难以将分类降至 BI-RADS 3 类,仍需活检。

病例21：女,53岁,无乳腺癌家族史。(图8-2-11)

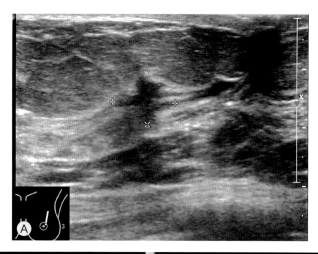

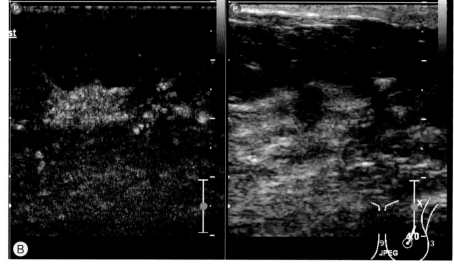

图8-2-11 放射性瘢痕

A. 左乳外上象限低弱回声结节,呈不规则形,边缘不光整,沿皮肤平行生长,其内未探及钙化,后方无明显声衰减,周围腺体纠集征及导管扩张,BI-RADS 4C类;B. CEUS主要表现及再分类:符合AC模型(呈快进高增强,增强后病灶范围扩大,可探及蟹足征),CEUS-BI-RADS 5类

【分析】

该病例为放射性瘢痕及硬化性腺病,导管上皮普通型增生,灶性区非典型增生,可见微小钙化,已处于癌前病变阶段,从患者年龄、普通灰阶超声和CEUS表现,都难以与恶性相鉴别,需活检。

免疫组化:ER约20%,PR约30%,HER2(0),CK5/6(+)肌上皮存在,P63(+)肌上皮存在,H-CK(+),Ki-67约10%。

病例 22：女，36 岁，有乳腺癌家族史。（图 8-2-12）

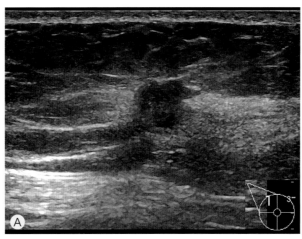

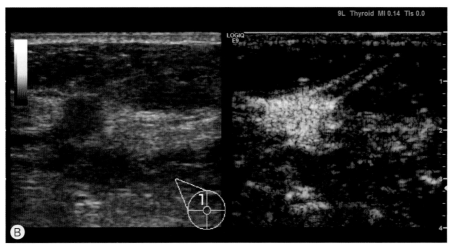

图 8-2-12　硬化性腺病

A. 右乳外上侧象限低弱回声结节，呈不规则形，边缘不光整，沿皮肤平行生长，其内未探及钙化，后方无明显声衰减，周围腺体略有纠集征，BI-RADS 4C 类；B. CEUS 主要表现及再分类：符合 AC 模型（呈快进高增强，增强后病灶范围扩大，可探及蟹足征），CEUS-BI-RADS 5 类

【分析】

该病例为硬化性腺病伴导管上皮增生，无论从患者家族史、普通灰阶超声和 CEUS 表现，都难以与恶性相鉴别，需活检。

五、非典型导管增生

病例 23：女，53 岁，既往乳腺癌病史。（图 8-2-13）

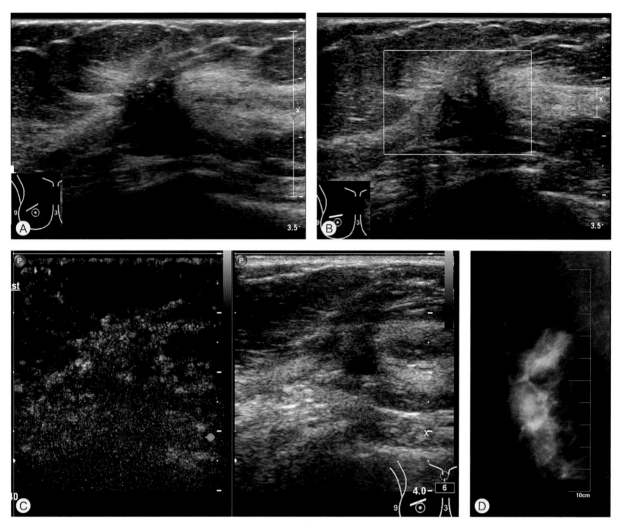

图 8-2-13 非典型导管上皮增生

A、B. 行左侧乳腺全切 + 腋窝淋巴结清扫术，右乳外上象限低回声结节，呈不规则形，边缘不光整，非皮肤平行生长，其内似探及钙化，后方声衰减，周围腺体明显纠集征，其内及周缘无明显血流信号，BI-RADS 4C 类；C. CEUS 主要表现及再分类：符合 AC 模型（呈快进高增强，增强后病灶范围有扩大，可探及滋养血管征及蟹足征），CEUS-BI-RADS 5 类；D. 乳腺 X 线：右乳实质未见确切肿块影

右乳头略凹陷，右乳结构欠规整，右乳中央区偏上为著，呈结构扭曲改变，经右乳多孔溢液选择性注入造影剂，显示右乳管近端轻度扩张，远端堵塞（对应结构扭曲处），BI-RADS 4B 类

【分析】

　　该病例经免疫组化证实为非典型导管上皮增生，镜下间质纤维增生，其内见挤压的异形腺体，CEUS 符合恶性预测模型中 AC 模型的表现；间质纤维增生是导致病灶周围腺体纠集征的病理学基础，质地多偏硬；而非典型增生为癌前病变，本身微血供较正常乳腺腺体增多，表现出快进高增强，但往往高增强范围局限于二维所示病灶范围内，在没有滋养血管征、蟹足征或增强缺损区的情况下，有丰富经验的乳腺超声造影医师可以作出准确的诊断；该患者年龄较大、有乳腺癌病史，结合二维超声表现，难以作出准确的鉴别，仍需穿刺活检。

病例 24：女，45 岁，无乳腺癌家族史。(图 8-2-14)

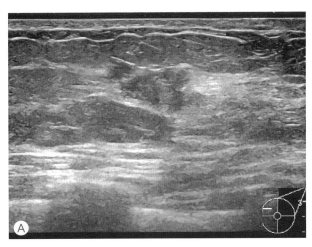

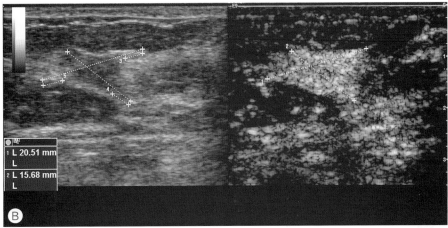

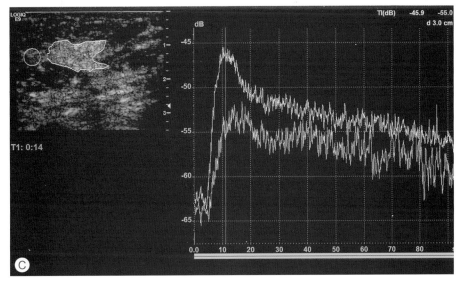

图 8-2-14 硬化性腺病

A. 左乳内上象限低回声结节，呈不规则形，边缘不光整，沿皮肤平行生长，其内无钙化，后方无声衰减，周围腺体无纠集征，BI-RADS 4A 类；B、C. CEUS 主要表现及再分类：符合 A 模型(呈快进高增强，增强后病灶范围有扩大)，CEUS-BI-RADS 5 类；定量分析显示，病灶造影周围腺体增强，上升斜率更陡峭，提前达峰，峰值强度更高

【分析】

该病例为硬化性腺病伴局部导管上皮增生活跃伴局灶性非典型性增生,该病理构成了其微血供较正常乳腺腺体增多的原因,表现出快进高增强,当病灶高增强范围有扩大时,尽管病灶普通灰阶超声恶性征象不多,但仍然较难将其分类降为 BI-RADS 3 类,需穿刺活检。

六、良性叶状肿瘤

病例 25:女,46 岁,无乳腺癌家族史。(图 8-2-15)

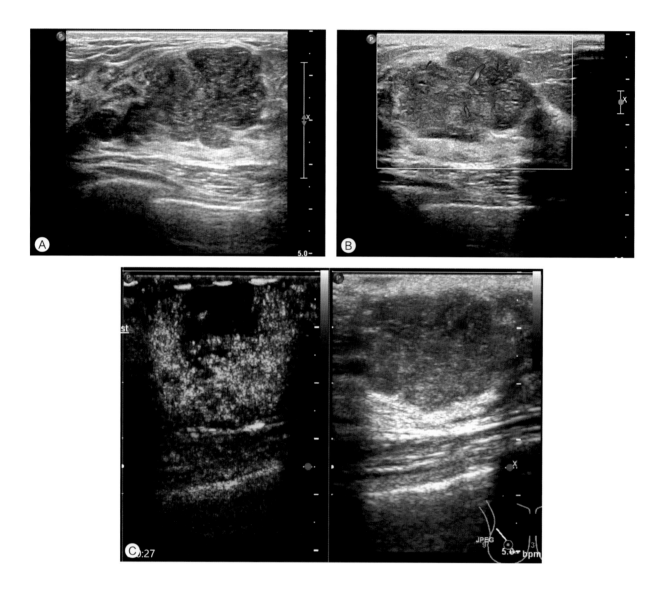

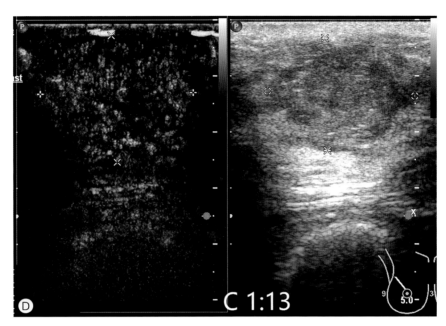

图 8-2-15　良性叶状肿瘤

A、B. 右乳外上象限低回声结节,呈不规则形,大分叶状,边缘欠光整,沿皮肤平行生长,其内似有细小点状钙化,后方无声衰减,周围腺体无纠集征,其内探及棒状血流信号,BI-RADS 4B 类;C、D. CEUS 主要表现及再分类:符合 AB 模型(呈快进高增强,增强后病灶范围有轻度扩大,可探及增强缺损区),CEUS-BI-RADS 5 类

【分析】

该病例为良性叶状肿瘤,从普通灰阶超声基本倾向叶状肿瘤的判断,但良性、交界性及恶性较难区分。CEUS 最明显的表现为,在高增强基础上的出现不规则增强缺损区,符合恶性预测模型中 B 模型的表现;在逐帧回放中,肉眼判读病灶范围似乎无明显扩大,但经测量,病灶前后径有超过 2mm 的轻微扩大,符合 A 模型;对于这种增强后边界较模糊的病例,有时在判读和选择高增强边界时会受不同医师主观判断的差异影响,不同医师间会有不同判断,对于高增强范围明显扩大的病例,这种主观偏倚对结果影响不大,但对于这种仅有轻度扩大的病例,可能会出现高估或低估的情况,从而对最后的诊断带来误差。依笔者经验,我们首先应尽可能选择病灶增强强度达峰时测量,这样不同增强差异的组织间对比更明显,肉眼判读相对容易,也更准确,另外,应多角度全面扫查病灶整体,避免在某些切面有增强范围扩大,但因为扫查的局限性而未被捕捉和观察到。对于一些边界确实模糊的病例,宁左勿右。乳腺 CEUS 因动脉相窗口较窄,供医师扫查和观察的时间有限,在保证定量分析所需稳定切面的时间和全面扫查中找到平衡,考验着医师的经验和对不同患者的个体化扫查决策。笔者认为,定量分析在大多数情况下只是帮助我们判断定性分析模式,当一个病灶肉眼判读都呈明显高增强时,可以尽早结束保持探头同一切面不动的要求,转而动态全面扫查

七、炎性结节

病例 26：女，38 岁，无乳腺癌家族史。(图 8-2-16)

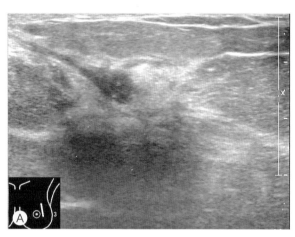

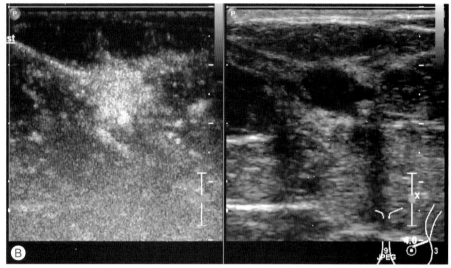

图 8-2-16 化脓性炎症

A. 左乳外上象限低弱回声结节，呈不规则形，边缘欠光整，与导管关系密切，沿皮肤平行生长，其内未探及钙化，后方无明显声衰减，周围腺体无纠集征，BI-RADS 4B 类；
B. CEUS 主要表现及再分类：符合 AC 模型(呈快进高增强，增强后病灶范围扩大，可探及蟹足征)，CEUS-BI-RADS 5 类

【分析】

该病例为化脓性炎。当患者为非哺乳期，无症状及体征，以无痛性结节为首要表现就诊，普通灰阶超声和 CEUS 表现都难以与恶性相鉴别，确诊依赖活检。

病例 27：女，54 岁，无乳腺癌家族史。（图 8-2-17）

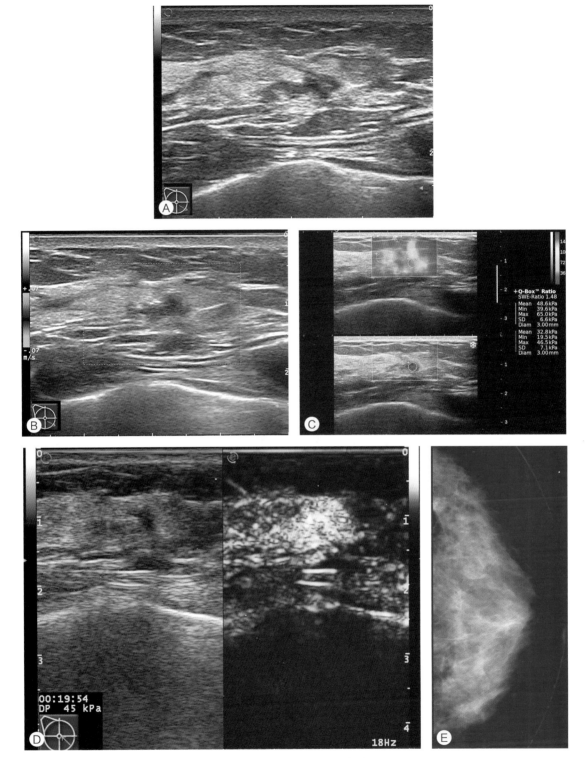

图 8-2-17 慢性炎性肉芽肿

A、B. 右乳内下象限低回声结节，呈不规则形，边缘不光整，沿皮肤平行生长，其内未探及钙化，后方无声衰减，周围腺体无纠集征，其内及周缘无明显血流信号，BI-RADS 4A 类；C. 剪切波弹性成像：病灶最大杨氏模量（max）65.0kPa，平均杨氏模量（mean）48.6kPa；D. CEUS 主要表现及再分类：符合 A 模型（呈快进高增强，增强后病灶范围有扩大），CEUS-BI-RADS 5 类；E. 乳腺 X 线：右乳内下象限深部可见一非对称结构影，边缘模糊，形态不规则，范围约 1.7cm×1.1cm，占位性病变可能

【分析】

该病例为间质慢性炎症细胞及组织细胞浸润并肉芽肿结构。由于炎症所致的血供增加和炎症细胞浸润,致使高增强范围扩大;对于较小的张力不高的炎性结节,往往质地软,该病例 SWE 显示病灶偏软,符合炎性结节的特征。弹性成像对于炎性结节和恶性肿瘤的鉴别诊断有其自身价值,如该病例,二维超声恶性征象不多,其实分类不高,弹性成像质地也偏软,如果不考虑 CEUS 表现,可能会降类至 BI-RADS 3 类,而 CEUS 干扰了最终诊断。但笔者认为,在临床实践中,对于这些无症状的炎性结节,评估是结合多种因素综合分析的结果,即使超声造影会有一部分误诊,但比漏掉恶性肿瘤还是更能被理解和接受。

病例 28:女,29 岁,无乳腺癌家族史。(图 8-2-18)

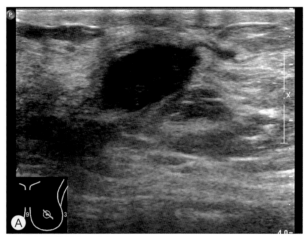

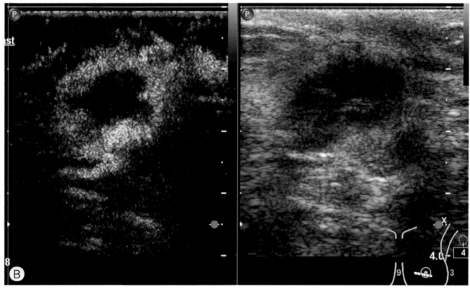

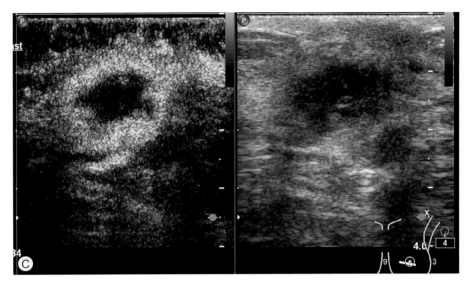

图 8-2-18　乳腺增生性腺病

A. 左乳中央区乳头后方低回声结节,呈不规则形,边缘不光整,与导管关系较密切,沿皮肤平行生长,其内未探及钙化,后方无声衰减,周围腺体无纠集征,BI-RADS 4A 类;B、C. CEUS 主要表现及再分类:符合 AB 模型(呈快进高增强,增强后病灶范围有扩大,有增强缺损区),CEUS-BI-RADS 5 类

【分析】

该病例为导管上皮普通型增生,导管周围淋巴细胞、中性粒细胞浸润。对于这种无痛性结节,即使患者年龄轻,也无法将其降为 BI-RADS 3 类。在实际工作中,综合多种因素分析,给予 BI-RADS 4A 类诊断较为合理。

病例 29:女,49 岁,无乳腺癌家族史。(图 8-2-19)

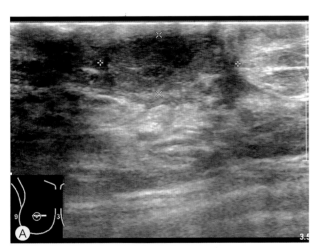
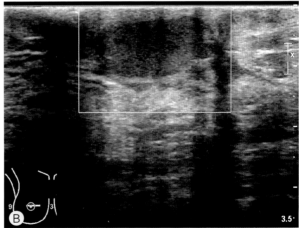

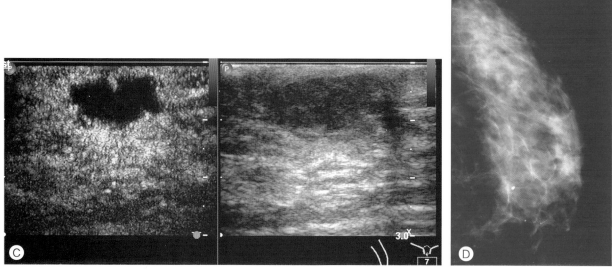

图 8-2-19　腺病伴炎症细胞浸润

A、B. 右乳中央区乳头后方低回声结节,呈类椭圆形,边缘欠光整,沿皮肤平行生长,其内未探及钙化,后方轻微声增强,周围腺体略显纠集征,其内及周缘无明显血流信号,BI-RADS 4A 类;C. CEUS 主要表现及再分类:符合 AB 模型(呈快进高增强,增强后病灶范围有扩大,有增强缺损区),CEUS-BI-RADS 5 类;D. 乳腺 X 线:双乳散在稍高密度片絮影及小结节影,部分边界可辨,最明显者位于右乳外上象限,考虑腺体增生伴多发小囊肿形成可能,请结合超声,右乳外上象限实质致密,稍显紊乱,范围约 3.0cm×3.0cm,肿瘤占位性病变待排

【分析】

　　该病例为腺病伴混合炎症细胞浸润。病灶位于中央区,CEUS 显示富血供,必须与实性乳头状癌等相鉴别。

　　病例 30:女,22 岁,无乳腺癌家族史。(图 8-2-20)

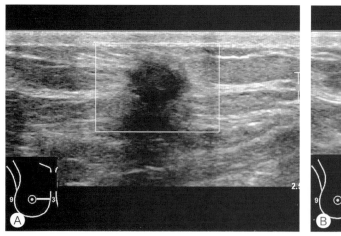
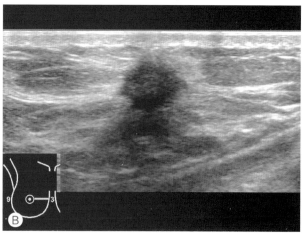

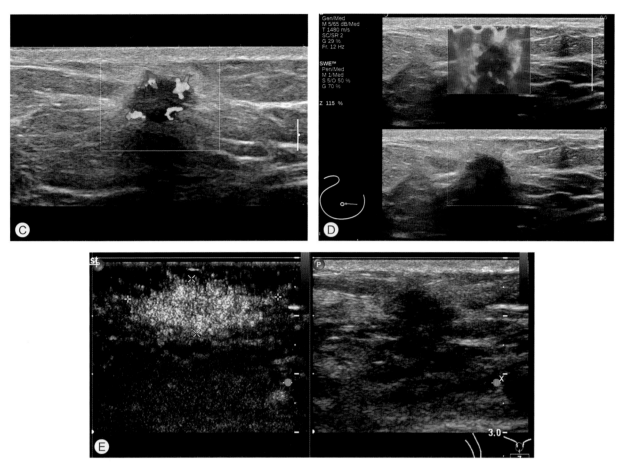

图 8-2-20　腺瘤伴炎症细胞浸润

A、B. 右乳内侧象限低回声结节,呈不规则形,边缘不光整,非皮肤平行生长,其内未探及钙化,后方回声增强,周围腺体纠集征,其周缘较丰富血流信号,BI-RADS 4C 类;C. 弹性成像:质地偏软;D、E. CEUS 主要表现及再分类:符合 AC 模型(呈快进高增强,增强后病灶范围有扩大,有蟹足征),CEUS-BI-RADS 5 类

【分析】

　　该病例为腺瘤伴纤维细胞增生玻璃样变,灶性区有以浆细胞为主的炎症细胞浸润。该病灶再次显示了弹性成像在炎性结节与恶性肿瘤中鉴别诊断的价值;患者尽管年轻,但二维超声及 CEUS 均提示为恶性,BI-RADS 分类可升至 5 类,结合年龄、家族史及弹性成像等综合分析,临床实践中分类为 BI-RADS 4B 类较为合适,仍然难以避免穿刺活检。

Atlas of Contrast Enhanced
Ultrasound of Breast

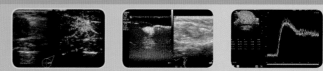

第九章　乳腺 X 线微钙化的超声造影再评估与靶向活检

乳腺 X 线可见 90% 的导管原位癌（ductal carcinoma in situ，DCIS）女性有可疑微小钙化，所有存在乳腺内钙化的乳腺癌有 80% 为 DCIS。但同时，我们也需注意，应用乳腺 X 线进行乳腺癌筛查时发现的所有可疑微小钙化的患者中，又有超过 65%~80% 最后被病理证实为良性病变，包括普通导管增生和非典型增生。这些患者都会被建议行增强 MRI、穿刺活检甚至影像引导下的切除活检，使患者更多地暴露于放射辐射或因为 X 线引导下的繁琐和不舒适而导致过度诊断或治疗的发生。

对于这类由乳腺 X 线发现的微小钙化，常常没有可触及的或超声能发现的乳腺肿块形成，患者也无任何症状，超声作为筛查检查时，极易漏诊，其漏诊率达 60%~90%。但得益于近年来超声分辨率的不断提高，超声医师对非占位性病变的检查和认识水平不断提升，超声新技术的推陈出新和超声引导下活检技术和耗材的不断改进，结合多种新技术的二眼超声和靶向活检已表现出对具有微钙化的乳腺非占位性病变更好的鉴别诊断和引导活检能力。相较于无强化的乳腺 X 线单纯形态学表现，超声造影可以更好地显示病变区的微血管状态，而这正是同样具有微小钙化的乳腺良恶性病变之间较主要的区别之一。尽管乳腺增强 MRI 同样能够反映这些微血管之间的不同，但相较于乳腺超声造影，增强 MRI 检查时间更长，成本更高，其造影剂有肾负担，发生过敏反应的概率更高，部分患者因为幽闭恐惧症无法接受该项检查，更重要的是无法实时引导对异常增强的病灶进行靶向活检。笔者基于所在单位多年来应用乳腺超声造影对具有微钙化的乳腺病灶进行再评估和靶向活检的经验，撰写了本章内容，望给予读者一定启发和借鉴。

第一节　乳腺 X 线在乳腺癌筛查中的应用

乳腺癌筛查是通过有效、简便、经济的乳腺检查措施，对无症状妇女开展筛查，以期早期发现、早期诊断及早期治疗乳腺癌，其最终目的是降低人群乳腺癌的死亡率。乳腺癌筛查分为机会性筛查（opportunistic screening）和群体筛查（mass screening）。机会性筛查是指医疗保健机构为因各种情况前来就诊的适龄女性进行的乳腺筛查，或女性个体主动或自愿到提供乳腺筛查的医疗保健机构进行检查；群体筛查是社区或单位实体借助医疗保健机构的设备、技术和人员，有组织地为适龄女性提供乳腺筛查服务。

乳腺 X 线检查是乳腺癌筛查的重要检查手段之一。与其他检查方法（如超声、磁共振）相比，乳腺 X 线摄影对于微小钙化灶的显示更加具有优势，早期乳腺癌可仅表现为微小钙化，临床查体难以触及，仅在乳腺 X 线检查中显示。乳腺 X 线筛查发现的癌症一般在早期阶段，75% 的筛查发现的癌症是 0 级或 I 级。乳腺 X 线摄影筛查显示出降低乳腺癌的死亡率。

常规全数字化乳腺 X 线摄影（full field digital mammography，FFDM）预期的癌症检测率为 4~7/1 000，对降低 40 岁以上女性乳腺癌死亡率的作用已经得到了证实，对 50 岁以上亚洲妇女准确性高，但对 40 岁以下及致密乳腺诊断的准确性欠佳。不建议对 40 岁以下、无明确乳腺癌高危因素或临床体检未发现异常的女性进行乳腺 X 线检查。

乳腺 X 线检查最佳时期为月经周期的前半个月，腺体受激素影响较少。双侧乳房同时进行 X 线摄影对照观察。每侧乳房常规应摄 2 个体位，即头尾（craniocaudal，CC）位和内外侧斜（mediolateral oblique，MLO）位（图 9-1-1），必要时增加其他特殊体位，如外内侧位（LM）、外侧夸大头尾位（XCCL）等，或增加特殊检查技术，如局部加压摄影或放大摄影。常规乳腺 X 线检查的射线剂量低，每个体位约 1mGy，不会危害女性健康，但正常女性无须短期内反复进行乳腺 X 线检查。

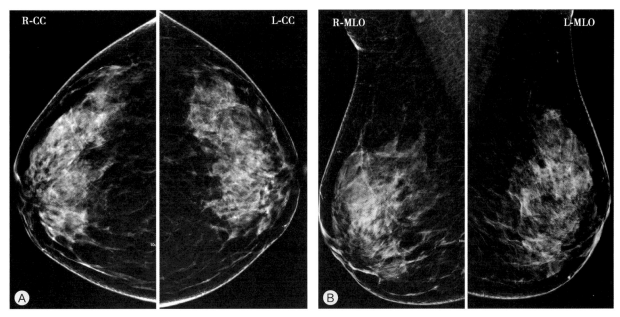

图 9-1-1　双侧乳腺 X 线常规透照体位
A. 双乳头尾位（CC 位）；B. 双乳内外侧斜位（MLO 位）

《中国抗癌协会乳腺癌诊治指南与规范（2021 版）》对乳腺癌筛查建议如下：

一、一般风险（即除乳腺癌高危人群以外）女性

根据年龄段建议不同筛查方案。

1. 20~39 岁：不推荐对该年龄段人群进行乳腺筛查。

2. 40~70 岁：①适合机会性筛查和群体筛查。②每 1~2 年进行 1 次乳腺 X 线检查，对致密型乳腺（乳腺 X 线检查提示腺体为 c 型或 d 型），推荐与 B 超检查联合。

3. 70 岁以上：①适合机会性筛查。②每 1~2 年进行 1 次乳腺 X 线检查。

二、乳腺癌高危人群

对于高危人群，推荐起始年龄更早（<40 岁）开展乳腺筛查。每年 1 次乳腺 X 线检查。每 6~12 个月 1 次乳腺超声检查及乳腺体检。必要时联合乳腺增强 MRI。

高危人群定义如下：

1. 有明显的乳腺癌遗传倾向者：①一级亲属有乳腺癌或卵巢癌史；②二级亲属 50 岁前，患乳腺癌 2 人及以上；③二级亲属 50 岁前，患卵巢癌 2 人及以上；④至少 1 位一级亲属携带已知 *BRCA1/2* 基因致病性遗传突变，或自身携带 *BRCA1/2* 基因致病性遗传突变。

2. 既往有乳腺导管或小叶不典型增生或小叶原位癌的患者。

3. 既往 30 岁前接受过胸部放疗。

4. 根据评估对象的年龄、种族、初潮年龄、初产年龄、个人乳腺疾病史、乳腺癌家族史和乳腺活检次数等多个风险因子，利用 Gail 模型进行罹患乳腺癌风险评估。如果受试者 5 年内发病风险 ≥ 1.67%，则被认为是高风险个体。

第二节 乳腺 X 线的新技术及新进展

随着设备的发展及图像处理技术的提升,除了常规 FFDM 检查外,又不断涌现出新的乳腺 X 线摄影技术,目前应用于临床的新技术主要有数字乳腺断层合成 X 线摄影(digital breast tomosynthesis,DBT)和对比增强双能数字化乳腺 X 线摄影(contrast enhanced digital mammography,CEDM)。

一、数字乳腺断层合成 X 线摄影

数字乳腺断层合成 X 线摄影(DBT)是在传统乳腺摄影的基础上发展起来的新的三维成像技术,X 线球管围绕乳房进行弧形小角度(10°~20°)旋转,每旋转一定角度进行低剂量曝光 1 次,获取一系列低剂量影像(图 9-2-1),并通过计算机重建技术得到 1mm 层厚的平行于探测器平面的多幅断层融合图像(图 9-2-2),根据乳房的大小,一系列 DBT 图像有 40~60 张。

2011 年,美国食品和药品监督管理局(FDA)批准使用 DBT 作为常规 FFDM 的辅助检查,但是 DBT 图像必须与 FFDM 图像一起应用,不能完全替代常规 FFDM。2016 年,此技术通过国家食品药品监督管理总局(CFDA)认证,在中国应用越来越广泛。2017 年,DBT 获得 FDA 特批,成为致密型乳腺优选检查方法。DBT 辐射剂量约等于常规 FFDM 的 1 倍,一次 DBT+ 常规 FFDM 每个体位的剂量 ≤ 2.5mGy,在允许范围内;一个体位的 DBT 总扫描时间 <5s。

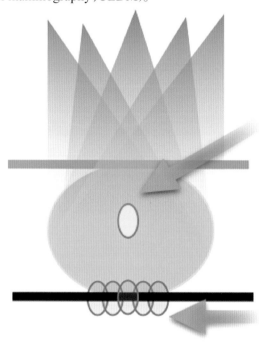

图 9-2-1 DBT 摄影示意图

X 线球管(蓝色三角形)围绕乳房(粉色椭圆形)及乳房内的病变(黄色圆形)进行旋转,并进行低剂量曝光,得到一系列 DBT 三维融合图像(蓝色环形)

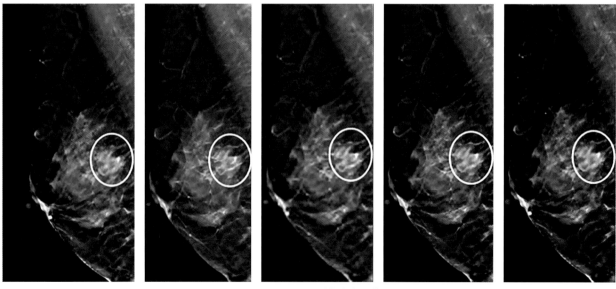

图 9-2-2 DBT 三维融合图像

层厚 1mm 系列图像,仅显示部分图像,中央区深面显示一结节影(白圈)

数字乳腺断层合成 X 线摄影通过将乳腺组织分层显示,减少了组织重叠对影像诊断的干扰,降低了结构噪声。与常规 FFDM 相比,DBT 能更好地显示病灶的大小、形态、边缘、数量、周围结构扭曲及钙化(图 9-2-3、图 9-2-4),因此具有以下优势:①在筛查中可提高乳腺肿瘤检出率 1.4~2.7/1 000,并降低 15%~40% 的召回率,增加了 2 倍恶性允许预测值(PPV)的召回率。②在诊断中,对结构扭曲的显示更有优势,对肿块性病变的边界显示更加清楚,以更好地确定病变发展程度,以及与其他疾病的鉴别,对于钙化的显示可提高单个钙化的能见度,还可以获得三维定位,均有助于确定外科手术及治疗计划。

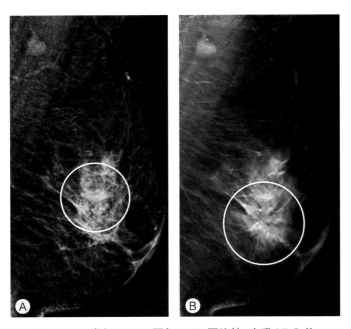

图 9-2-3　常规 FFDM 图与 DMT 图比较:左乳 MLO 位
A. 常规 FFDM,仅可见中央区腺体致密(白圈),考虑 BI-RADS 3 类 .B. DBT 图像示,中央区结构扭曲,呈肿块样改变,并见毛刺(白圈),考虑 BI-RADS 4C,提示恶性病变可能,建议穿刺;手术病理,浸润性乳腺癌

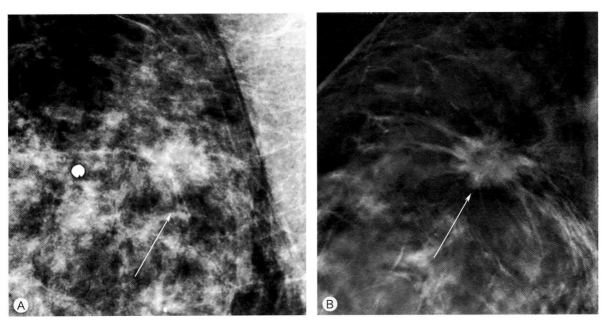

图 9-2-4　常规 FFDM 图与 DBT 图比较
A. 常规 FFDM,边缘不清稍高密度肿块影(箭头),考虑 BI-RADS 4A 类,不除外恶性肿瘤,建议穿刺。B. DBT 示,边缘长毛刺稍高密度肿块影,清楚显示病灶范围(箭头),考虑 BI-RADS 4C 类,恶性肿瘤可能大;手术病理:浸润性乳腺癌

DBT阅片时需要注意的事项：①由于扫描角度的限制,扫描层面外结构显示模糊。②高密度的结构如钙化、异物容易形成"摇摆"伪影,呈弹簧状及高密度周围的低密度影,会遮盖邻近组织(图9-2-5)。③DBT阅片时间较长,是常规阅片的2倍。

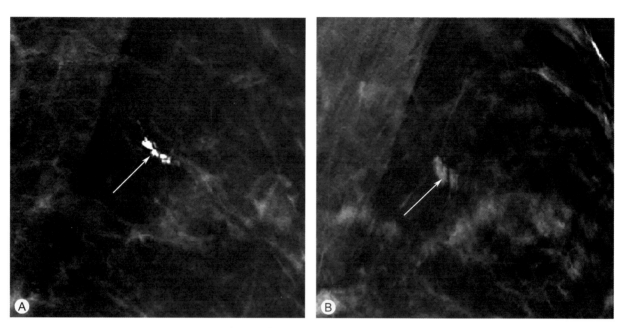

图9-2-5　钙化灶在DBT图像上不同层面的图像对比
A.钙化灶的中心区,颗粒样及细小钙化灶均显示清楚,边界锐利(箭头);
B.钙化灶边缘区,钙化灶边缘模糊,呈弹"弹簧状"伪影(箭头)

DBT技术的临床应用要点：①可用于所有乳腺密度类型,对于致密性腺体增加诊断效能更加明显,是在脂肪型腺体的2~3倍。②对乳腺的筛查及诊断均有益处。③可与局部点压技术相结合,进一步提高诊断准确率(图9-2-6)。④可进行DBT引导下乳腺病变立体定位及真空辅助活检,定位更加精准。

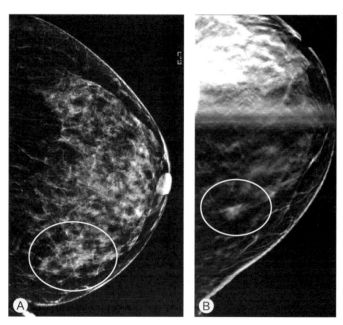

图9-2-6　病灶在常规FFDM图与DBT联合点压图像对比
A.常规FFDM,左乳下份较右乳呈不对称致密,考虑BI-RADS 3类,建议随访。B.因患者腺体致密,临床触诊异常,因此行DBT联合加压摄影;左乳下份致密影伴周围线状结构扭曲,考虑BI-RADS分类升级为4B;手术病理为浸润性腺癌

　　DBT 衍生出二维合成乳腺 X 线技术：它是一种频率加权重建的最大强度投影，将 DBT 断层合成图像集整合为单个二维图像。DBT 图像必须与二维图像联合使用，但 FFFDM+DBT 联合辐射剂量增加了一倍。因此，从 DBT 检查中合成的二维图像也被评估为常规 FFDM 潜在替代品。关于 DBT 和二维合成图像的最佳利用，虽然乳腺影像学指南仍然缺乏共识，但目前已有研究表明，二维合成图像对乳腺病变的诊断效能及对微钙化的显示与常规 FFDM 没有统计学差异，在显示线性结构、放射状结构及亮点的显示均有增强（图 9-2-7、图 9-2-8）。Walt Heindel 等研究显示，DBT 与合成二维图像相结合，能比单独 FFDM 检测出更多的浸润性乳腺癌，检出率高出约 48%。二维合成图像是基于 DBT 图像合成的，因此高密度的结构（如钙化、异物）在二维合成图像上也会形成"摇摆"伪影（图 9-2-9）。但 DBT 检查联合二维合成图像可有效降低患者接受的辐射剂量，有可能发展为未来乳腺 X 线检查新方式。

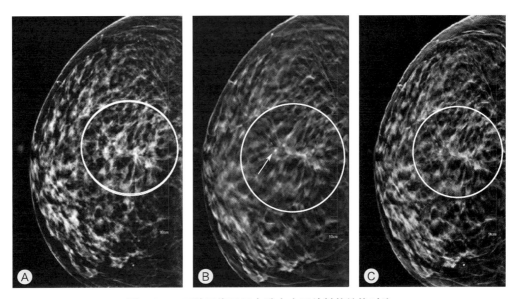

图 9-2-7　三种图像显示右乳中央区放射状结构对比

A. 常规 FFDM 图像示，右乳中央区结构扭曲（白圈）；B. DBT 图像显示结构扭曲的辐射状影（白圈）及微小钙化灶（箭头）；C. 二维合成图像较常规 FFDM，结构扭曲病灶显示清晰（白圈）

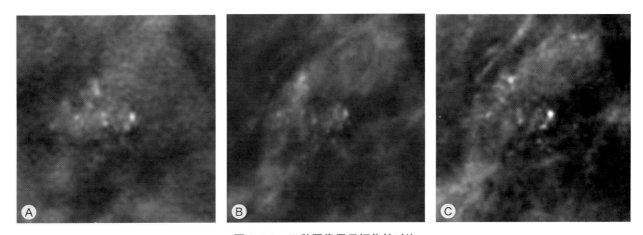

图 9-2-8　三种图像显示钙化灶对比

A. 常规 FFDM 图像中示钙化灶较立体；B. DBT 单层图像示细小钙化灶；C. 二维合成图像示钙化灶更亮，有增强，显示更多微小未分化钙化

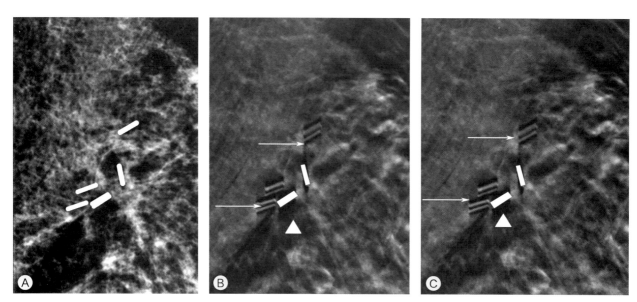

图 9-2-9 三种图像显示术后定位针对比

A. 常规 FFDM 图像示术后定位针边缘清晰、立体；B. DBT 单层 1mm 图像示定位针产生摇摆的模糊伪影（箭头）及低密度伪影（三角形）；C. 二维合成图像示定位针立体，但周围可见低密度伪影（箭头）

二、对比增强双能数字化乳腺 X 线摄影

对比增强双能数字化乳腺 X 线摄影（contrast-enhanced dual-energy digital mammography，CEDM）是利用碘的 K 边缘效应，采集常规乳腺 X 线图像和双能量减影图像，可同时显示病变的形态学特征和血供情况。CEDM 的原理是，在注入碘造影剂后，在持续时间内获得一张低能图像、一张高能图像和一张减影图，高能图像可显示造影剂摄取区，但不作为读片的依据，仅用于后处理生成减影图像；低能图则被证实与常规数字化乳腺 X 线摄影图像相似，几乎不显示碘强化改变，提供病灶形态学信息。减影图消除乳腺腺体的重叠效应，突出显示肿瘤新生血管区域。

CEDM 对病灶检出敏感性、诊断准确率、术前评估及新辅助治疗评估均优于常规数字化乳腺 X 线摄影，对致密型乳腺尤其具有优势。与 MRI 相比，费用低，时间短，适用于部分 MRI 禁忌证患者。由于需要注射碘造影剂，CEDM 开展过程中必须规范检查流程并关注造影剂安全问题。

病例 1：31 岁，女性，左乳房触诊一个肿块，超声检查考虑可疑恶性，所以进行了对比增强乳腺 X 线成像（contrast-enhanced spectral mammography，CESM）检查。低能图像显示右乳上份有一个高密度肿块（图 9-2-10A），在重组图像上显示了多灶性疾病，两个较大的增强肿块在后方，较小的肿瘤病灶向乳头延伸（三角箭头），且病灶范围显示更加清楚（图 9-2-10B）。超声引导的核心穿刺活检结果显示，多灶性病变，组织学 2 级导管腺癌。新辅助化疗开始前的 MRI 检查的横轴位最大密度投影（maximal intensity projection，MIP）图像也显示多灶性疾病，且与 CEDM 图像显示的大小一致（图 9-2-10C）。

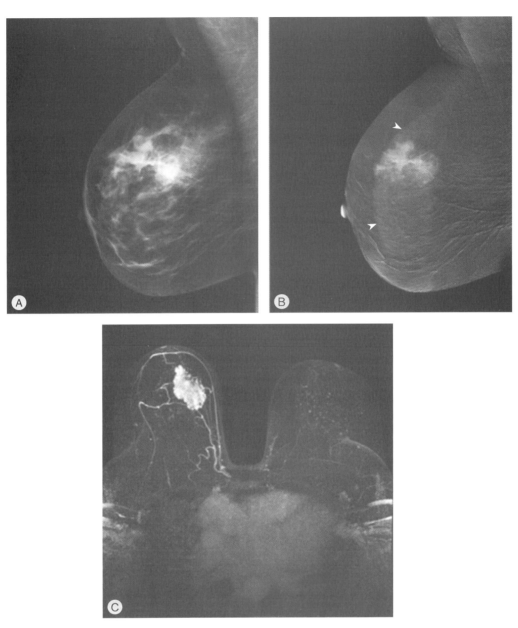

图 9-2-10　CESM 及 MRI 图
A. 低能图像；B. 重建图像；C. MRI 增强 MIP 横轴位图像

第三节　乳腺 X 线的判读方法及影响因素

依据 2013 年第 5 版乳腺影像报告和数据系统（breast imaging reporting and data system，BI-RADS），乳腺 X 线判读的内容应包括以下几个部分：①报告前充分了解病史、检查目的、对患者进行查体，了解投照体位及技术，并对乳腺 X 线影像质量进行判读。②对乳腺结构成分进行分型。③清晰描述重要的发现，并与既往检查片对比，作出评估并给出处理方案或建议。判读的时候还需要注意以下两点：①乳腺病灶的定位简介。②影像乳腺 X 线判断的因素。

一、报告前充分了解病史、检查目的和X线摄影质量控制

乳腺X线摄影的目的通常是为无症状健康人群进行健康筛查,筛查后有阳性发现的随访,确诊后治疗前的乳腺X线评估,以及乳腺术后的患侧或健侧随访。询问患者以往的检查结果,包括超声、磁共振、乳管镜等,均有益于对患者的影像诊断。对患者进行查体,可以由技师摆位时进行初步查体,医师进行诊断时,根据病情需要召回时查体。诊断前对乳腺X线影像质量判读及初步观察,对不符合要求的X线图像重新摄片,对显示不清或未包入片中的病灶区域进行特殊体位或特殊技术的补充摄片。

二、乳腺组织构成分型

根据乳腺内乳腺纤维腺体及脂肪构成的比例分为4型,包括:①脂肪型;②散在纤维腺体型;③不均匀致密型;④极致密型(图9-3-1)。描述乳腺组织构成分型的意义在于提示X线检查对该类型乳腺病变的检出敏感性,腺体越致密,对病灶的遮蔽效应越明显,检出病变的敏感性越低。

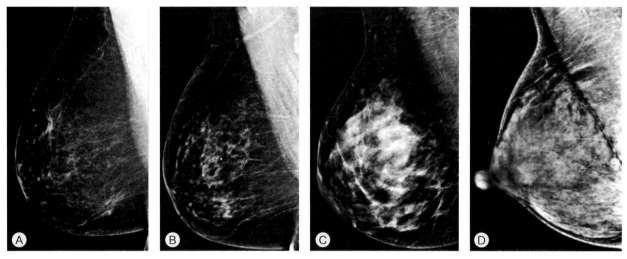

图9-3-1　乳腺X线乳腺组织构成分型
A.脂肪型;B.纤维腺体型;C.不均匀致密型;D.致密型

三、清晰描述重要的发现,并与既往检查片对比

对乳腺X线发现的病灶进行描述及分类。乳腺X线上病灶可归为肿块、钙化、不对称致密和结构扭曲四种类型。需要注意的是,4个重要征象均要观察伴随的其他征象;除钙化外,其他三个重要征象都要分析伴随钙化征象。

1. 肿块型病变(mass)　为两个相互垂直(或近似垂直)的投照位置上均能见到有一定轮廓的三维立体的占位性病变。应分析病灶形态、边缘及密度:形态分为圆形、卵圆形和不规则形(图9-3-2);边缘分为清楚、遮蔽、小分叶、模糊、毛刺(图9-3-3);密度,与正常腺体对比分为高密度、等密度、低密度及含脂肪密度(图9-3-4)。根据肿块的形态、边缘及密度综合判断肿块的良恶性,肿块边缘对诊断病变的良恶性最为重要。

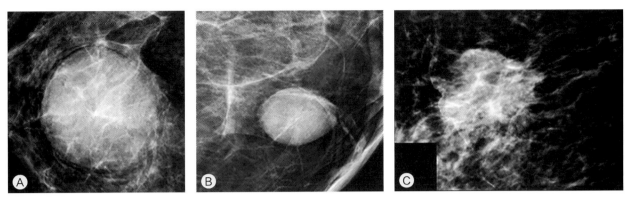

图 9-3-2 乳腺肿块型病灶形态
A. 圆形；B. 卵圆形；C. 不规则型

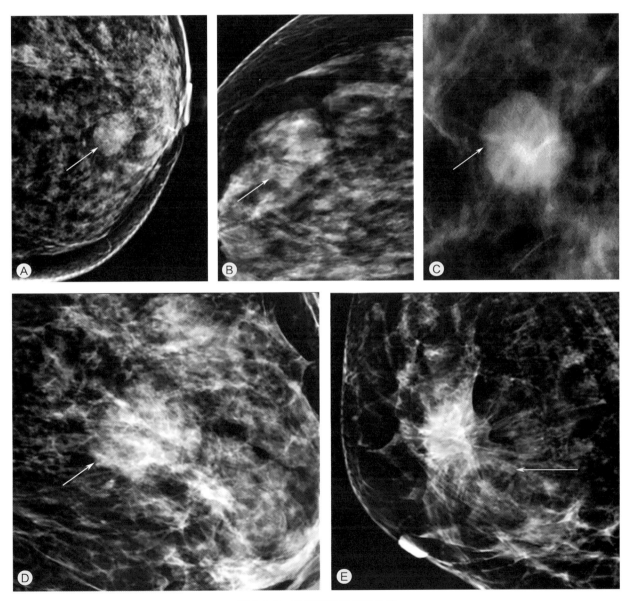

图 9-3-3 乳腺肿块型病灶边缘
A. 清楚；B. 遮蔽；C. 小分叶；D. 模糊；E. 毛刺

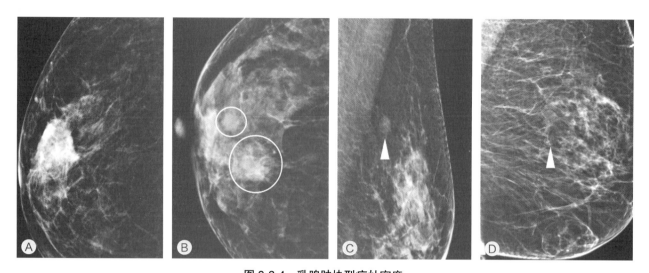

图 9-3-4　乳腺肿块型病灶密度
A. 高密度; B. 等密度(白圈); C. 低密度(箭头); D. 脂肪密度(箭头)

2. 钙化(calcification)　首先分析钙化形态,根据形态分为典型良性和可疑恶性钙化,典型良性钙化包括以下 9 种,皮肤钙化、血管钙化、圆形及点状钙化、环形钙化、粗糙或爆米花样钙化、粗杆样钙化、牛奶样钙化、营养不良性钙化和缝线样钙化(图 9-3-5);可疑恶性钙化,包括不定型、粗糙不均质、细小多形性、线样和线样分支状钙化(图 9-3-6)。其次分析钙化的分布方式,包括弥漫分布、区域分布、成簇分布和线样、段样分布(图 9-3-7),恶性可能性随着以上分布方式依次增加。根据钙化的形态和分布综合判断钙化的良恶性可能性。

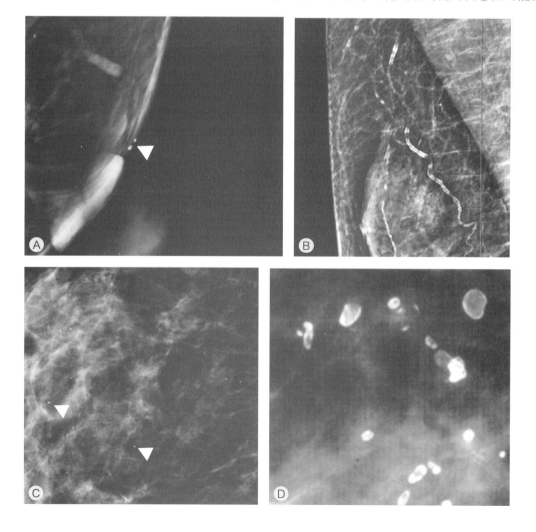

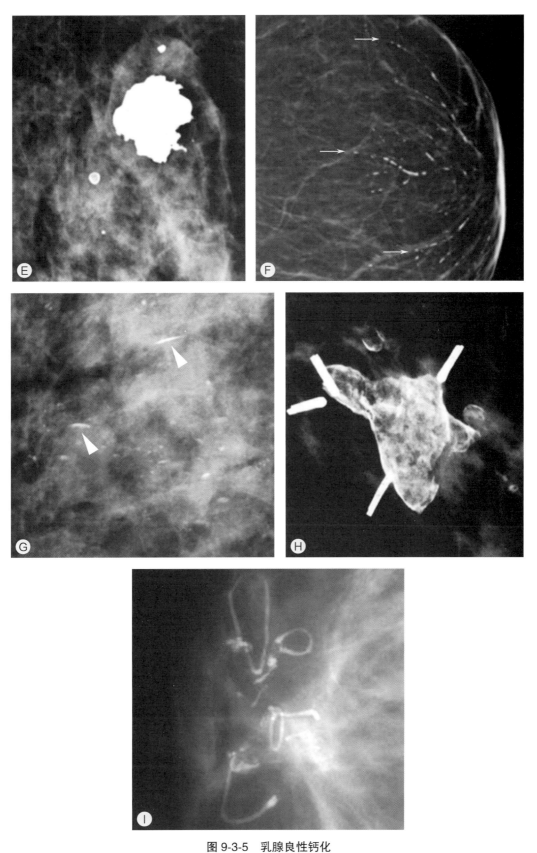

图 9-3-5　乳腺良性钙化

A. 皮肤点状钙化(箭头)；B. 血管轨道样钙化；C. 小点状钙化(箭头)；D. 环形钙化；E. 粗大颗粒样钙化；
F. 粗杆样钙化(箭头)；G. 牛奶样钙化(箭头)；H. 营养不良钙化；I. 缝线样钙化

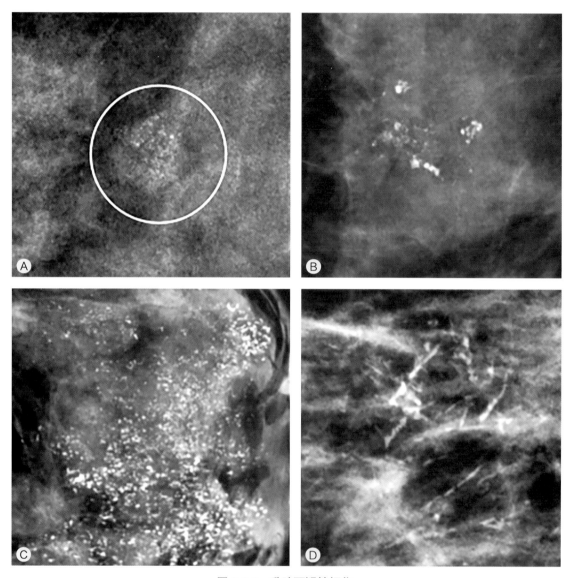

图 9-3-6 乳腺可疑性钙化
A. 未定型钙化（白圈）；B. 粗糙不均质钙化；C. 细小多形性钙化；D. 线状、分支状钙化

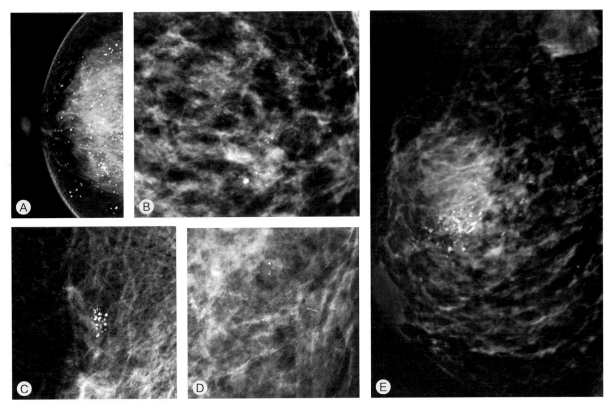

图 9-3-7　乳腺钙化灶分布类型图
A. 弥漫分布；B. 区域分布；C. 簇状分布；D. 线状分布；E. 段样分布

3. 不对称致密（asymmetries）　不对称致密分为以下 4 种情况：①结构不对称致密，仅在一个透照位置显示某区域纤维腺体堆积，多为组织结构重叠所致（图 9-3-8A）。②弥漫不对称致密，表示乳腺较宽区域（至少一个象限）致密，强调与对侧相应区域对比，表明乳腺部分组织量较对侧显著增多，常代表乳腺组织发育不对称（图 9-3-8B）。③局灶性不对称致密，表现为乳腺局灶区域（小于一个象限）的不对称致密，两个投照位置均可见，但缺少真性肿块特有的边缘改变（图 9-3-9A）。④进展性不对称致密，表现为局灶性不对称致密，动态观察逐渐增大（图 9-3-9B）。前两种情况更倾向于良性改变，考虑 BI-RADS 3 类，后两种情况不能除外病乳腺恶性病变可能，考虑 BI-RADS 4 类。

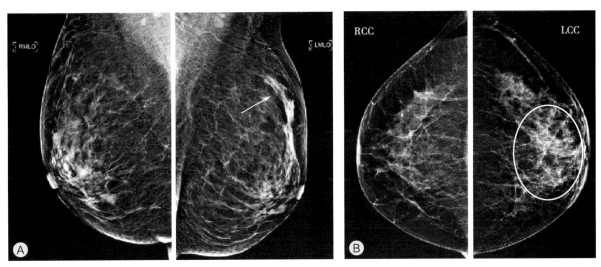

图 9-3-8　不对称致密良性可能的 2 种情况
A. LMO 位显示左乳上象限较右乳见斑片状稍高密度影（箭头），CC 位未显示，考虑为结构性不对称致密，
考虑 BI-RADS 3 类，腺体重叠可能大；B. 左乳腺体较右乳整体弥漫性增多、密度较高，考虑弥漫性不对称（白圈）

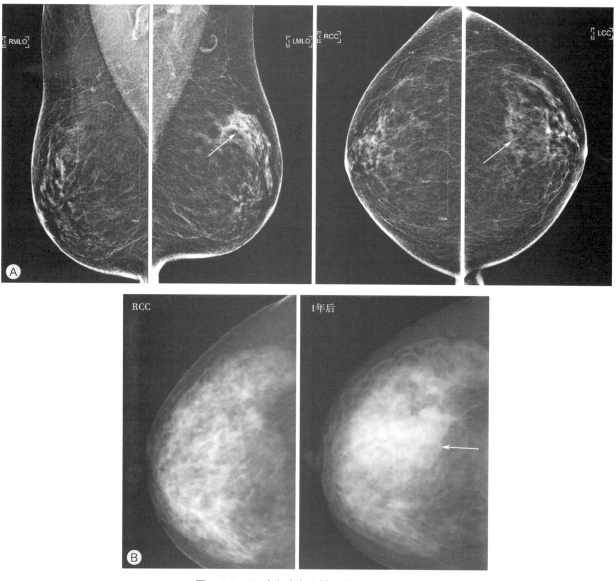

图 9-3-9　不对称致密恶性可能的 2 种情况

A. LMO 位及 CC 位均可见左乳上份局限性不对称致密（箭头），考虑 BI-RADS 4 类，病理为浸润性乳腺癌；B. 右乳 CC 位
示中央区中后份在 1 年后新增不对称致密影（箭头），考虑为进展性不对称致密，BI-RADS 4 类，病理为浸润性乳腺癌

4. 结构扭曲（architectural distortion）　结构扭曲是指乳腺纤维腺体组织结构扭曲、紊乱，密度可有增高，但无明确的肿块，包括从一点发出的放射状条索影、毛刺影或局灶性的乳腺实质边缘收缩、变形。结构扭曲可以是手术后改变或外伤改变（图 9-3-10A），如果没有局部的手术和外伤史，结构扭曲可能是恶性或放射状瘢痕的征象（图 9-3-10B），应提醒临床切除活检。

5. 伴随征象　除了分析病灶本身外，还应注意常见恶性伴随征象，如皮肤回缩、乳头凹陷（橘皮征）、皮肤增厚 >2mm、小梁增厚和钙化、淋巴结增大等，伴随征象也可单独发生。局限性皮肤增厚、凹陷：皮肤局限性增厚并可向肿瘤方向回缩，即酒窝征（图 9-3-11A），但亦可为手术瘢痕，结合病史判断。乳腺癌肿块表面若有粗长毛刺，易有皮肤局限增厚（图 9-3-11A）；而炎性乳腺癌表现为皮肤弥漫性增厚。乳头回缩即漏斗征，提示乳头后方的癌与乳头间有浸润，亦可为先天性发育不良（图 9-3-11B）。乳腺内淋巴结典型表现为肾形，肉眼可见淋巴结门脂肪所致的透亮切迹，常小于 1cm；淋巴结增大，表现为圆形或不规则，密度高，淋巴结门结构消失，恶性及炎性病变中均可见（图 9-3-11C）。

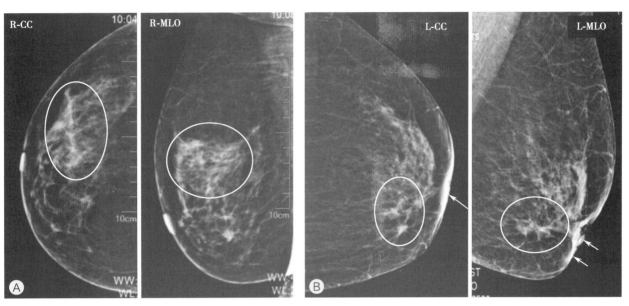

图 9-3-10 乳腺 X 线结构扭曲

A. 右乳结节微创术后复查,右乳 CC 位及 LMO 位示外上象限结构扭曲(白圈),结合病史考虑为术后改变;B. 左乳 CC 位 LMO 位示内下象限结构扭曲(白圈),伴皮肤增厚、乳头凹陷(箭头),排除外伤史及手术史,考虑 BI-RADS 4B,建议穿刺,病理为浸润性乳腺癌

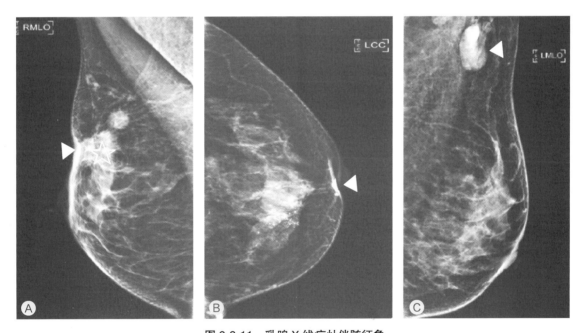

图 9-3-11 乳腺 X 线病灶伴随征象

A. 右乳上象限肿块影(五角星)伴明显皮肤局限性增厚、凹陷(箭头),病理结果为浸润性乳腺癌累及皮肤;
B. 左乳头凹陷(箭头);C. 左腋下淋巴结增大(箭头)

四、对每个病灶进行完整的评估和分类

常用的是 2013 版的 BI-RADS 分类法,分为 0~6 类。

BI-RADS 0 类:属于不完全评估,需要召回(recall)补充其他影像学检查。常在健康人群的 X 线筛查中应用,尤其是在不均匀致密型及致密型腺体的情况下较多。在诊断性乳腺 X 线检查不建议使用。

BI-RADS 1 类:恶性的可能性为 0。无异常发现。乳腺是对称的,无肿块、结构扭曲,无可疑钙化。

　　BI-RADS 2 类：恶性的可能性为 0。乳腺良性改变，如钙化的纤维腺瘤（图 9-3-12A）、皮肤钙化、金属异物（活检或术后的金属夹）及含脂肪病变（积乳囊肿、脂肪瘤及混合密度）的错构瘤（9-3-12B）等。乳腺内淋巴结、血管钙化、植入体及符合手术部位的结构扭曲等亦归为此类。处理意见为常规随访。

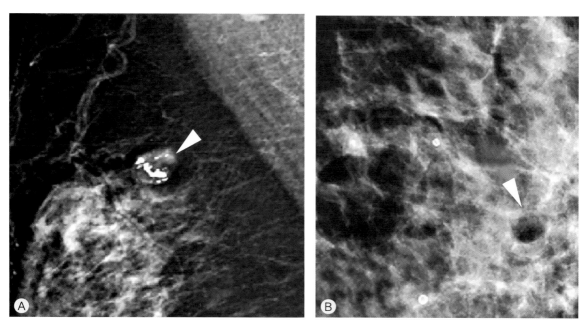

图 9-3-12　乳腺 X 线良性改变征象
A. 纤维腺瘤伴粗大颗粒样钙化（箭头）；B. 脂肪密度结节，边界清楚，病理为脂肪瘤（箭头）

　　BI-RADS 3 类：恶性可能性为 0~2%，只用于几乎可以确定的良性病变。医师通常期望此病变在短期（小于 1 年，一般为 6 个月）随访中稳定或缩小以证实先前的判断。包括不可触及的边缘清楚的无钙化的肿块（图 9-3-13A）、局灶性不对称（图 9-3-13B）、孤立集群分布的点状钙化（图 9-3-13C）。处理程序为：首先 X 线摄片短期随访（一般为 6 个月），6 个月后再常规随访，此后再 12 个月乃至 2 年以上，如连续 2~3 年保持稳定，则可将原先的 3 类判读（可能良性）改为 2 类判读（良性）。如果短期随访后病灶缩小或消失，可以直接改判为 2 类或 1 类，随后常规随访。不适用于筛查，筛查应定为 0 类。

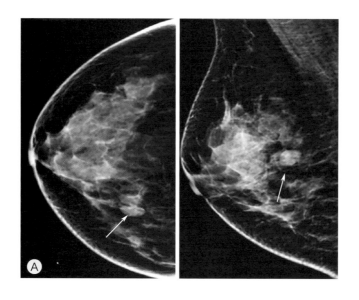

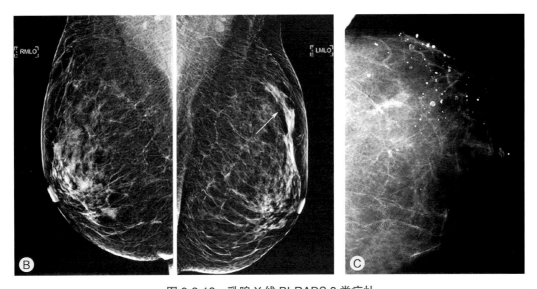

图 9-3-13　乳腺 X 线 BI-RADS 3 类病灶
A. 乳腺不可触及的边界清楚的小结节(箭头),腺瘤或囊肿可能; B. 左乳 LMO 位上象限,
局灶性不对称(箭头); C.区域分布点状、圆形钙化

BI-RADS 4 类:其恶性的可能性为 2%~95%,可疑恶性。对 4 类病变的常规处理程序为:需要介入活检,超声、X 线等引导下穿刺活检。可再细分为:

4A:低度可疑恶性(恶性可能性为 2%~10%),如叶状肿瘤、复杂囊肿、脓肿、区域分布的不定形钙化、粗糙不均质钙化及簇状分布细点状钙化(图 9-3-14)等。

4B:中度可疑恶性(恶性可能性为 10%~50%),肿块边界部分清楚、部分浸润,具有部分恶性征象,成簇或段样分布不定形钙化及粗糙不均质钙化(图 9-3-15)。

4C:高度可疑恶性(恶性可能性为 50%~95%),具有恶性特征,如形态不规则、边缘浸润的实质性肿块,弥漫分布、区域分布、簇状分布的细小多形性及线状分支状钙化(图 9-3-16)。

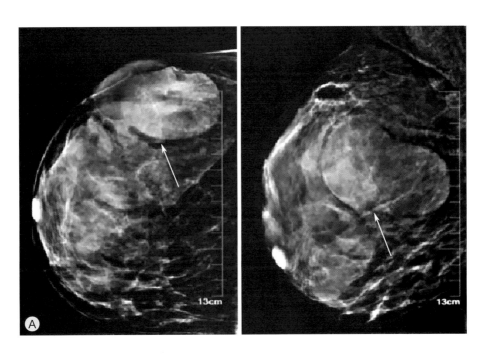

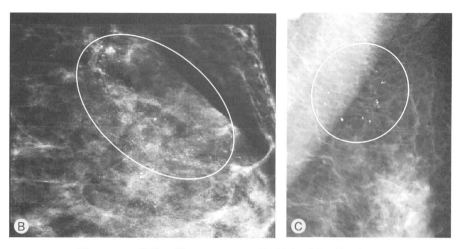

图 9-3-14 乳腺 X 线 BI-RADS 4A 类,低度可疑恶性示例图
A. 右乳外上象限局部分叶状肿块(箭头),病理为叶状肿瘤;B. 左乳上份区域分布不定形钙化(椭圆形),
病理为纤维腺病,C.簇状未定性钙化区(白圈),分类 4B,病理为为局灶性浸润性癌

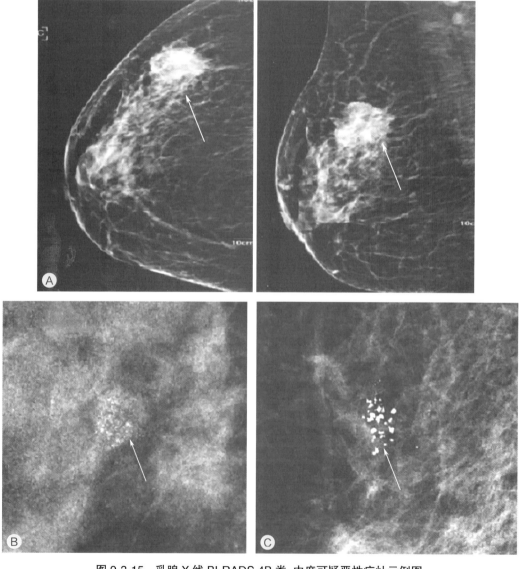

图 9-3-15 乳腺 X 线 BI-RADS 4B 类,中度可疑恶性病灶示例图
A.右乳外上象限部分边界不清楚的肿块,浸润性腺癌;B.簇状分布未分化钙化,浸润性腺癌;
C.簇状分布粗糙不均质钙化,脂肪液化

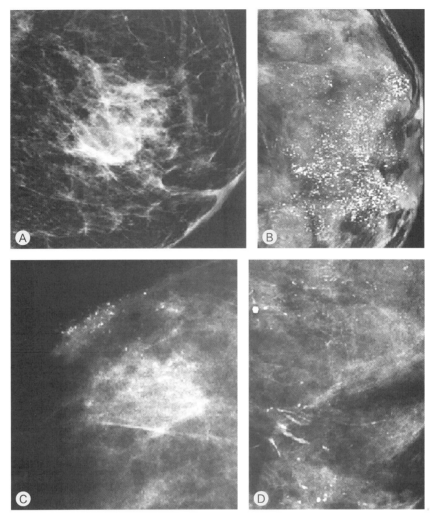

图 9-3-16 乳腺 X 线 BI-RADS 4C 类,高度可疑恶性病灶示例图

A.边缘不清不规则的肿块,浸润性腺癌;B.弥漫分布细小多形性钙化,浸润性腺癌;C.簇状分布细小多形性钙化,
良性导管中的钙化;D.区域分布线状、分支状钙化,4C 类,浸润性乳腺癌

BI-RADS 5 类:高度提示恶性,建议组织学诊断。具有典型恶性征象,如形态不规则有分叶毛刺征的高密度肿块、段样和线样分布的细小多形性钙化和分支状钙化(图 9-3-17),或上述肿块伴钙化。

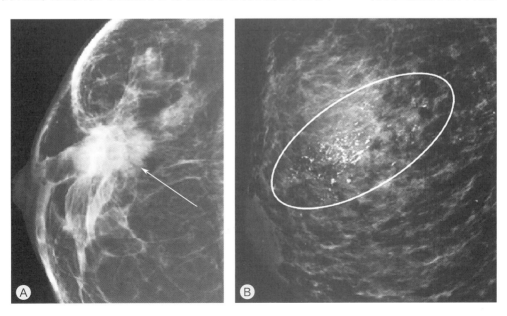

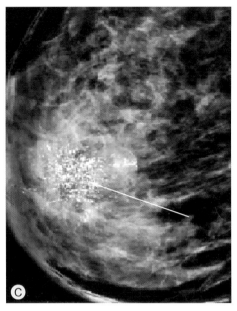

图 9-3-17　乳腺 X 线 BI-RADS 5 类,高度可疑恶性病灶示例图
A. 边缘不清的肿块伴多发毛刺(箭头),皮肤增厚,浸润性腺癌;B. 段样分布分支钙化、
细小多形性钙化(椭圆),浸润性腺癌;C. 肿块伴钙化(箭头),浸润性乳腺癌

BI-RADS 6 类:已知或经活检证实为恶性,如新辅助化疗后,治疗前完善检查。

五、病灶的定位

首先需要明确病变位于哪侧乳腺;其次要明确病灶所处的象限,以乳头为中心将乳腺分为外上、外下、内下和内上四个象限,可以使用中央区、乳晕后区(在所有体位上均代表乳头后方区域)、腋尾区来代替象限描述(图 9-3-18A);同时还需要明确病变位于腺体层的深度(前、中、后三分之一)和距离乳头的距离(图 9-3-18B)。也可将乳房看作钟面,面对患者顺时针方向观察,例如 9 点钟是右乳外侧及左乳内侧。值得注意的是,乳腺 X 线的定位有时与超声定位不能完全匹配,是由于摄片体位及方式有所不同导致的。

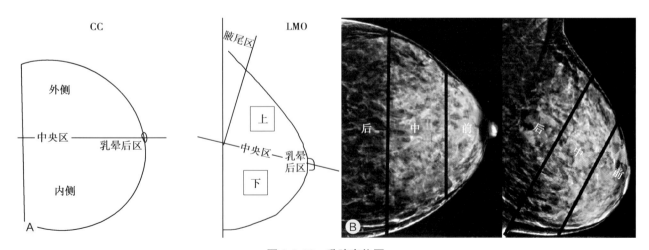

图 9-3-18　乳腺定位图
A. 乳腺象限及分区示意图;B. 乳腺深度分区图,在 CC 位及 MLO 位等分为前中后三分之一,
分割线均平行于胸大肌层面

六、影响乳腺 X 线判读的因素

1. 乳腺密度类型　不均匀致密型及致密型腺体会遮盖乳腺内病变,导致诊断准确率下降,诊断敏感性下降至 64%~70%、30%~48%,而脂肪型 X 线诊断敏感性为 97%~98%。因此,对于这两种类型的乳腺需要考虑联合其他检查方法,如乳腺断层融合成像 DBT、超声及 MRI。

2. 乳腺 X 线检查方式　与常规 FFDM 相比,DBT 图像诊断准确率更高,适用于筛查及诊断。另外,基于 DBT 的融合二维图像,对于钙化及线状结构的显示更加清晰。

3. 乳腺病灶的位置　较深靠近胸大肌的病灶,可能会导致未能包入摄片范围内;点压迫或放大时病灶也可能被移出视野。技师及诊断医师需要仔细阅读病史及查体,及时采用特殊体位摄片。腋下淋巴结位于腋窝较深的位置时,可能也不能完全显示在摄片范围内。

4. 伪影　主要有以下几种:①检测器失准,为主要原因,需定期对设备进行维护。②体外物体覆盖,如饰品、头发、软膏等,技术员摆位前要去除。③体内异物,如心脏起搏器、输液港、乳腺术后残留物,需要诊断医师详细询问病史,技师去除皮肤外异物可避免这两种伪影。④运动伪影,会使钙化灶及韧带变得模糊,技师需注意压迫力度并迅速操作,避免患者因长时间疼痛而不自主地移位。

第四节　乳腺 X 线引导下微钙化导丝定位及活检

乳腺 X 线引导下乳腺组织学活检是指在乳腺 X 线影像引导下进行乳腺组织的病理学检查(简称活检),特别适合于未扪及的乳腺病灶(如小肿块、钙化灶及结构扭曲等),具体包括导丝定位手术活检、空芯针穿刺活检、真空辅助旋切活检。

根据《中国抗癌协会乳腺癌诊治指南与规范(2021 版)》,其适应证如下:①乳腺未扪及肿块,而乳腺 X 线检查发现可疑微小钙化病灶,BI-RADS ≥ 4 类。②乳腺未扪及肿块,而乳腺 X 线发现其他类型的 BI-RADS ≥ 4 类的病灶(如肿块、结构扭曲等),并且超声下无法准确定位。③部分 BI-RADS 3 类病灶,如果其他影像学检查提示相应部位有可疑病灶,也可考虑活检。④乳房体检扪及肿块,且乳腺 X 线摄影提示相应位置有占位性病变,需要行微创活检或微创切除以明确诊断。因乳腺 X 线对微钙化灶较超声及 MRI 敏感性较高,以第一种情形为主要适应证。

禁忌证为有重度全身性疾病及严重出血性疾病者,或具有传染性疾病患者,患者体位受限不能配合长时间检查,有假体隆胸史,妊娠或哺乳期女性。

导丝定位手术活检、空芯针活检及真空辅助旋切活检术前相关准备:①签署知情同意书,交代注意事项及并发症等,并进行术前检查(血常规检查、凝血功能、传染病相关检查)。②核对和确认影像学资料,术前需要 CC 位及侧位摄片,根据影像资料确定体表距离,标记病灶及手术部位,初步确定手术路径。③检查乳腺 X 线摄影设备,定位及真空负压吸引装置(图 9-4-1),三维立体定位及三维断层定位需要进行质控及矫正。④准备合适乳房及病灶形态的导丝定位针、空芯针或旋切针的型号,定位导丝常用的为单钩或双钩钢质导丝(推荐规格 20~22G),空芯针常用的为 14G,真空辅助乳腺定向活检旋切系统(推荐规格 8~11G)(图 9-4-2)。

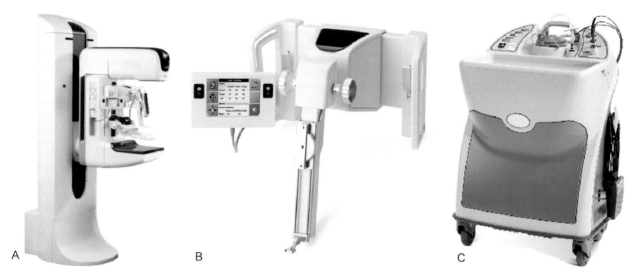

图 9-4-1　定位及活检相关设备
A.乳腺X线摄影机及操作台；B.计算辅助导航系统；C.真空负压吸引机

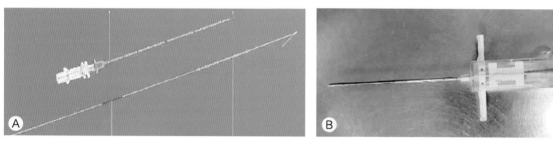

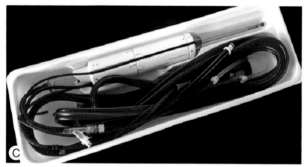

图 9-4-2　乳腺X线定位及活检针
A.导丝定位针；B.空芯针；C.旋切针

一、乳腺 X 线引导下导丝定位活检

　　是在乳腺 X 线引导下,将定位穿刺针放置于乳腺可疑病灶区域,留置导丝定位后指导外科切取活检,进行组织病理性诊断。乳腺 X 线引导下导丝定位活检解决了乳腺微钙化病灶定位困难的问题,其操作简单、快捷,有助于微钙化病灶的明确诊断和准确定位及切除。主要包括二维定位、三维立体定位及三维断层定位引导下导丝定位活检。

　　1. 二维定位法　此方法定位难度大,对技术要求高,目前应用逐渐减少。

　　第一步定位:需根据病变侧乳腺 X 线头尾位(CC)和内外侧位(ML)成像,人工计算穿刺进针深度,根据病变位置选择进针方位穿刺点,再更换定位压迫板及穿刺操作系统,曝光确认患者皮肤上的穿刺点。

　　第二步穿刺:常规消毒后垂直面板插入定位导丝。穿刺后再次曝光,确定导丝尖部位置,并调整位于病灶目标位置 1cm 之内,继而换为与之垂直的体位进行摄影,再次确定导丝尖部的位置,固定导丝,拔出针鞘,包扎固定后转送手术室。术后拍摄术后标本,确认是否切到计划的病灶及范围,观察勾丝尖是否完好。

2. 三维立体定位法 为目前普遍使用的方法,需要在配备三维立体定位穿刺系统的乳腺机进行。(图 9-4-3)

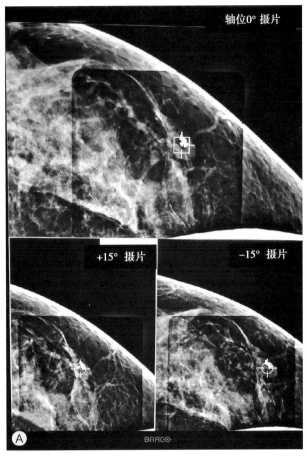

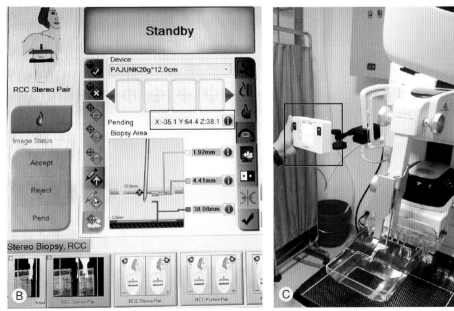

图 9-4-3 三维立体定位步骤

A. 分别拍摄轴位 0°、±15° 片,并选择目标靶点(白框);B. 计算机计算出靶点 x、y、z 轴数值(黑框),根据病灶范围及安全距离因素确定最终穿刺点;C. 在定位系统输入最终穿刺点的 x、y、z 轴数值(黑框)

　　第一步定位：将可疑钙化部位置于加压板窗口内加压固定，行轴位 0° 及左右 ±15° 摄片，根据所采集的图像手动选择同一病灶，反复确定选择的为同一病灶，确定病灶靶点；计算机根据选择点自动计算出病灶在 x、y、z 轴三个方向上的准确位置，考虑病灶范围及安全距离等因素确定最终穿刺点的数值，然后在定位系统上输入最终穿刺点的位置信息（图 9-4-3B）。三维立体定位较二维定位准确度略高。

　　第二步穿刺：对穿刺处皮肤常规消毒，将穿刺针通过穿刺针架上的定位栓孔垂直刺入病灶。再次行 ±15° 摄片，点击显示靶点图标，判断进针是否准确，针尖深度应穿过病灶；若导丝位置不准确，可能是选点不准或患者移动等因素，需要重新定位图（图 9-4-4A）；若导丝尖部位置准确，拔出针鞘，释放勾丝。释放勾丝后行 ±15° 摄片，观察勾尖与病灶的位置，判断放勾时是否有后撤或多进针（图 9-4-4B）。然后松开压迫，摆位拍摄与穿刺体位成 90° 的体位（如 CC 位进针，拍摄侧位；侧位进针质检片则拍摄 CC 位），最终确定和测量勾丝与病灶范围等实际值（图 9-4-4C）。包扎和固定、送入手术室切除，拍摄术后片确认钙化灶被切除（图 9-4-4D）。

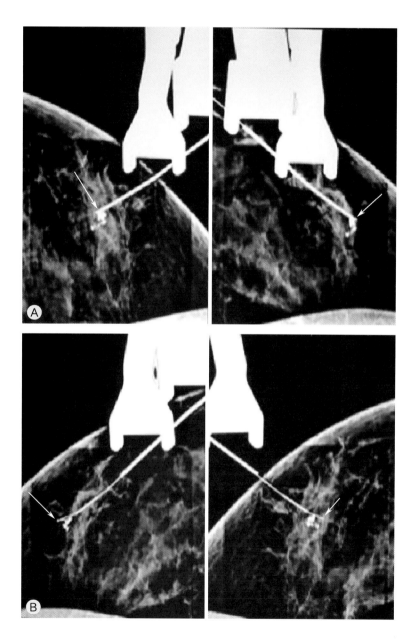

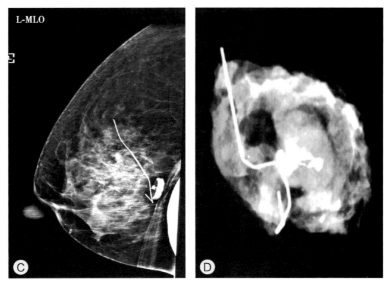

图 9-4-4 穿刺步骤

A. 进针后 ±15° 摄片,判断进针是否准确,此针未穿过钙化灶,深度不够,需重新选点再次进针;B. 拔针鞘,放勾丝,±15° 摄片,确认勾丝位置,勾丝尖部穿过钙化灶,定位准确;C. 松压迫板,摆位拍 MLO 位摄质检片;D. 术后标本确认钙化病灶被切除

3. 三维断层定位 为目前较为先进的定位方法,需要在配备断层摄片机及定位系统的乳腺机进行。定位:将可疑病灶部位置于加压板窗口内加压固定;行 DBT 断层摄片(图 9-4-5),在 DBT 图像上一键智能选点,计算机自动生成准确的病灶 x、y、z 轴数值。穿刺的步骤与立体定位基本类似,包括放定位针,±15° 摄片,放勾丝,再次 ±15° 摄片,但断层定位在放勾丝后可以行 DBT 断层摄片,观察勾丝与所选取的靶点及钙化灶的准确位置关系,松开压迫板,固定导丝,拍摄质检片及术后标本片(图 9-4-6)。

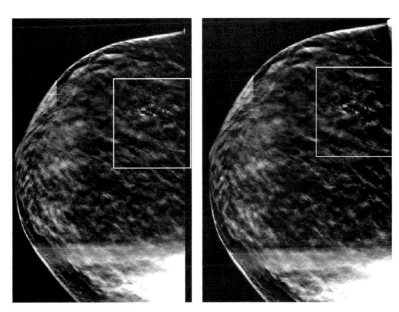

图 9-4-5 可疑病灶 DBT 断层摄片

钙化灶固定在压迫框(白框),断层 DBT 图像清楚显示钙化灶,
选择靠近病灶中心区及下份有特征的钙化

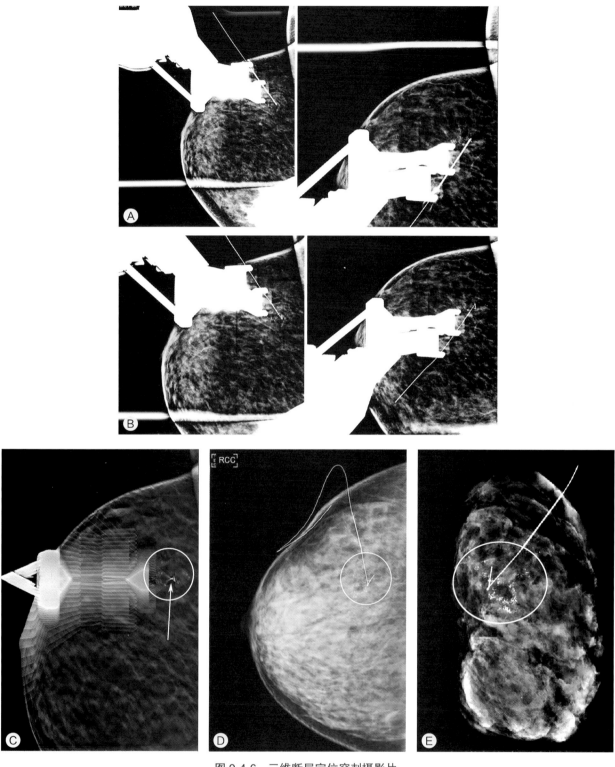

图 9-4-6 三维断层定位穿刺摄影片

A. 从皮肤穿入定位针后 ±15° 摄片示针尖穿过钙化灶,距离准确;B. 拔出针鞘放入导丝后 ±15° 摄片示导丝尖穿过钙化灶,距离准确;C. 放导丝后拍摄 DBT 断层片,导丝尖部(箭头)穿过目标钙化灶,距离准确;D. 固定导丝后拍摄侧位质检片;E. 术后标本摄片示勾丝穿过钙化灶,切缘无钙化灶

断层定位与立体定位相比的优势：断层定位对图像下所有可见的钙化、结构扭曲、肿块、非对称均可实现活检；立体定位只能定位 2D 图像可见的病灶，非钙化病灶定位可能会被腺体遮挡或定位深度不准确。断层定位可以一键选点生成坐标，操作容易、更准确、时间更短；立体定位需注意 ±15° 图像上选取同个病灶点，选点错误将出现穿刺偏离或深度不够等问题。断层定位流程完成更快，患者移动可能性小。断层定位辐射剂量更低，辐射剂量可减少 30%。

二、乳腺 X 线引导下空芯针活检及真空辅助微创旋切术

空芯针活检是用中空的穿刺针从乳腺病变组织中取得样本以便于分析的技术，应用广泛，但获取组织少，假阴性率较高，可在 X 线引导下进行；乳腺 X 线引导下真空辅助微创旋切术（stereotactic vacuum assisted breast biopsy，SVABB）是在 X 线引导下将旋切穿刺针放置于乳腺病灶，通过负压吸引对乳腺微小病灶进行活检、切除的微创介入手术。与开放性手术活检相比，两者均是微创手术，手术并发症少，手术时间短，可门诊治疗，切口小，无须缝合。旋切活检术可获得大而连续的组织标本，对多发、较小、较深、难触及病灶切除（切检）和中晚期分型有优势。旋切活检与空芯针穿刺活检相比，假阴性率相对低。目前的研究显示，SVABB 病理与术后病理的诊断准确率无显著差异。

三维立体定位及三维断层定位引导下的空芯针活检或旋切活检术操作流程：对病变进行定位的步骤与导丝定位相同。确定好目标病变，自动生成 x、y、z 轴坐标值后，确定最终穿刺的值。

穿刺步骤：消毒皮肤，安装活检支架，调节穿刺平台，将活检针（空芯针或旋切针）移至目标点坐标。用利多卡因注射液进行局部麻醉，以定位点为中心在皮肤上做约 3mm 切口，通过弹射装置将活检针穿入乳腺组织，再次拍片确认病灶与刀槽位置吻合后，空芯针直接取活检组织，旋切针采用真空负压辅助活检，每个时钟方向取组织 1~2 条，旋转 1 周取组织 12~24 条。活检结束后，再次摄片确认，其中立体定位拍摄 ±15° 各 1 次，断层定位拍摄 1 次 DBT 断层图像。负压吸引装置可以同时注射生理盐水冲洗活检区域，必要的时候可以补充麻药。目标病灶已达到切除目的后，退出空芯针或旋切针，创口包扎后用弹性绷带扎紧乳房。将标本组织条标记后送病理检查。真空辅助旋切操作及术中摄像示意图见图 9-4-7、图 9-4-8。

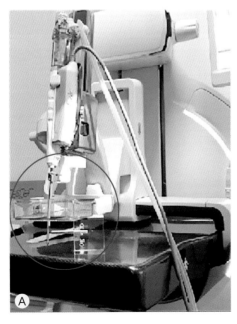
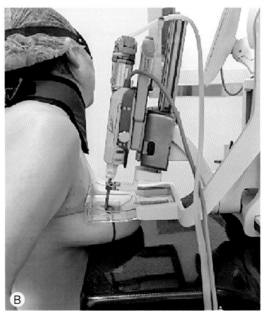

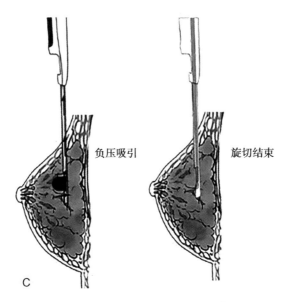

图 9-4-7 真空辅助旋切术操作示意图
A. 带有穿刺孔的压迫板及旋切针(红圈);B. 旋切针弹射进乳房,进行穿刺活检及切除病灶,
患者甲状腺放射防护;C. 旋切活检刀与病灶示意图,黑色圆形为病灶,旋切前及旋切后

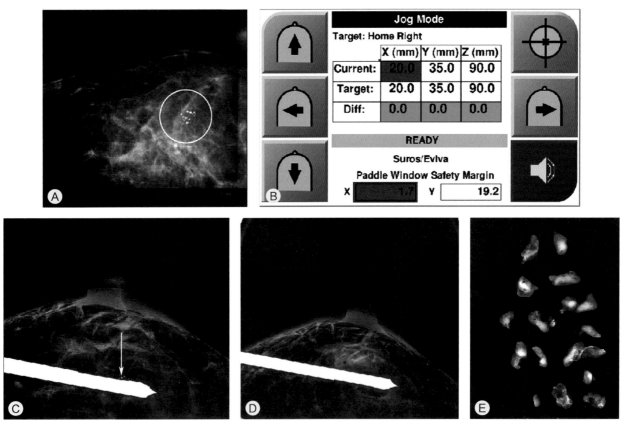

图 9-4-8 真空辅助旋切术中摄像示意图
A. 对钙化灶进行定位;B. 计算机生成 x、y、z 轴数值;C. 旋切刀弹射后摄片,旋切刀槽口位于钙化灶区域(箭头);D. 旋切完
成后摄片,局部钙化灶已被切除未显示;E. 旋切组织条摄片可见期内分散多个细小钙化灶

三、定位及活检注意事项

1. 根据病灶位置选择进针体位 需要从以下几方面考虑：一般选择最短针道，影响最少乳腺组织，减少创伤（上象限病灶多用 CC 位，下象限多用侧位），良好的病灶可视度；安全距离考量，避免损伤探测器；患者舒适度，选择相对舒适的体位以最短时间内完成；尽可能小的创口，美观；浅表病灶可能无法采用最短针道，导丝容易脱落。

2. 准确定位 准确定位在病灶 1cm 以内，穿过病变；选择合适长度的定位针、活检针，太短的针仅进入病变表浅位置，太长的针穿过乳房皮肤。

3. 病灶选点 不管是立体定位或断层定位，病灶选点准确是最重要的，尤其是立体定位，若相邻钙化形态相近或 ±15° 投影有变化，如左右选点不是同一钙化则计算值错误，x、y 偏差有左右位移，z 值影响深度不够或太深。断层定位相对容易，但会遇到钙化灶形态不典型，或选点位于病灶边缘区的情况。

4. 选点后进针过少 选点后 z 值需要多进针 8~10mm，若进针 <6mm 则容易脱钩，无法准确指示病灶手术位置，主要是因为抵消解除压迫后勾丝的回弹等。

5. 严重并发症 血管迷走反应，定位失败病灶未切除；常见其他并发症：出血、感染、定位针移位。

6. 不适合定位活检的患者 压迫后乳腺组织太薄，如 2.5~3cm，或病灶位于较后方靠近胸大肌或乳晕旁的病灶。

7. 患者配合 在整个操作过程中必须确保患者不发生移动，否则会导致定位、穿刺不准确；操作的弹射声音较大，对患者进行告知或佩戴耳机，眼罩可酌情考虑佩戴。

8. 严格消毒 整个操作过程中保持无菌状态，包括设备、医师、技师、护士及患者均需遵守无菌原则。

9. 放射防护 需要对甲状腺等重要器官进行防护。

第五节 乳腺微钙化的二眼超声检查方法及新技术的应用

对于没有乳腺 X 线指引的乳腺微钙化（图 9-5-1），超声检查常常是盲目的，而且极易漏诊和误诊（图 9-5-2），除非钙化非常明显，在超声上表现为点状强回声时可以较好识别，但对钙化的分布和形态，超声仍然不具优势，需要依赖 X 线。在临床实践中，即使对于超声发现的一些点状强回声，不一定是真正的钙化，其确诊仍然依赖 X 线。故对于超声首诊发现的乳腺内伴可疑点状强回声的非占位性病变，不能仅凭超声表现就建议超声造影、增强 MRI 甚至穿刺活检，而应建议患者完善乳腺 X 线检查，根据 X 线的表现再给予下一步的管理意见。对于乳腺 X 线提示的微小钙化且 BI-RADS 分类达 4 类及以上的病例，行二眼超声的医生首先要仔细阅片，在 CC 位和 MLO 位两个位相判读微钙化所在的象限、距乳头的距离和距皮肤或胸大肌的距离，了解微钙化所处区域与周围乳腺腺体和脂肪的解剖关系。如果患者同时已完成增强 MRI 的检查，超声医师应把乳腺 X 线和 MRI 的检查结合起来同时阅片，判断 X 线所示的微钙化病变位置和 MRI 所示的异常增强病灶是否为同一病灶还是不同的病灶，为后续超声、超声造影和靶向活检的选择决策提供重要信息。

需要强调的是，目前乳腺常用的三种影像学检查，乳腺 X 线、超声、增强 MRI 所采用的检查体位截然不同，超声医师应充分认识乳腺 X 线拍片时患者的体位（站立位），且对乳房需要进行挤压，乳腺增强 MRI 检查时患者的体位（俯卧位）和超声检查时患者的体位（仰卧或侧卧位）不同所导致的乳腺位移会对病变在三种不同检查时的位置关系发生可小可大的变化，尤其是乳房较大的患者更是如此。这些位置的可能变化,只能在检查者头脑中进行构想,在检查时给予关注,对 X 线、MRI 阅片能力的培训和丰富的实践积累,才能尽可能把三种检查所示的同一病灶有机地结合在一起,而不至于出现张冠李戴的情况。必要时,应邀请有经验的放射科医师共同阅片,并勾勒出病灶的位置和边界。

在充分阅片的基础上,应用高分辨率超声有针对性地在相应病变区象限进行扩大范围的仔细扫查,可适当调低增益以使点状强回声对比显示更明显,同时充分应用弹性成像(图 9-5-3)和"萤火虫"(图 9-5-4)等超声新技术提高发现病变的能力。触诊一般情况下不是必需的,这类病变临床触诊常不能触及肿块,弹性成像对大多数病变而言也不能显示出质地的异常。故高分辨率普通灰阶超声结合"萤火虫"显像是最有价值发现病变的方法。二眼超声检查时的患者体位是非常重要的,因为病变很难识别,发现病变后可能要进一步行超声造影和引导活检,故在开始检查时就应该考虑后续诊疗对体位的要求,使患者在连续的诊疗活动中都能保持体位的稳定不动,避免因体位改变而导致病灶位移穿刺脱靶的情况,以达到降低假阴性率的目的。

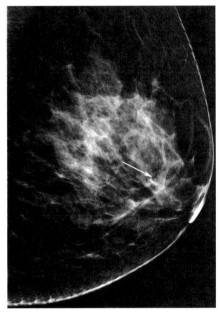

图 9-5-1　乳腺 X 线示乳头后方中央区
多发细小钙化聚集点,BI-RADS 4 类

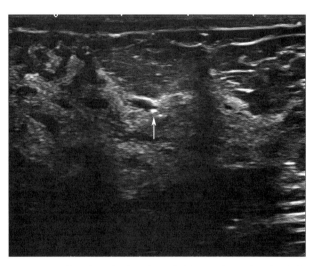

图 9-5-2　普通灰阶超声示仅见点状强回声,无占位性病变

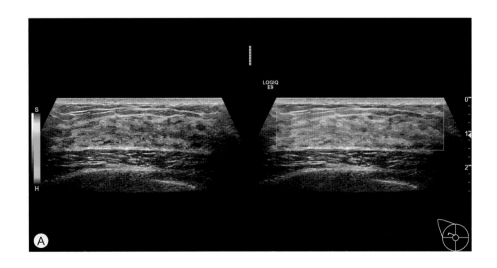

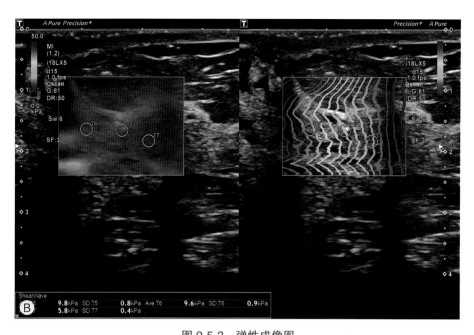

图 9-5-3　弹性成像图
A. 组织应变力弹性成像图,杂乱低弱回声区蓝绿相间,以绿色为主(弹性质韧);
B. 剪切波弹性成像图,微钙化聚集区杨氏模量不高(质软)

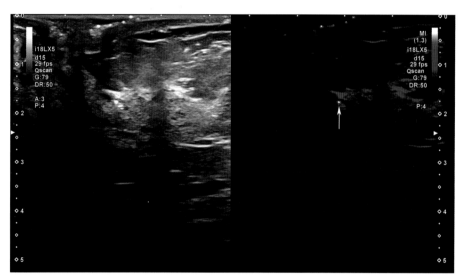

图 9-5-4　"萤火虫"成像图
可见点状强回声(白色箭头)

第六节　乳腺微钙化超声造影再评估及靶向活检

　　乳腺微钙化超声造影的检查方法和乳腺肿块的检查方法一样,但判读标准不再基于预测模型来判断病灶的良恶性。因为对于伴微钙化的乳腺非占位性病灶,普通灰阶超声不能准确判断其边界形态,甚至异常增强的病灶并非初始普通灰阶超声所判断的病灶,故即使超声造影呈高增强,也不能判断高增强范围是否扩大(图 9-6-1)。另外,该类病灶即使是恶性,绝大多数也是 DCIS,所以出现肿瘤内坏死导致无增

强表现,以及出现滋养血管征和"蟹足征"的可能性均很小。对该类病灶的超声造影应用,主要基于以下几个方面:

一、引导靶向活检

1. 对于超声造影表现为高增强的区域,应在超声造影引导下行靶向活检。

2. 对于超声造影高增强区消退较快,来不及在超声造影下引导活检的病例,应确定高增强区的普通灰阶超声表现、探头扫查方向和进针点位置,并在病灶投影体表进行标记,后续在普通灰阶超声引导下行活检。

3. 对于无高增强表现的病灶,应基于普通灰阶超声、弹性成像和"萤火虫"成像所示异常表现区进行靶向活检(图9-6-2)。

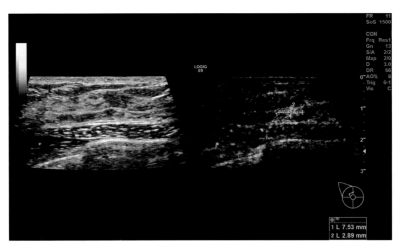

图 9-6-1　乳腺超声造影微钙化区呈快进高增强

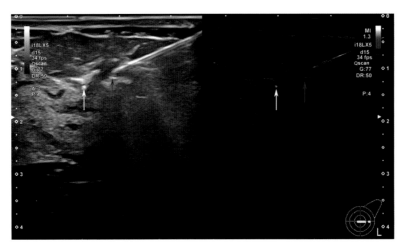

图 9-6-2　在"萤火虫"成像引导下对点状强回声区行靶向活检

4. 活检应使用14G全自动活检枪,尽可能使用同轴针,在局部浸润麻醉下多点多次取材,保证样本的代表性,推荐取材5~8条。

5. 穿刺标本在有条件的单位应进行标本的X线评估,以判断标本内是否有钙化的存在(图9-6-3)。

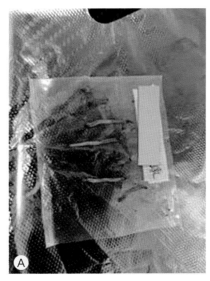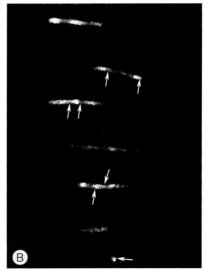

图 9-6-3 评估穿刺标本

A. 穿刺标本；B. 穿刺标本在 X 线下扫描观察其内有无钙化（白色箭头）

二、探讨通过超声造影表现豁免部分患者穿刺活检的可能

与乳腺其他良恶性占位性病灶类似，具有微钙化的良性和恶性非占位性病灶之间在微血管和微灌注上会存在差异，从普通导管上皮增生到非典型增生，再发展到 DCIS，病灶内的微血管会逐渐增多（图 9-6-4），为增强影像学（增强乳腺 X 线、增强 MRI 和超声造影）鉴别诊断良恶性病灶奠定了理论基础。基于笔者所在单位的研究，超声造影在具有微钙化的非占位性乳腺病灶中表现为高增强和表现为等增强或低增强时，与病理的良恶性是存在相关性的（表 9-6-1）。尽管目前通过超声造影豁免该类病灶活检还缺乏充分的循证医学证据，但基于超过 80% 具有微钙化的乳腺病灶为良性，且超过 80% 具有微钙化的乳腺癌为 DCIS 的现实情况，对超声造影表现为等增强和低增强的病灶推荐密切随访而不再首选活检可能是一个值得探究的方向（图 9-6-5），这样可以大大降低过度活检甚至过度治疗的比例，值得期待。

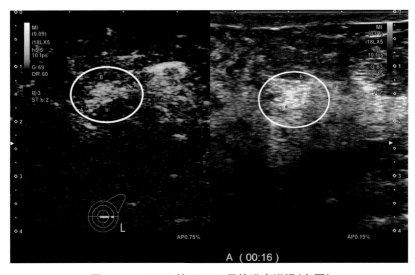

图 9-6-4 DCIS 的 CEUS 呈快进高增强（白圈）

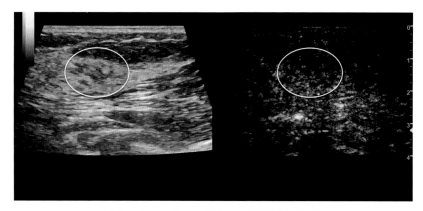

图 9-6-5　腺病 CEUS 呈同进等增强（白圈）

表 9-6-1　乳腺微钙化超声造影表现与病理相关性

超声造影表现 / 病理	良性	恶性
同进等增强	100%	100%
慢进低增强	100%	0
快进高增高,增强后范围无扩大	14.3%	85.7%
快进高增强,增强后范围扩大	0	100%

　　病例 2:女,52 岁,体检超声双侧乳腺未见明显异常,乳腺 X 线提示左乳内下象限见多发点状钙化灶聚集,BI-RADS 4 类。查体:左乳未扪及团块,左腋窝未扪及肿大淋巴结。无乳腺癌家族史。(图 9-6-6)

　　【病理】

　　左乳导管原位癌。

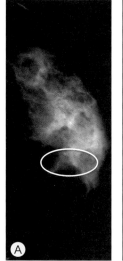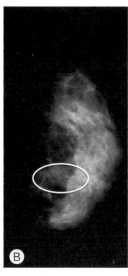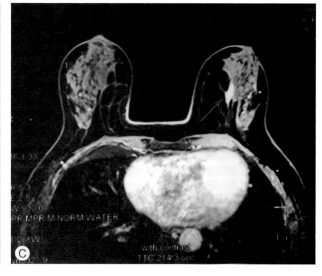

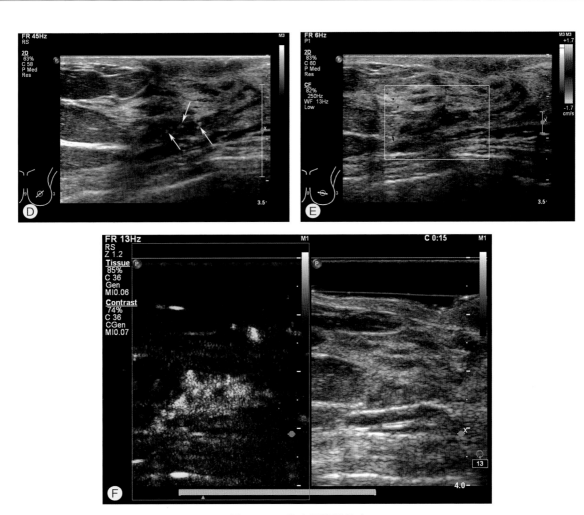

图 9-6-6　乳腺导管原位癌

A. 乳腺 X 线（MLO 位）: 微钙化聚集（白圈）; B. 乳腺 X 线（CC 位）: 微钙化聚集（白圈）; C. 乳腺 MRI 左乳内下象限异常增强结节, BI-RADS 4 类; D. 普通灰阶超声左乳内下象限非占位性低弱回声区伴点状强回声（白箭头）; E. CDFI 未探及明显血流信号; F. 乳腺超声造影 CEUS: 呈快进高增强, 边界欠清, 形态不规则

病例 3: 女, 44 岁, 体检乳腺 X 线发现右乳晕后区见点状钙化灶, 呈集群样分布, BI-RADS 4B 类, 建议活检。（图 9-6-7）

【病理】

右乳腺病。

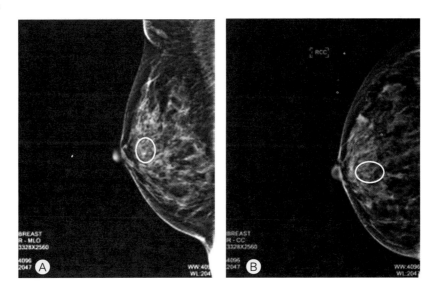

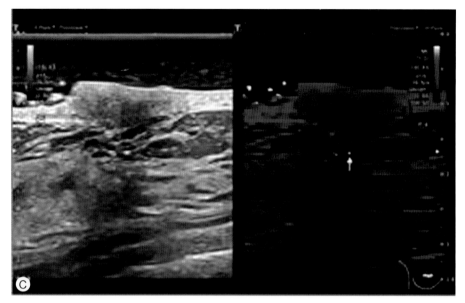

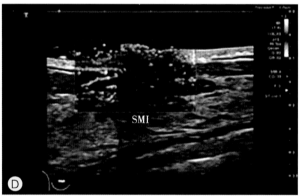

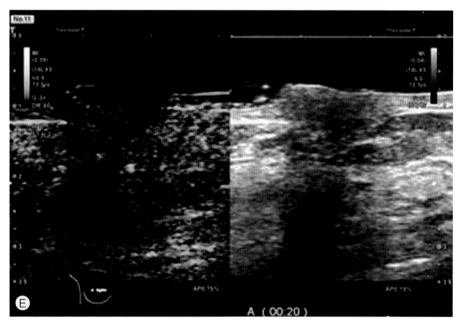

图 9-6-7　乳腺腺病

A.乳腺 X 线（MLO 位）:微钙化聚集（白圈）; B.乳腺 X 线（CC 位）:微钙化聚集（白圈）;
C.超声"萤火虫"显像点状强回声（白色箭头）; D.超微血流成像（SMI）病灶内少许点状
血流信号; E.乳腺超声造影 CEUS:呈慢进低增强,其内无滋养血管征

Atlas of Contrast Enhanced
Ultrasound of Breast

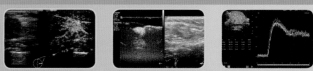

第十章　乳腺导管内病变的超声
造影再评估及靶向活检

乳腺导管内病变是指起源于乳腺导管系统的一类疾病,包括导管扩张、导管内沉积物、导管上皮增生、导管内乳头状瘤等良性病变,以及浸润性导管癌或导管原位癌等恶性病变。其主要临床表现为疼痛不适、乳房肿块、乳头溢液等。乳头溢液是仅次于乳腺疼痛和乳腺肿块的乳腺第三大常见主诉。女性育龄期有乳头溢液经历者高达 80%,多数乳头溢液源于良性病变。评估和处理乳头溢液的主要目的是将良性乳头溢液患者与有导管乳头状瘤、高危病变和癌的患者区分开,以指导患者进一步管理乳头溢液,可分为正常产乳(泌乳)、生理性乳头溢液(溢乳)或病理性(可疑的)乳头溢液。目前检查方法主要有乳腺导管 X 线造影、细胞学涂片、乳腺超声、乳管镜、乳腺 X 线及磁共振等。

病理性(可疑的)乳头溢液是乳头分泌乳汁之外的液体。溢液通常为单侧、单个乳导管,呈持续性和自发性。溢液可为浆液性(清亮或黄色)、血样(血性)或血清血液性(微带血性)。病理性乳头溢液的常见病因包括:

1. 乳头状瘤　病理性乳头溢液的最常见原因是良性乳头状瘤(52%~57%)。其导致的溢液可以是清亮的或呈肉眼血性的。有时在单个乳头状瘤中,可见不典型增生或导管原位癌(ductal carcinoma in situ, DCIS)。

2. 乳导管扩张　是病理性乳头溢液的另一常见良性原因,占病理性乳头溢液的 14%~33%。

3. 癌症　可见于 5%~15% 的病理性乳头溢液病例中。在没有其他发现的情况下,最常见的伴乳头溢液的恶性肿瘤是 DCIS。

4. 感染　脓性乳头溢液可见于导管周围乳腺炎。

对于怀疑病理性(可疑的)乳头溢液的患者,除查体外,进一步的影像学检查是必不可少的。其中最常用的是乳腺 X 线和超声。

1. 乳腺 X 线　是大多数临床实践中用于评估病理性乳头溢液的一线影像学检查方法。但它可能无法诊断较小的、无钙化和完全位于乳腺导管内的癌或高危病变。乳腺 X 线诊断癌或高危病变(如乳头状瘤或不典型增生)的敏感性和特异性分别为 7%~10% 和 94%~100%。

2. 乳腺超声　在中国,超声可能较乳腺 X 线更为常用。虽然超声比乳腺 X 线更具敏感性,但它鉴别良性与恶性病变的特异性较低。对于超声发现的乳管内病变,当 CDFI 无明显血流信号时,很难区分是乳管内分泌物还是新生物,其鉴别诊断良恶性新生物的能力更是有限。

3. 乳腺 MRI　是一种相对敏感的影像学方法。有研究证实,对比增强 MRI 诊断浸润癌和良性乳头状病变的敏感性为 93%~100%,但其特异性低至 37%。另外,即使 MRI 能较敏感地发现病变,但其引导活检的假阳性率很高,以及可用性非常有限,这些均限制了该技术的开展。

4. 乳腺导管 X 线造影　乳腺导管 X 线造影是一种精细的、技术要求较高的检查,只有在体格检查中乳头溢液可再现的情况下才能进行。但往往临床查体时对溢液乳管进行了挤压,导致再行乳管造影时难以确定溢液的乳管口。因为乳导管造影检查时,需从溢液的乳管口插入导管并注入少量造影剂,以便随后行乳腺 X 线造影检查显示充盈缺损。充盈缺损的部位表明有占位性病变的存在,可以指导外科手术切除部位,但这些导致充盈缺损的占位性病变有可能是分泌物、坏死物堵塞而非真正的新生物,或乳腺导管外占位挤压所致,乳管造影是无法区分的。另外,因为充盈缺损远端的乳管无法显影,故其远端乳管内有无占位也无法很好判断。

乳腺导管造影的敏感性为 76%,特异性为 11%。乳腺导管造影未发现病灶并不能排除癌症。

5. 乳管镜　乳腺导管镜检查是另一种评估和治疗乳头溢液的微创方法。与乳腺导管 X 线造影一样,进行乳管镜检查需要有可见溢液的乳管口,以及要有可插管和扩张溢液乳导管的能力。同样对于发现的导管内占位性病变的远端导管情况因为无法通过而难以进行评估。当发现孤立性导管内病变时,也无法通过乳管镜进行直接的夹取活检,仅能通过光透射引导手术切除活检或引导超声发现乳管镜头端行穿刺活检。因为仅能观察到病灶的表面情况,故对一些分泌物和新生物也难以进行鉴别诊断。乳腺导管 X 线造影和乳管镜检查尚未普及,不是所有医院都能开展,而且任何发现的病变都不易进行穿刺活检。

6. 细胞学检查(没有益处)　不推荐对溢液或乳导管灌洗样本进行细胞学检查。从技术上讲,镜下很难区分皱缩或凋亡细胞与不典型增生细胞,并且异常的细胞学检查结果也很难定位到特定的病灶。

第一节　乳管 X 线造影

一、导管造影术应用及操作

乳腺导管 X 线造影检查是通过注入碘造影剂使单支乳腺导管充盈,随后行乳腺 X 线放大摄影,从而显示导管内的细微结构及病变,诊断伴有乳头病理性分泌如溢液、溢血的患者导管内病灶。

适应证:单侧,单孔乳头自发性溢液,或血性,血清血液的患者。

禁忌证:多支导管溢液,妊娠或哺乳期;生理性溢液,乳白色或刺激后黄色分泌物;活动期乳腺炎或乳腺脓肿;既往乳头或乳管手术;碘造影剂过敏患者。

检查方法:坐位或卧位,患部常规消毒,确认溢液、溢血孔后开始进针,采用 27G 或 30G 钝头套管针,将乳头提起,将针缓缓捻入溢乳孔约 1cm,缓慢注入造影剂 0.2~0.3mL,注射总量小于 1mL,注入时压力不宜过大,以防造影剂冲破导管进入间质导致检查失败,若遇阻力或疼痛感停止注射。拔出针头后,用胶布或棉球包裹乳头封堵溢乳孔,常 CC 位和 MLO 位或加行特殊体位摄片。

导管造影质量依赖技师操作,若针管内气泡未排净注入导管内,可能形成圆点状或串珠样充盈缺损,容易被误诊为导管内病变而造成假阳性结果。该问题解决的办法为注射造影剂前尽量排尽注射管内的气泡,注射过程中注射器始终处于头低尾高位,利用重力使气体位于注射器的尾部。造成假阴性的原因可能是造影剂注射量不足或注射量过少,使导管显示范围过小,或导管分支相互重叠遮盖病变。解决方法分别为补充注射造影剂和变化体位、角度摄片。

并发症:少部分患者可有短期分泌物增加,造影剂注射入乳腺间质,乳头疼痛不适;严重并发症少见,如导管破裂,乳腺炎。

二、乳腺 X 线导管造影影像表现

乳腺 X 线导管造影的正常表现(图 10-1-1)为主乳管及多级分支显影,呈乳段"树枝样"分布,走行柔和,由粗到细,乳管管腔正常约 2mm,乳管未见明显中断、扩张或狭窄改变,未见充盈缺损,乳腺间质内未见多余的造影剂渗出,其内未见气体显示。

乳腺导管造影对于溢液性乳腺疾病的鉴别诊断具有较大价值,可以准确地反映乳导管病变的形态、位置及范围,对外科治疗有一定的指导意义。

乳腺导管内常见疾病为导管内乳头状瘤,大部分为中央型,乳晕后区,导管造影表现为呈导管内的不规则充盈缺损或截断改变,部分伴有结节影或簇状粗糙不均质钙化;约 90% 的孤立性导管内肿块是由乳头状瘤引起的。导管原位癌(DCIS)伴或不伴浸润性乳腺癌可以显示为壁不规则,狭窄,管腔中断。但通过乳腺 X 线导管造影鉴别导管内乳头状瘤或导管内乳头状癌是困难的。

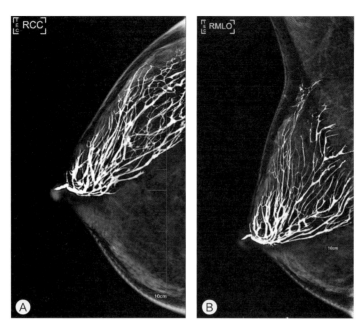

图 10-1-1　正常右侧乳腺外上象限 X 线导管造影
A. CC 位；B. MLO

　　病例 1：女，56 岁，右侧乳头不间断溢液半年，查体未见明显异常，常规 X 线检查未见异常，右侧乳腺 CC 位及 MLO 位 X 线导管造影示右乳内下象限见局限性充盈缺损改变，大小约 2mm×4mm，边缘不光滑（箭头）（图 10-1-2），考虑导管内乳头状肿瘤可能大；手术病理为导管内乳头状瘤。

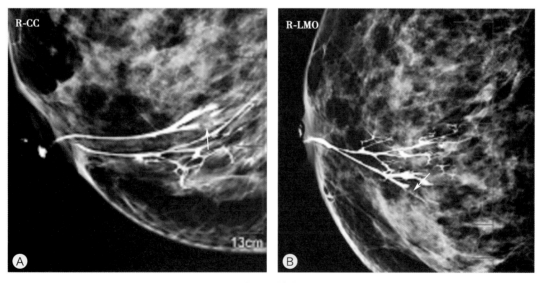

图 10-1-2　右乳导管内孤立性肿瘤
A. 右乳导管造影 CC 位内侧象限局部放大图，三级分支内见孤立性充盈缺损（箭头）；B. 右乳位导管造影
MLO 下象限局部放大图：下份三级分支孤立性充盈缺损改变（箭头）

病例2：女，67岁，右乳头溢血3个月，查体及常规X线检查未见异常，行右乳CC位及MLO位导管造影，右乳外象限分支导管截断，并呈鸟嘴样狭窄（白箭头），狭窄远端见稍高密度结节（黑箭头）（图10-1-3），病理证实为导管内乳头状癌。

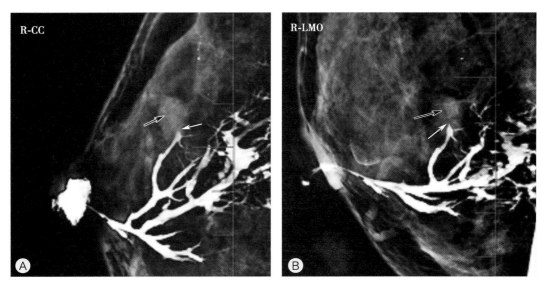

图10-1-3　右乳导管造影导管内乳头状癌
A. CC位外侧象限局部放大图，乳腺分支导管截断伴结节影（箭头）；
B. MLO位中央区局部放大图：乳腺分支导管截断伴结节影（箭头）

病例3：女，33岁，超声体检发现双乳结节，中央区导管扩张，部分可见弱回声充填。行右乳导管造影，右乳主乳管注入造影剂，CC位及MLO位示，右乳主乳管及中央区多级分支乳管显影，走行僵硬，部分乳管扩张约5mm，部分乳管截断，显影的多根乳管内见多发数毫米大充盈缺损改变，呈点状、不规则小结节状（图10-1-4）；病理证实为导管内多发乳头状瘤，伴局部非典型增生。

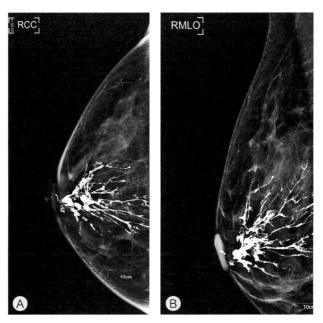

图10-1-4　右乳中央区多发导管内乳头状瘤
A. CC位；B. MLO位，多发充盈缺损改变（箭头），部分乳管截断

第二节　乳管镜检查

乳管镜主要由冷光源、光导纤维、监视器、图像处理器组成。乳管镜检查能够在直视下发现导管内的微小病变,在肿瘤发生的早期甚至癌前病变时期发现并手术切除病灶,提高早期乳腺肿瘤的检出率;乳管镜检查还可对溢液进行脱落细胞学检查,以及在镜下对可疑组织进行活体组织病理学检查;对临床诊断为乳腺增生且伴有结节或肿块而无乳头溢液的患者亦可行乳管镜检查,还可进行乳管内冲洗、药物灌注等治疗,从而缓解疼痛症状,缩小局部病灶,避免手术创伤性操作,减少对正常乳腺组织的损伤(表10-2-1)。越来越多的证据显示,乳管镜检查在早期乳腺肿瘤的诊断和治疗方面优于超声、X线和磁共振检查。

一、乳管镜检查的适应证

1. 各种颜色的乳头溢液　尤其是血性溢液、黄色溢液患者,乳管内肿瘤性病变的发生率为 1/3~1/2,此外,白色溢液的患者亦有不少病例为乳管内肿物所致,均需要手术治疗。

2. 不伴乳头溢液的乳晕区肿物　此区域的肿物多为乳管内肿瘤或纤维腺瘤,与乳管关系密切,通过乳管镜检查可以明确病变乳管,从而指导手术准确切除肿物及病变乳管,减少术后的局部复发机会。

3. 乳晕区及乳晕周围的浆细胞性乳腺炎　浆细胞性乳腺炎是因为乳管近端堵塞,乳管内分泌物、脱落细胞、炎症细胞堆积,导致乳腺的急慢性炎症。乳管镜可以灌洗、收集乳管内的脱落细胞行细胞学检查,明确诊断;亦可冲洗、疏通病变乳管,达到引流的目的;此外,若炎症比较局限,亦可在乳管镜下明确病变的乳管,手术切除病变乳管及局部瘢痕组织。

4. 乳痛症　部分原因是近端乳管堵塞,使远端乳管排泄不畅、扭曲所致,行乳管镜下乳管灌洗、疏通乳管,有助于明确诊断,并有望达到一定的治疗作用。

5. 乳腺囊肿　疏通乳管后可改善症状。

二、乳管镜检查的禁忌证

急性炎症器一般不建议。

三、乳管镜检查方法

体位:平卧位或坐位;常规消毒,铺洞巾;找到病变乳管开口,在局麻下用 6~12 号眼科泪道探针由细至粗逐步扩张溢乳的乳管,插入内镜外套管,用生理盐水冲洗乳管,注入 1~2mL 空气扩张乳管,置入乳管镜,调整内镜与分支开口角度,选择异常开口,寻腔进镜。

四、乳管镜检查观察与记录内容

1. 病变乳管开口的部位、数量。

2. 各级乳管管壁、管腔情况。

3. 可疑病变数目、大小、形态、表面特征、有无出血、与管壁的关系及占据管腔的比例。

表 10-2-1　不同乳腺病变乳管镜下表现

	镜下表现
正常乳腺导管	乳管内腔平滑,有光泽,呈淡黄色或淡红色,毛细血管清晰可见,有时可见纵行褶皱,主乳管多为轮状皱襞。正常状态下无异常分泌物自上游流下
乳管周围炎伴乳管扩张	主导管及Ⅰ~Ⅱ级导管内有大量白色絮状分泌物,呈片状、絮状或团块状,附着于导管壁或充满管腔,导管壁失去应有的弹性,部分导管腔增宽,白色分泌物间可存在白色"纤维性架桥结构",有时可见片状出血斑。导管炎症明显者,可表现为局部或广泛充血,管腔可有渗出物,局部有狭窄或闭塞,管壁毛糙,有时甚至失去正常结构
乳管内乳头状瘤	主乳管和Ⅰ~Ⅱ级导管内红色、粉红色,或红、黄、白相间的实质性占位,如草莓状、桑葚状、樱桃状或椭圆形,其表面光滑,周围管壁光滑有弹性
乳腺导管内癌	镜下表现为灰白色或淡红色不规则隆起,多在主乳管和Ⅰ~Ⅱ级乳管内,呈半球形,表面不光滑,表面、基底或其周围管壁有自发性出血或陈旧性凝血块,其周围管壁不光滑、增粗、变厚、变硬,与肿瘤相连续

五、乳管镜检查的并发症

1. 乳管破裂　发生率<2%,与乳管压力过大,光导纤维擦伤乳管壁有关。表现为皮下气肿,握雪感,镜下管腔消失,无须特殊处理。

2. 局部感染　发生率<2%,为导管检查区域乳腺组织炎症,可予以抗生素处理。

六、乳管镜检查的操作要点总结

乳管镜检查为有创内镜检查。乳管脉络复杂,纤细,故临床检查中许多细节的把握可以提高乳管镜检查的检出率,降低乳管的损伤。

1. 检查室应温暖,光线充足,检查前与患者沟通,尽可能消除患者的紧张情绪。

2. 寻找溢液乳管时,最小号探针的效能优于平口针。因探针顶端光滑且纤长,进针时可避免对管壁的剐蹭损伤,且可以更好地判断乳管的走向及是否通畅。

3. 找到主乳管后进针困难或在检查过程中管腔狭窄,难以继续进镜,勿暴力进针或进镜,以免形成假道损伤腺体,可先行乳管冲洗,通过液体的高压力均匀扩张自然管道,减少不必要的损伤。

4. 乳头溢液为血性或豆腐渣样物质,需先反复冲洗乳管,排空杂质以提高视野的清晰度。另外,手法排除冲洗液的过程中,避免过度用力挤压,防止将细小的瘤体通过自然管腔从乳头挤出,影响乳管镜检查效果。

5. 乳腺为立体组织,管道四通八达,且导管内乳头状肿瘤易多发,乳管镜检查过程中应详尽检查每个管道及其分支,以免漏诊。

6. 乳管镜检查及药物灌洗后乳管可能出现乳管暂时性闭塞及假阴性。如短时间内需再次行乳管镜检查或定位针定位,可通过乳头寻找扩张后管道痕迹或乳管镜检查后毛细血管破裂出血而形成的黑色点状物,以明确溢液乳管。

7. 乳头溢液有多种病变性质,如乳管炎症、乳腺囊性增生、积乳、脂质沉积、浆细胞性乳腺炎等。不同性质的溢液,行乳管灌洗的治疗药物不同,应针对病因治疗。

第三节 超声造影再评估及靶向活检

普通灰阶超声结合超声造影可以很好地识别、定位、鉴别诊断和引导活检伴病理性(可疑的)乳头溢液的乳管内病变,对于乳导管 X 线造影、乳管镜发现的乳管内病变,超声造影可以很好地鉴别是分泌物或新生物,且能观察病变远端的乳管内是否有更多的病灶存在。对于一些乳管内分泌物,超声造影表现为无增强,这类患者可以避免不必要的进一步检查甚至活检,这是最具价值的应用方向。增强 MRI 或超声造影表现为高增强的病灶,可在超声造影引导下穿刺活检高增强区,以提高穿刺活检的阳性率。

病例 4:女,64 岁,因左乳头溢液 1 个月余就诊。查体左乳头可挤出淡血性液体,左乳未扪及明确肿块,左腋窝未扪及肿大淋巴结。(图 10-3-1~ 图 10-3-8)

病理:导管内乳头状癌。ER(+,95%); PR(+,1%); HER2(0); GATA3(+); CK5/6(−); P63(−); Calponin(−); Ki-67(30%)。

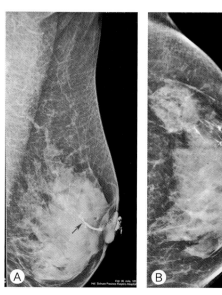

图 10-3-1 乳管 X 线造影

A. MLO 位示左乳外上象限导管扩张伴充盈缺损(红色箭头),考虑导管内乳头状瘤可能大,BI-RADS 4A 类; B. CC 位

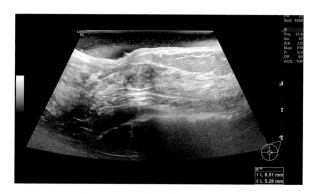

图 10-3-2 左乳普通灰阶超声

左乳外上象限低弱回声结节,与导管关系密切

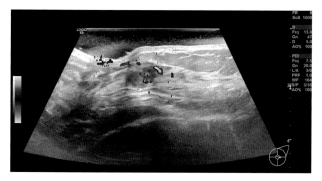

图 10-3-3 CDFI 示结节内有血流信号

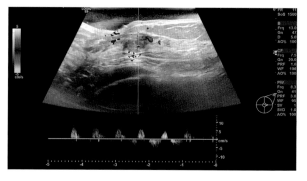

图 10-3-4 结节 PW 成像

结节内动脉血流阻力指数升高

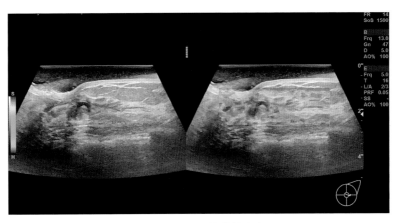

图 10-3-5　结节弹性成像
结节呈深蓝色,质硬

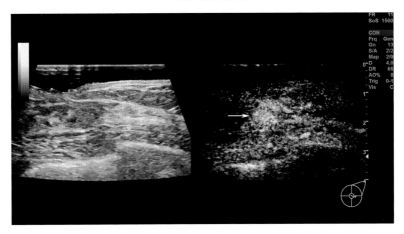

图 10-3-6　结节 CEUS 成像
结节呈快进高增强,增强后范围扩大,边界不清,形态不规则(白箭头)

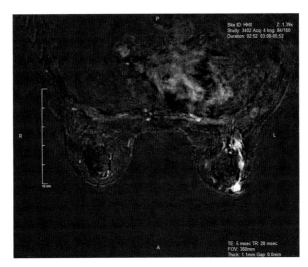

图 10-3-7　乳腺 MRI
左乳 2~3 点钟方向非肿块样强化显影病灶,呈段样分布,距乳头 0cm,
大小约 5.8cm × 2.5cm × 1.2cm,区域内导管扩张伴导管内强化小肿块,BI-RADS 4C 类

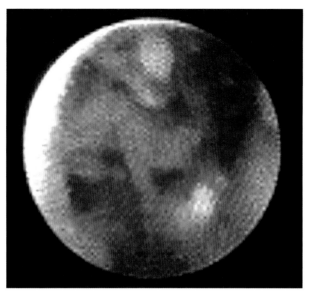

图 10-3-8　乳管镜检

左乳头中央偏 3 点溢液导管口进镜 4cm,入Ⅲ级乳管,见各级乳管扩张,大部分管壁僵硬,Ⅰ级乳管壁见增生坏死出血同时存在,活动性出血明显;Ⅱ级乳管分支处的 2/3 结构紊乱,管口大部分堵塞,质硬,另一分支孔进入可见两个Ⅲ级分支孔有红色血液流出,孔内均可见黄白色瘤样新生物,局部管壁结构僵硬,瘤体活动度差,考虑左乳占位性病变

病例 5:女,35 岁,因乳头溢液 3 个月余就诊。查体左乳头可挤出黄白色液体,无血性。左乳未扪及明显肿块,左腋窝淋巴结未扪及肿大。(图 10-3-9~ 图 10-3-13)

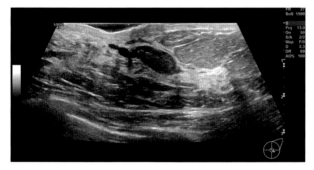

图 10-3-9　左乳普通灰阶超声

左乳中央区导管扩张伴其内实性低弱回声结节

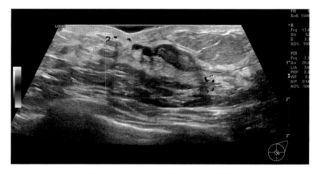

图 10-3-10　结节 CDFI 成像

内未探及明显血流信号

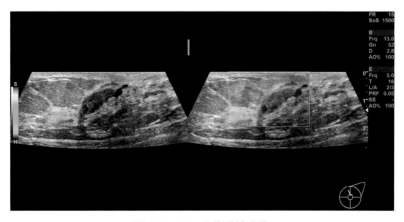

图 10-3-11　结节弹性成像

结节内呈蓝绿相间,质韧

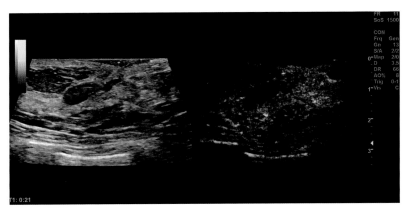

图 10-3-12　结节 CEUS 成像
结节无增强，考虑导管内分泌物

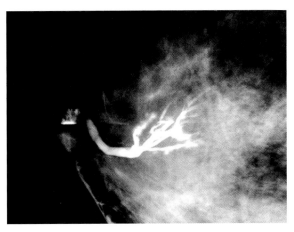

图 10-3-13　乳管 X 线造影
左乳导管内充盈缺损，考虑导管内占位性病变

Atlas of Contrast Enhanced
Ultrasound of Breast

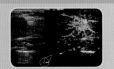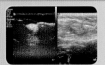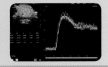

第十一章　乳腺癌新辅助治疗的超声造影评估

第一节 乳腺癌新辅助治疗概述

当今,乳腺癌的治疗已进入到一个以生物学特性为指导的多学科综合治疗时代,包括手术治疗、化疗、放疗、内分泌治疗和分子靶向治疗。手术治疗从经典的乳腺癌根治术到今天的保乳保腋窝手术;放疗可提高乳腺癌术后局部控制率,在一定程度上降低局部和区域淋巴结复发;内分泌治疗通过改变激素依赖性肿瘤生长所需要的内分泌微环境,阻断其生长发育的途径,如临床上雌激素受体(ER)阳性者使用内分泌治疗的疗效大大优于阴性者。

乳腺癌新辅助治疗(neoadjuvant therapy,NAT)是指对于未发现远处转移的初治乳腺癌患者,在计划中的手术治疗或手术加放疗的局部治疗前进行的全身系统性治疗,包括新辅助化疗、新辅助抗 HER-2 靶向治疗、新辅助内分泌治疗等。

第二节 新辅助治疗的意义和适应证

乳腺癌新辅助治疗的意义:①将不可手术的乳腺癌降期为可手术乳腺癌;②将不可保乳的乳腺癌降期为可保乳的乳腺癌;③获得肿瘤在体药物敏感性的相关信息,从而指导后续治疗,改善患者预后。(图11-2-1~ 图 11-2-3)

乳腺癌新辅助治疗的适应证不再仅仅依据临床分期,而应结合肿瘤分子分型、临床分期及患者意愿个体化确定,满足以下条件之一者可选择新辅助药物治疗:①肿块较大(>5cm);②腋窝淋巴结转移;③ HER-2 阳性;④三阴性;⑤有保乳意愿,但肿瘤大小与乳房体积比例难以保乳者。

隐匿性乳腺癌行新辅助治疗的可行性:对不可手术的隐匿性乳腺癌行新辅助治疗是可行的。其中隐匿性乳腺癌的定义为腋窝淋巴结转移为首发症状,而乳房内未能找到原发灶的乳腺癌。

禁忌证:①未经组织病理学确诊对的乳腺癌。②妊娠早期女性为绝对禁忌证。③年老体弱且伴有严重心、肺等器质性病变,预期无法耐受治疗者;④原位癌成分太多无法确认浸润性癌的大小或无法临床评估疗效者需谨慎使用;⑤远处转移患者,术前治疗为解救治疗,而非新辅助治疗。

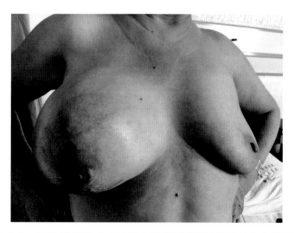

图 11-2-1 初始肿瘤巨大,可通过 NAT 降期使不可手术变为可手术

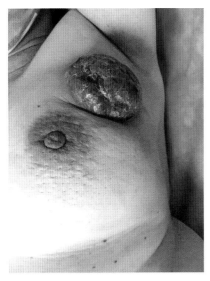

图 11-2-2 初始肿瘤呈菜花样凸出于
皮肤外,拟行 NAT

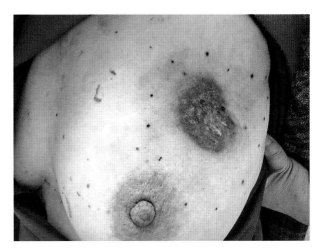

图 11-2-3 初始肿瘤通过 NAT 2 周期后明显退缩

第三节 新辅助治疗的疗效评估

疗效评估是新辅助治疗中至关重要的环节。通过精准的疗效评估,可以判断治疗效果,及时调整治疗方案,预测远期疗效。目前,乳腺癌新辅助治疗的疗效评估包括肿瘤大小的评估、肿瘤质地的评估、微血管灌注信息的评估、肿瘤代谢功能学的评估及病理学评估等,应用的方法主要包括临床触诊、乳腺 X 线、超声、MRI、PET/CT 等。(图 11-3-1~ 图 11-3-6)

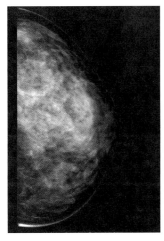

图 11-3-1 乳腺 X 线

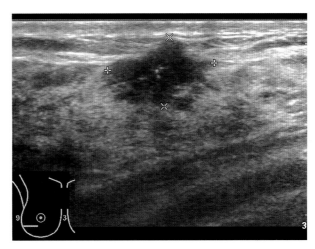

图 11-3-2 超声

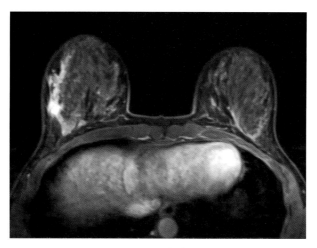

图 11-3-3 乳腺 MRI

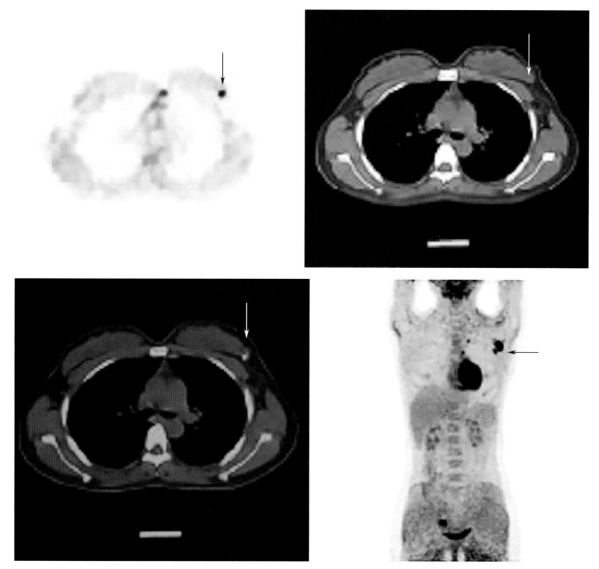

图 11-3-4 PET/CT

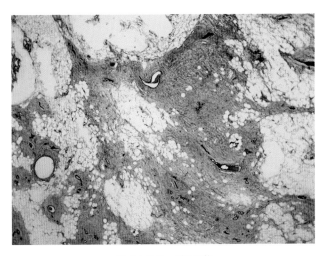

图 11-3-5　病理学

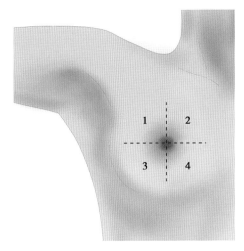

图 11-3-6　触诊

一、病理学评估（金标准）

国内病理界常用 MP 系统,该系统将治疗前的粗针穿刺标本与治疗后的手术标本进行比较,主要针对新辅助治疗后残余肿瘤的细胞丰富程度进行评估,共分为 5 级。1 级(G1):浸润癌细胞无改变或仅个别癌细胞发生改变,癌细胞数量总体未减少;2 级(G2):浸润癌细胞轻度减少,但总数量仍高,癌细胞减少不超过 30%;3 级(G3):浸润癌细胞减少介于 30%~90%;4 级(G4):浸润癌细胞显著减少超过 90%,仅残存散在的小簇状癌细胞或单个癌细胞;5 级(G5):原肿瘤瘤床部位已无浸润癌细胞,但可存在导管原位癌。MP 系统虽然应用广泛,但也有其不足之处。如该系统仅评估乳腺原发灶而不评估腋窝淋巴结;当治疗后肿瘤细胞密度不均一时,该分级系统的应用有一定困难,其病理前后比较是治疗前穿刺标本和治疗后术后手术切除标本的对比,会存在术前穿刺样本的选择性偏倚,病理取材在没有临床或影像学有效指导下也可能存在选择性偏倚,导致评估的不准确。(表 11-3-1、图 11-3-7、图 11-3-8)

表 11-3-1　术后病理反应分级标准

MP 分级	
1 级(G1)	浸润癌细胞无改变或仅个别癌细胞发生改变,癌细胞总体数量未改变
2 级(G2)	浸润癌细胞轻度减少,但总数仍高,癌细胞减少不超过 30%
3 级(G3)	浸润癌细胞减少介于 30%~90%
4 级(G4)	浸润癌细胞显著减少,超过 90%,仅残存散在的小簇状细胞或单个细胞
5 级(G5)	原肿瘤瘤床部位已无浸润癌细胞,但可存在导管原位癌

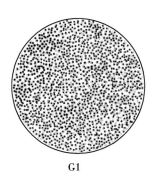

G1

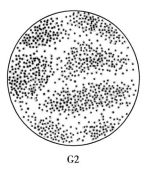

G2

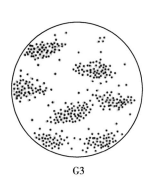

G3

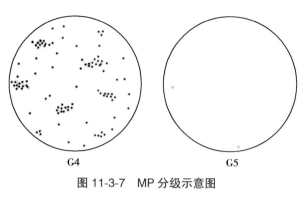

图 11-3-7 MP 分级示意图

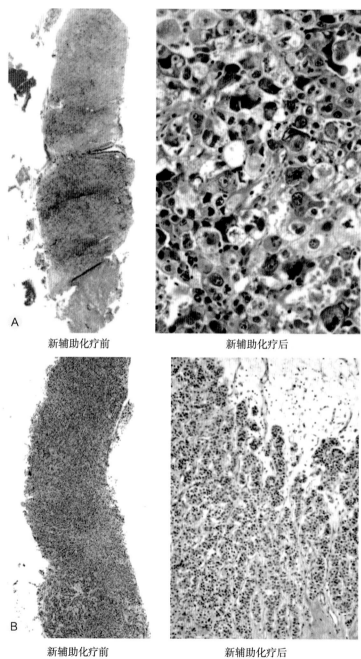

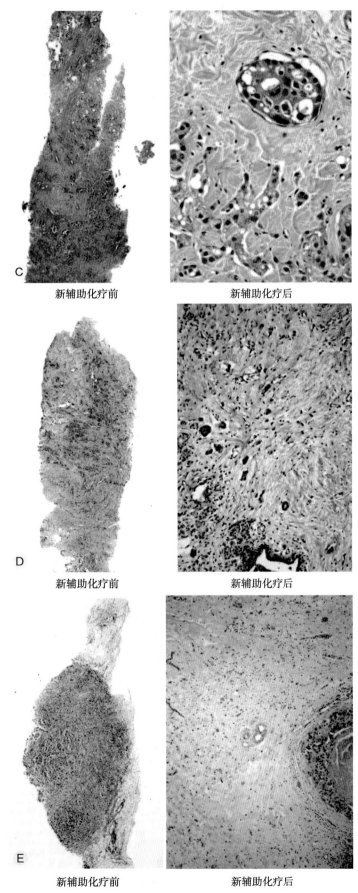

C
新辅助化疗前　　　　　　新辅助化疗后

D
新辅助化疗前　　　　　　新辅助化疗后

E
新辅助化疗前　　　　　　新辅助化疗后

图 11-3-8　MP 分级病理镜下观

A. MP 1 级病理镜下观；B. MP 2 级病理镜下观；C. MP 3 级病理镜下观；D. MP 4 级病理镜下观；E. MP 5 级病理镜下观

二、实体肿瘤疗效评价标准

2000 年公布了 1.0 版实体肿瘤疗效评价标准（response evaluation criteria in solid tumors）。通过测量肿瘤的面积（最长径 × 垂直径）来计算肿瘤的负荷，与治疗前进行比较，评估疗效。疗效评价分为完全缓解（complete response，CR）、部分缓解（partial response，PR）、疾病稳定（stable disease，SD）和疾病进展（progressive disease，PD）4 个等级。2009 年，美国肝病协会提出了 mRECIST 标准，在 RECIST 1.0 的基础上，进行了详细补充。（表 11-3-2、图 11-3-9~ 图 11-3-14）

表 11-3-2　RECIST 1.0 和 mRECIST 肿瘤疗效评估标准比较

疗效反应	RECIST 1.0	mRECIST
CR	全部肿瘤病灶消失	所有靶病灶（非淋巴结的）动脉期强化消失，并且治疗后所有原病理性淋巴结（包括目标和非目标病灶短径均小于 10mm）
PR	靶病灶最长径总和小于 30%	所有目标病灶的长径总和减少 ≥ 30mm
SD	病灶变化介于 PR 和 PD 之间	病灶变化介于 PR 和 PD 之间
PD	靶病灶最长径总和增加 20% 和 / 或有新病灶出现	所有目标病灶的长径总和增加至少为 20%，并且长径总和增加的绝对值在 5mm 以上

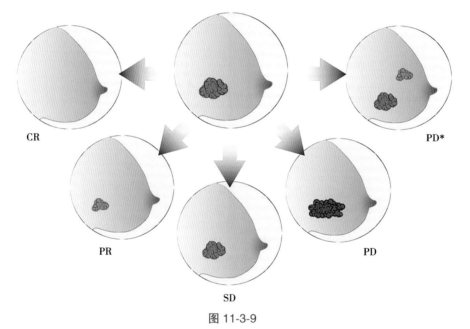

图 11-3-9

图 11-3-10　二维超声评估化疗前后疗效
A. 治疗前病灶；B. 治疗 6 周期后原病灶二维超声不能显示，RECIST 评估 CR

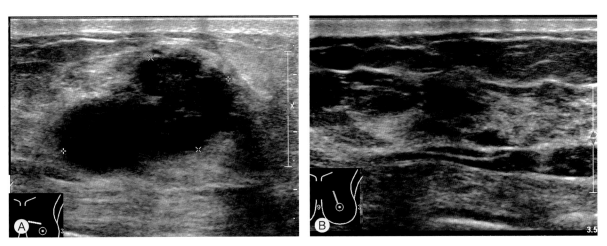

图 11-3-11　二维超声评估化疗前后疗效
A. 治疗前病灶；B. 治疗 6 周期后残余病灶明显缩小，最长径缩小超过 30%，RECIST 评估 PR

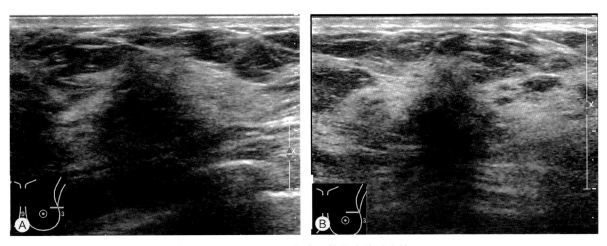

图 11-3-12　二维超声评估化疗前后疗效
A. 治疗前病灶；B. 治疗 6 周期后残余病灶最长径缩小小于 30%，RECIST 评估 SD

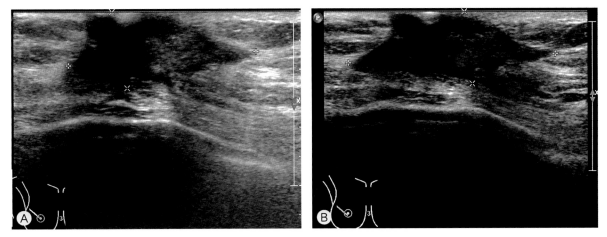

图 11-3-13　二维超声评估化疗前后疗效
A. 治疗前病灶；B. 治疗后病灶最长径增加超过 20%，RECIST 评估 PD

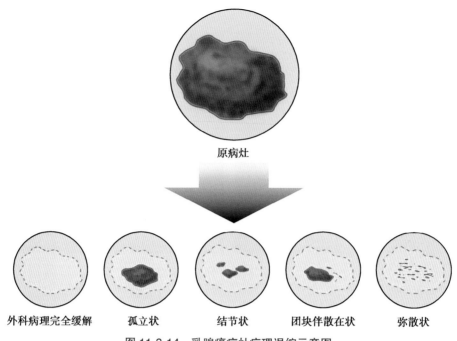

原病灶

外科病理完全缓解　　孤立状　　结节状　　团块伴散在状　　弥散状

图 11-3-14　乳腺癌病灶病理退缩示意图

三、临床触诊

触诊是最简单、常用的方法,通过查体比较新辅助治疗前后肿瘤大小、质地、边界、活动度等变化来判断疗效。该检查与医生个人的经验、技术密切相关,主观性较强,观察者间一致性较差,容易导致疗效的评估出现偏差,且对于乳房体积较大而位置较深的病灶有时难以估计。(图 11-3-15)

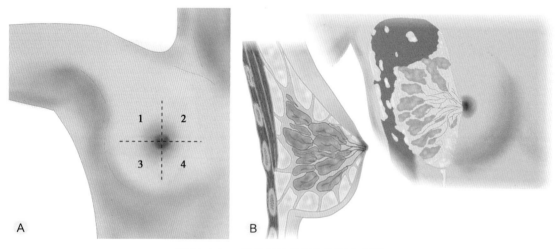

图 11-3-15　乳腺触诊分区及解剖示意图
A. 乳腺触诊分区示意图;B. 乳腺解剖示意图

四、乳腺 X 线

乳腺 X 线是临床乳腺癌筛查的重要影像学检查方法,通过 X 线摄片可观察肿瘤病灶的大小变化、钙化灶及腋窝淋巴结情况等,尤其在钙化的评判上具有独特优势。国内外相关研究对乳腺 X 线评估新辅助治疗疗效的准确性报道差异较大,且准确性相比其他影像学检查无明显优势。有报道称乳腺 X 线常高估病灶的大小,这可能是因为其对治疗后病灶区纤维化或者玻璃样变与残留病灶难以区分的原因所致。另外,乳腺 X 线检查在新辅助治疗的疗效评估中缺点较为明显:对于致密型乳腺、良性钙化灶及伪影对其观察肿块都有较大的影响,对多病灶鉴别效果差,且具有一定辐射,不适合短期内反复多次检查。鉴于乳腺 X 线的诸多缺陷,且相比其他影像学检查不具有优势,临床中未能广泛运用于乳腺癌新辅助治疗的疗效评估。(图 11-3-16)

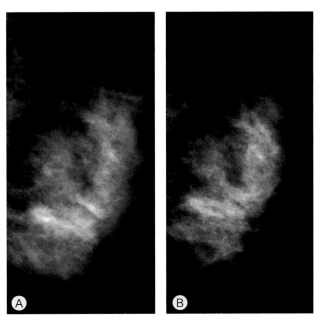

图 11-3-16　钼靶评估化疗前后疗效
A. 治疗前钼靶表现；B. 治疗后钼靶表现

五、乳腺磁共振成像

乳腺磁共振成像是目前乳腺癌新辅助治疗疗效评估的影像学"金标准",具有软组织分辨率高,无辐射、无创的优点,且磁共振的相关技术能够反映组织的代谢、生理功能信息等。但 MRI 价格昂贵,所用造影剂有一定肾毒性且非纯血池性质,可渗透到血管外细胞间质中,一定程度上会高估病灶范围,对技术设备的要求也很高,普通基层医院难以开展,且 MRI 检查耗时长,噪声大,部分患者难以耐受。(图 11-3-17)

动态对比增强 MRI(dynamic contrast enhanced MRI, DCE-MRI)是在注射造影剂的同时行磁共振扫描,从而得到造影剂在组织间隙和血管内分布状况的动态信息,以此反映病灶的血管通透性及循环灌注的变化,通过对速率常数(Kep)、容量转移常数(Ktrans)、细胞外血管外间隙容积(Ve)、早期强化(IS)等参数变化进行疗效评估。

弥散加权成像(diffusion weighted imaging, DWI)是分子微观运动在计算机图像上得以显示的检查技术,由组织中自然发生的布朗运动来测量水的流动性。在弥散加权时,磁共振可测量定量表达的表观扩散系数(apparent diffusion coefficient, ADC)用以评估组织中水分子的布朗运动。乳腺癌组织相比正常组织的 ADC 通常较低,这是因为癌组织的细胞密度增高。一般在肿瘤组织中,肿瘤细胞的恶性增殖导致肿瘤组织细胞密度高,使水分子的运动受限,而在新辅助治疗后,肿瘤细胞的死亡使得肿瘤组织中的细胞密度降低,ADC 值则对应增高,理论上这可以作为新辅助治疗早期的疗效评估。

质子波谱成像(H magnetic resonance spectroscopy, H-MRS)是利用磁场质子差异来区分额外的代谢分子。目前,利用 MRS 技术,通过测量恶性肿瘤中的代谢分子 - 胆碱的变化来反映其治疗效果。MRS 监测治疗反应在不同器官通常依赖于特定代谢产物的比率变化。在乳腺,只有总胆碱、脂肪和水的浓度是由质子光谱可视化,研究表明,质子光谱中总胆碱浓度的变化是治疗有反应的预测指标。

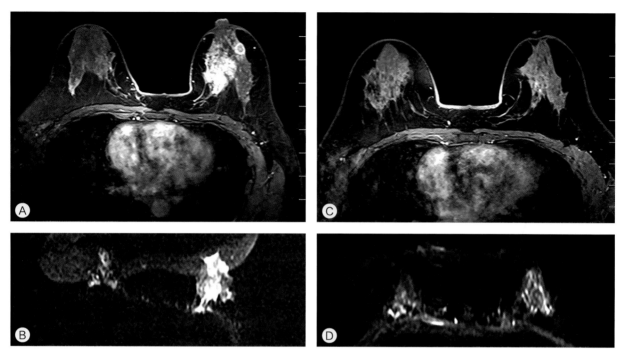

图 11-3-17　增强 MRI 评估化疗前后疗效
A. 治疗前 MRI 增强表现;B. 治疗前 DWI 表现;C. 治疗后 MRI 增强表现;D. 治疗后 DWI 表现

六、正电子发射断层显像

正电子发射断层显像(PET/CT)主要是根据示踪剂来反映组织器官的代谢情况,从分子水平上来反映组织的代谢、生化、生理、病理等方面的改变,适合人体生理功能方面的研究。在治疗过程中,肿瘤组织的大小变化常较功能变化晚,PET/CT 检查可以从分子水平反映组织的生理功能,其可以观察治疗前后肿瘤的生理功能,故而可对治疗效果作早期评价。其最常用的测定方法为测量最大标准摄取值(SUVmax),通过比较 SUVmax 在治疗前后的变化,达到对新辅助治疗早期监测、评估的作用。虽然 PET/CT 在乳腺癌新辅助治疗评估中有较高的准确性,且可在功能上对新辅助治疗进行早期评估,但是 PET/CT 具有一定的放射性,价格是其他检查的数倍之多,而且有研究提示,对于基础摄取量较低的患者(SUV<2.5),PET/CT 的疗效判断可能低估肿瘤对 NAT 的反应,且相比于 MRI 等检查,其不具有绝对优势,故目前临床中运用 PET/CT 评估新辅助治疗疗效不多。(图 11-3-18)

七、乳腺超声

目前 NAT 疗效评价最常用的是实体瘤治疗疗效评价标准,即 RECIST。根据治疗前后所测肿瘤最长径(或分裂病灶的最长径之和)变化程度分级。但该标准也有不足之处:新辅助治疗后肿瘤退缩模式分为向心性退缩或非向心性随机退缩,后者的肿块大小变化可能不明显,但瘤细胞的密度发生了明显变化;另有研究证实,治疗过程中,肿瘤血管的变化要先于其形态的改变,传统的影像学方法(传统灰阶超声、乳腺 X 线)不能将治疗后坏死、纤维增生的成分与残余癌灶区分开。这些都导致单纯依靠病灶大小或形态学进行评估,可能会低估或高估治疗疗效,误导临床治疗决策的选择和调整。

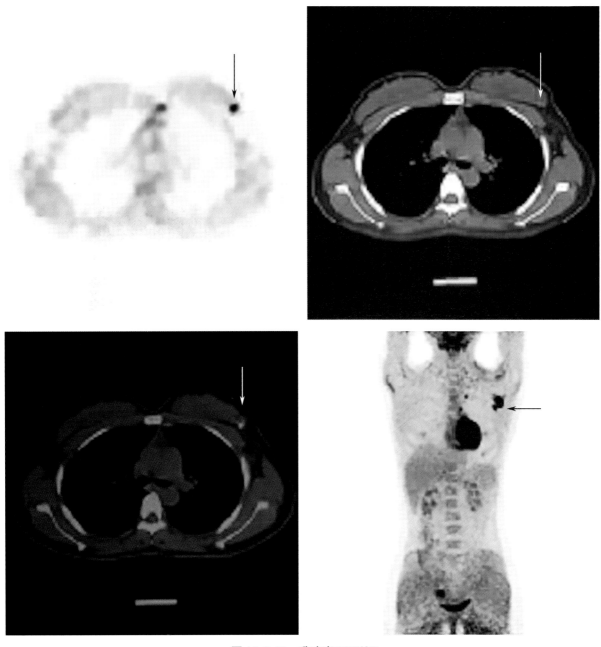

图 11-3-18　乳腺癌 PET/CT

1. 传统灰阶超声　传统灰阶超声是所有影像学方法中最简便易行、价格低廉、无辐射、可反复进行、应用最广泛的乳腺癌新辅助治疗疗效评估方法。尽管其临床价值已得到认可,但由于其基于病灶形态学评估的特性,对于治疗后病灶边界模糊不清、随机退缩、肿瘤内部出现坏死纤维化或在形态学上病灶基本消失的病例,都可能出现低估或高估疗效的评价,具有较大的局限性。由于乳腺 MRI 都是在动态增强下进行显像和评估,较传统灰阶超声多了微血管灌注信息,故成为 MRI 在疗效评估上明显优于传统灰阶超声的重要原因之一,但超声造影和增强 MRI 在乳腺病变检查中具有类似效果。(图 11-3-19)

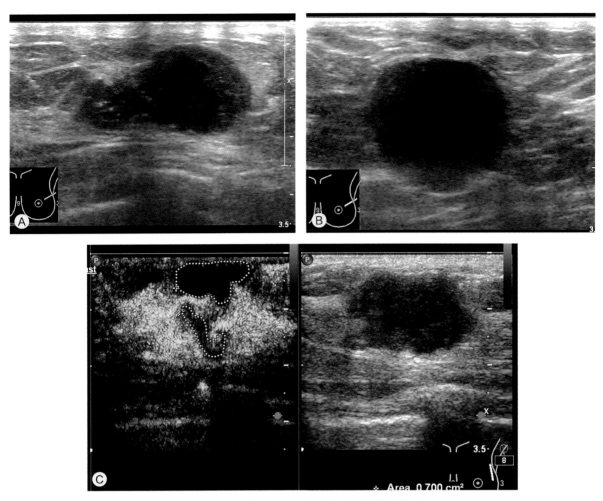

图 11-3-19 乳腺病灶二维超声和超声造影检查
A. NAT 前常规病灶示意图；B. 腋窝异常淋巴结；C. 造影后病灶中可见无增强区示意图

2. 超声造影 超声造影（contrast-enhanced ultrasound, CEUS）是通过外周静脉团注微泡造影剂, 利用气体反射、散射和折射等物理特性及与人体组织不同的声学特性, 增加血流或病变与相邻组织间的声阻抗差异, 从而增强病变组织显影, 且价格相对低廉, 无肾毒性, 可反复进行。目前我国常用造影剂 Sonovue, 微泡直径约 2.5μm, 能通过肺循环, 可进入肿瘤毛细血管, 但不能透过血管进入周围组织, 为纯血池显像。注入造影剂后, 微气泡经过肺循环及体循环到达人体组织及器官, 观察同一个病灶切面在不同时刻造影剂的浓度变化, 使病灶的新生血管检测可视化, 同时能观察增强后肿瘤的大小及肿瘤内是否出现无增强坏死区。运用超声设备自带的在机或脱机定量分析软件进行定量分析, 手动描记病灶增强后高增强区域的边界及病灶内不同区域的感兴趣区, 拟合生成时间 - 强度曲线（time-signal intensity curve, TIC）, 得到一系列定量分析参数, 包括上升时间（rise time, RT）、峰值强度（peak intensity, PI）、曲线下面积（area under the curve, AUC）、平均渡越时间（mean transit time, MTT）、流入斜率（wash in slope, WIS）、达峰时间（time to peak, TTP）等, 利用这些参数比较不同治疗周期后和治疗前造影基线数据的变化, 用于评估治疗疗效。（图 11-3-20）

3. 超声弹性成像 传统超声显示组织声特性阻抗的差别, 而弹性成像则显示组织机械特性的差别。剪切波弹性成像（shear wave elastography, SWE）是一种全新的弹性成像技术, 通过测量组织的杨氏模量值来反映组织的弹性变化, 值越大, 说明组织越硬, 能有效评估组织的硬度。目前弹性成像在乳腺疾病应用较广, 毫米级别高分辨率能有效检测病变组织的软硬程度, 是对传统超声的有效补充。有研究报道, 弹

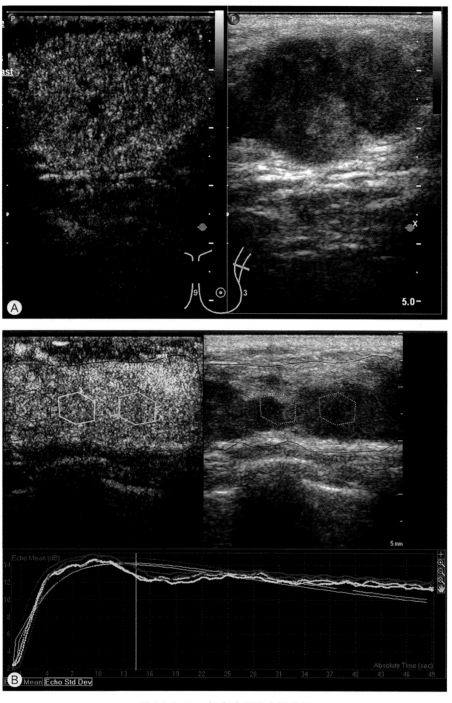

图 11-3-20　超声造影及定量分析

A.病灶超声造影示意图；B.定量分析示意图

性成像硬度最大值及平均值能有效评估乳腺包块的良恶性。NAT 后，肿瘤的病理反应复杂，治疗过程中肿瘤内出现不同程度坏死及组织纤维化，临床触诊乳腺癌 NAT 后肿瘤可有不同程度变软，变化明显时，触诊区分肿瘤和正常组织较困难，弹性成像能对肿瘤整体及局部软硬变化程度进行定量评估，有效补充和弥补临床触诊带来的主观性。弹性成像具有独特的优势，但也有局限性：对操作者手法要求很高，鉴于成像原理，需操作者力度平均；成像质量易受到干扰（如患者呼吸、脂肪层厚度、周围血管搏动等）；对于较大的肿块，取样框不能全部取样，没有足够空间与周围正常组织对比；较深的肿块，弹性不能充分填充。（图 11-3-21）

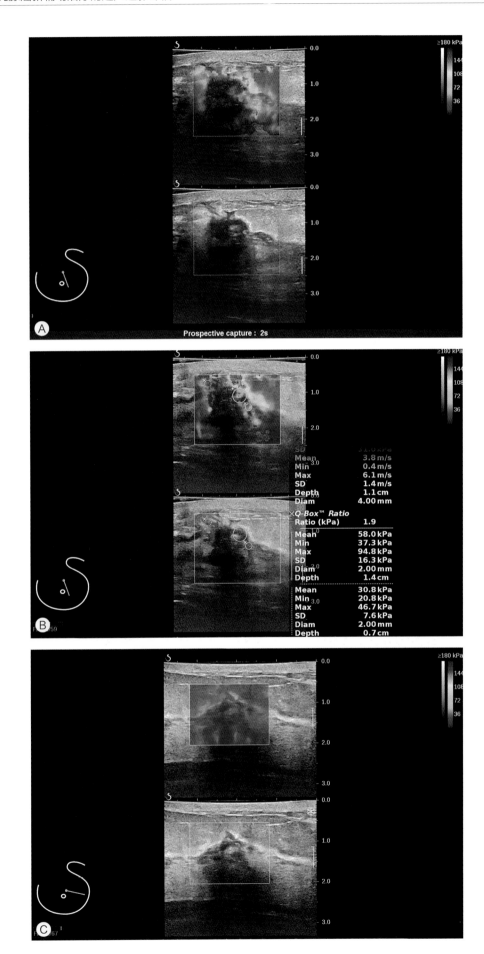

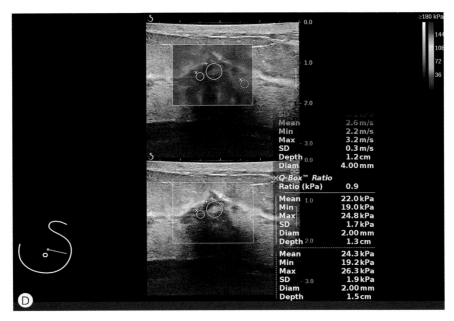

图 11-3-21　弹性成像评估化疗疗效
A. 治疗前弹性成像；B. 治疗前弹性成像硬度值测量；C. 治疗 2 周期后弹性成像；
D. 治疗 2 周期后弹性成像硬度值测量

八、活检

病理学是评价治疗后肿瘤反应的"金标准"，诊断准确性强，通常分为穿刺活检或手术切除后活检病理评估。在治疗期间穿刺活检评估疗效具有有创性，患者接受度差，无法反复进行，仅对其他影像学评估不足或评估疗效差的病例可选择进行，且治疗期间反复穿刺存在针道种植或导致肿瘤远处转移的风险。尽管病理学评估是"金标准"，但在不具有有效影像学引导（如超声造影引导下避开无增强坏死区或靶向活检高增强区）下穿刺仍具有选择性偏倚，导致疗效高估可能。（图 11-3-22）

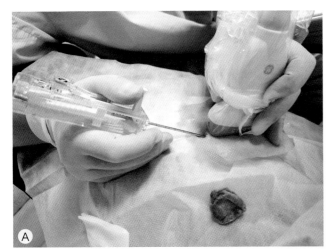 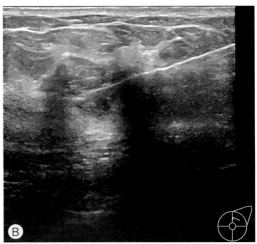

图 11-3-22　超声引导下乳腺病灶穿刺活检
A. 穿刺活检；B. 活检针超声下表现

第四节　新辅助治疗疗效评估的超声检查规范

乳腺癌新辅助治疗的疗效评估一般要包含三部分时间点：即新辅助治疗前基线评估、治疗周期中的评估及治疗结束后的评估。通常基线评估在患者治疗开始前 3~5 天实施；治疗周期中的评估可根据不同中心的需求自行设定，可以在治疗 1 个周期后早期评估，也可以每间隔 2 个治疗周期评估一次，通常在下一个治疗周期开始前 3~5 天实施；全治疗周期结束后手术前 3~5 天行最后一次评估。评估包括传统灰阶超声、弹性成像和超声造影检查，要求具有副主任及以上职称且具有丰富乳腺超声造影经验或经过标准化培训的主治医师执行。

一、检查方法

1. 常规超声　患者仰卧位，充分暴露患侧乳腺及腋窝，患侧手臂外展（即手术体位）。常规检查选择频率为 12-5MHz 左右探头，全面扫查病灶，增益和深度适宜，测量病灶最长径线切面，探头旋转 90°，测量与最长径线切面垂直面的径线，共三个径线，体表标记与探头方向一致，最后扫查同侧腋窝淋巴结、内乳淋巴结及锁骨上淋巴结，记录异常淋巴结个数、大小及分区情况。治疗过程中的评估应与基线评估对比。

2. 超声造影　造影检查前患者可适当进食。在患者充分知情的情况下签署《超声造影知情同意书》。选择具有造影功能的高端超声仪器，探头选择频率为 9-3MHz 左右探头，按要求配制造影剂备用，选择预先设定并调节好的超声造影模式。找到病灶二维最长径线切面（尽量避开病灶内液化坏死区及粗大钙化后方伴声影区），探头轻置于病灶上并避免过度加压，聚焦点设置于病灶后方，调节二维及造影增益，嘱患者平静呼吸，抽取造影剂悬浊液 4.8mL 团注，随后推注生理盐水 10mL，推注造影剂后开始计时，存储 40~60 秒同一切面稳定动态造影视频后移动探头全面扫查整个病灶。

二、图像分析

1. 常规超声　常规超声观察病灶的位置、形态、边界、生长方位、钙化情况，以及其与周边正常腺体、乳头、皮肤、胸大肌的关系，病灶的血流情况、阻力指数，记录病灶 2 个 90° 正交切面的 3 个最长径线，多灶性病灶应分别测量并记录，记录腋窝淋巴结、内乳淋巴结及锁骨上异常淋巴结的个数及大小。（图 11-4-1）

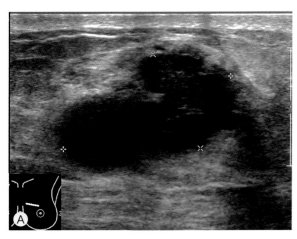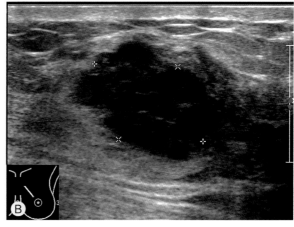

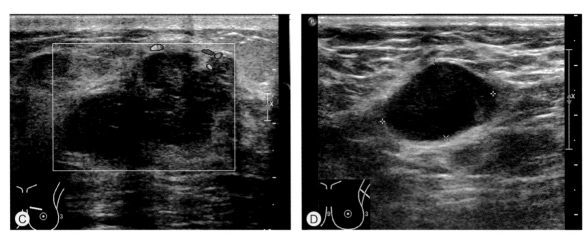

图 11-4-1　二维超声切面图

A.病灶最长径线切面；B.最大切面的垂直切面；C.病灶血流信号；D.腋窝转移异常淋巴结

2. 超声造影　回放造影视频,动态观察病灶增强特点,按照超声造影术语词典进行判读、描述和记录。运用超声设备在机或脱机定量分析软件对造影视频进行定量分析,手动描记病灶整体增强后高增强区域的边界及病灶内部不同区域的感兴趣区,拟合生成时间 - 强度曲线(TIC)。选取感兴趣区时,需要避开明显滋养血管及无增强区,病灶内局部取样框形态及面积在同一患者全周期应保持一致,定量分析参数包括上升时间(RT)、峰值强度(PI)、平均渡越时间(MTT)、曲线下面积(AUC)、峰值半降时间(TPH)、流入斜率(WIS)、达峰时间(TTP)。(图 11-4-2)

分析不同周期后整体、局部高增强区定量参数的变化,以治疗前造影为基线,分别计算 2、4 周期及治疗结束后整体及局部高增强区定量参数的差值及变化率,差值(△)= 治疗前参数 - 不同周期后参数、变化率(rate of change,RC)=(治疗前参数 - 不同周期后参数)/治疗前参数。(图 11-4-3)

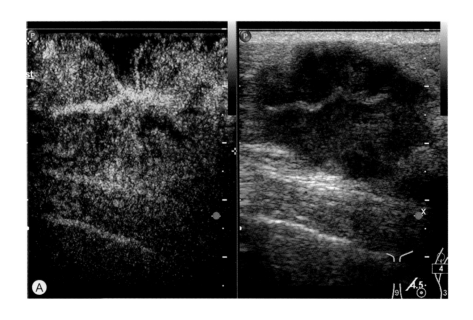

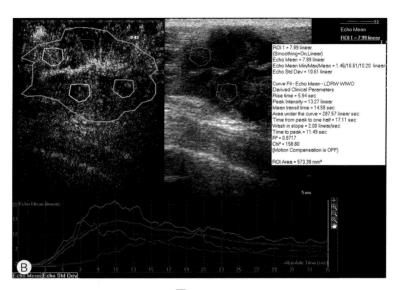

图 11-4-2

A. 超声造影后定性分析增强模式; B. 超声造影定量分析模式

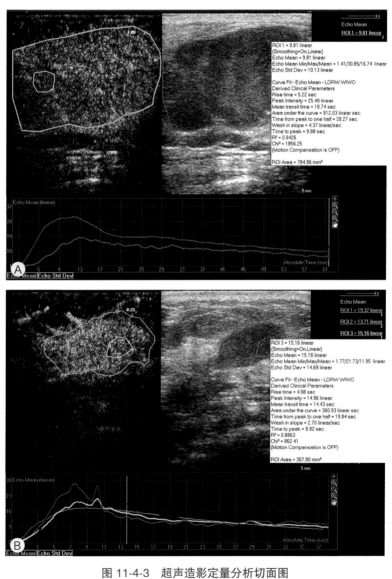

图 11-4-3 超声造影定量分析切面图

A. 新辅助治疗前定量分析参数; B. 新辅助治疗后定量分析参数

第五节　影响超声造影评估的因素及注意事项

与其他影像学相比,超声检查的非标准化和医师依赖性一直是影响超声检查质量的因素之一。由于新辅助治疗的疗效评估是同一患者的自身前后对比,故有效控制影响因素是保证评估准确性的关键核心。在临床实践中,可能的影响因素多种多样,有些可通过标准化、规范化避免,有些是一些固有因素暂时无法解决。

一、超声设备

不同的超声设备会存在成像的差异,超声造影参数、探头选择的不同都会带来不同的造影表现,不同超声设备所使用的定量分析软件、算法甚至单位不同,也会对评估带来影响。

二、参数调节

深度、聚焦点位置、分段增益和总增益、不同的造影参数都会对造影评估带来影响。

三、医师

医师的观察者间不一致性一直是困扰超声质控的问题,通过规范化标准化培训并选择高资历且经验丰富的医师会在很大程度上克服这种不一致性,但不同医师间的认知不同仍会是影响评估的因素之一。

四、造影剂

不同的造影剂、配制方法不当或存在差异、使用前是否充分震荡至悬浊液、剂量是否足够、选用的注射用针及注射部位、推注方式等,都可能是影响超声造影评估的因素。

由于新辅助治疗疗效评估中超声造影定量分析为重要的评估指标,为尽可能避免各种干扰因素对结果判定的影响,使自身前后对比更客观有效,同一患者全周期的超声造影检查应做到"四同":

1. 同一患者全周期检查由同一名医师完成。

2. 同一患者全周期使用同一设备、探头及分析软件。

3. 同一患者全周期选择同一切面(若该切面在化疗期间出现明显坏死液化,则应避开液化区选择实性成分或血流信号最多的切面)。

4. 同一患者全周期选择同一造影及分析参数(包括造影剂剂量、注射部位、留置针型号、注射方法、相同造影模式、深度、总增益及分段增益、聚焦点位置、机械指数等,以及定量分析时所选择的感兴趣区面积)。

第六节　超声造影局限性

超声造影因其现阶段一些固有特性暂时无法克服,使超声造影在乳腺癌新辅助治疗疗效评估中具有一定局限性,包括:

1. 病灶太大,同一切面无法完整包含病灶,使肿瘤的整体评估不完整。(图 11-6-1A、图 11-6-1B)

2. 治疗前多灶性或多中心病灶,或治疗后病灶分散成两个或者多个部分在一个切面无法完整显示时,超声造影无法一次性完成评估。(图 11-6-1C)

3. 部分病灶退缩明显,常规超声无法识别时,造影靶目标选择存在一定困难(图 11-6-1D)。

4. 肿瘤坏死区应当为形成液性暗区前难以在造影前通过传统灰阶超声有效识别并避开,无法 100% 保证造影切面选择了活性肿瘤细胞最丰富的切面。(图 11-6-1E)

5. 对分散随机退缩的病灶,尤其当肿瘤较大一个切面难以完整显示时,难以通过传统灰阶超声有效识别活性肿瘤细胞最丰富的切面行超声造影。(图 11-6-1C)

6. 由于不同超声设备软件不同、算法不同甚至单位不同,定量分析评估标准尚待研究。(图 11-6-1F、图 11-6-1G)

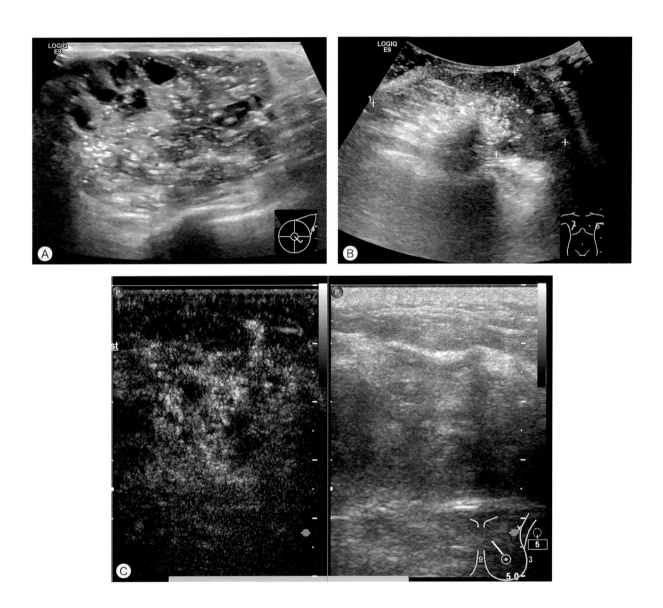

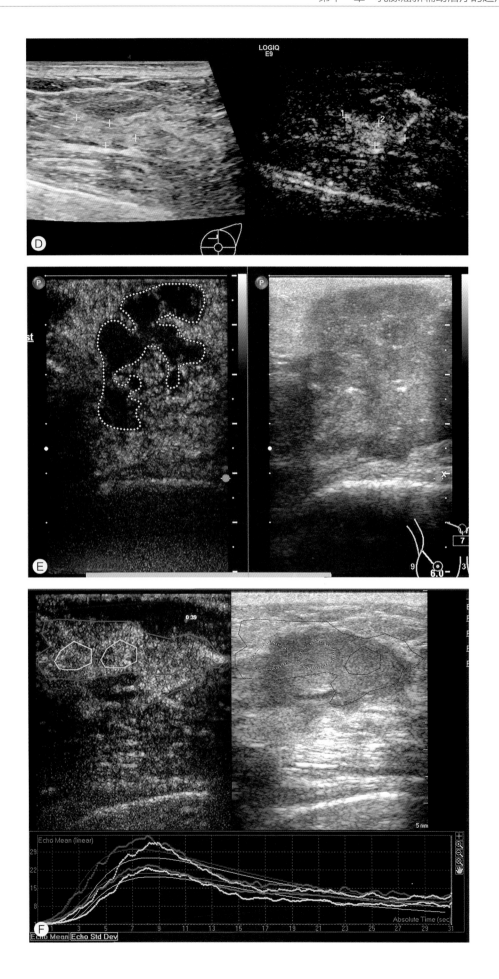

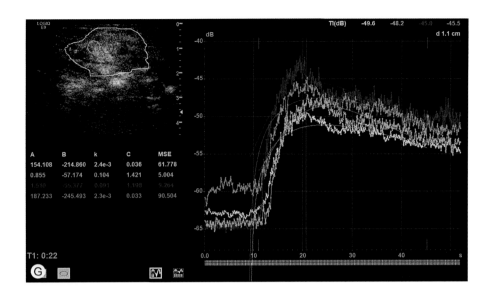

图 11-6-1

A. 病灶太大 CEUS 不能评估完全；B. 造影切面选择时难以有效避开坏死区；C. 同一患者左乳外下象限病灶；D. 同一患者右乳中央区病灶；E. 病灶治疗后常规超声无法识别，超声造影显示残余病灶；F. 不同超声设备定量分析成像模式不同（设备 A）；G. 不同超声设备定量分析成像模式不同（设备 B）

第七节　技术路线图

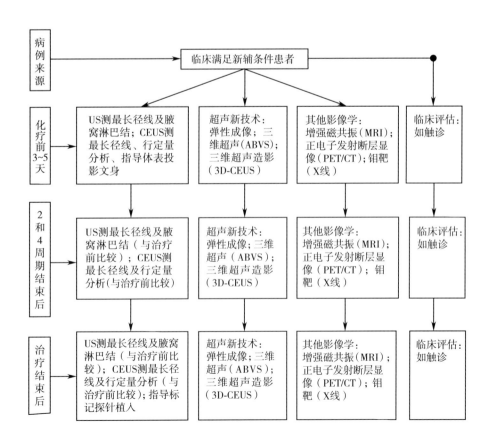

第八节　超声造影在新辅助治疗中的应用

一、新辅助肿瘤边界的体表勾勒、标记与标记夹定位

新辅助治疗前基线评估时,存储 40~60s 有效超声造影动态视频后,在肿瘤中心或在增强后肿瘤 2 个 90° 正交切面的高增强最长径线的边缘,在超声造影引导下分别放入 1 枚或 4 枚标记夹(marker)。高增强的肿瘤边界另需在体表投影进行标记,并用半永久文身笔沿着投影进行文身(文身有效时间为 6~12 个月)。该标记夹及体表投影文身用来指导评估新辅助治疗中病灶退缩方式变化及手术切口选择。

在治疗结束后的超声造影中,如残余病灶为低增强或等增强(均匀或不均匀),则在增强后的残余病灶中间位置放入 1 枚标记探针。如残余病灶为高增强(均匀或不均匀),则选择性地在不同高增强区放入 2~4 枚标记探针。该探针用来指导术后标本病理切片,以提高评估的准确性。(图 11-8-1)

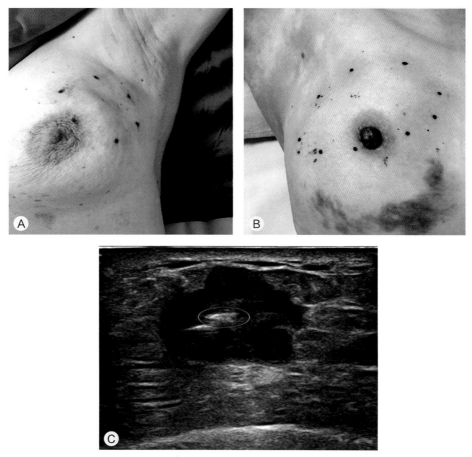

图 11-8-1　体表及病灶内标记定位
A.体表文身标记;B.体表文身标记;C.病灶内标记夹

二、不同新辅助治疗疗效的超声造影评估示例

病例 1：向心性退缩，RECIST 评估与 CEUS 都显示有效的病例。（图 11-8-2）

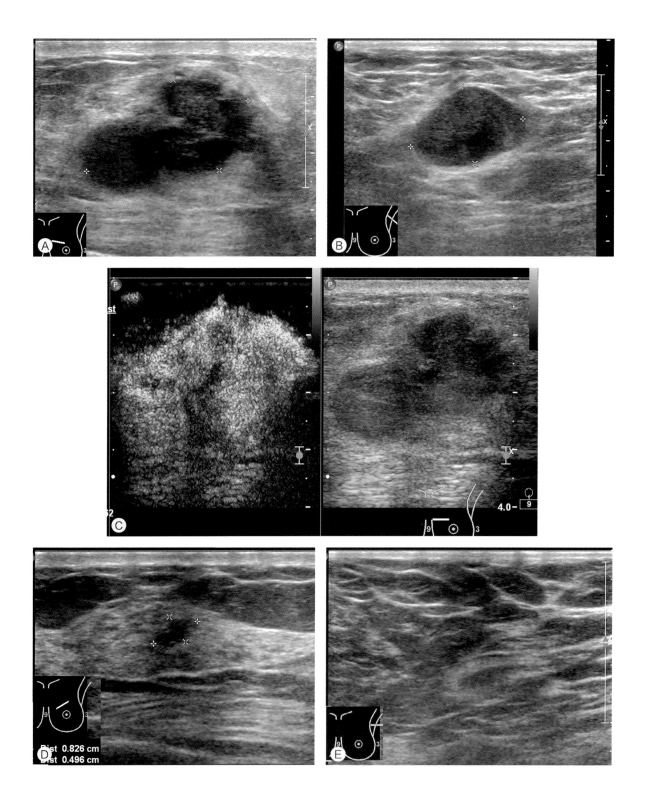

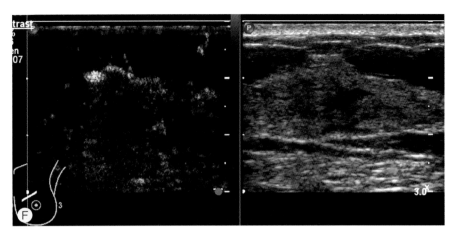

图 11-8-2　化疗结束，RECIST 和 CEVS 评估疗效为有效

A、B. 化疗前乳腺病灶和腋窝异常淋巴结；C. 化疗前乳腺病灶超声造影，呈明显的快进高增强；D、E. 化疗结束后，
乳腺残余病灶明显退缩，腋窝未见明显肿大淋巴结；F. 化疗结束后，乳腺残余病灶超声造影未见明显增强

病例 2：向心性退缩，RECIST 评估有效，CEUS 无效的病例。（图 11-8-3）

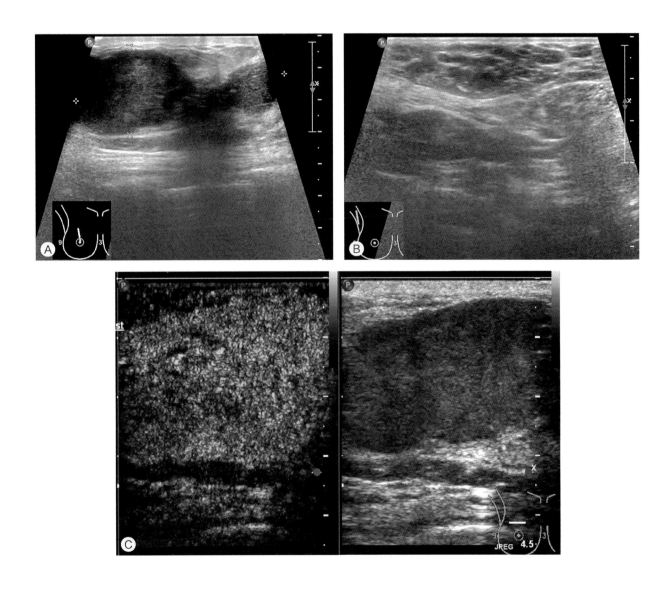

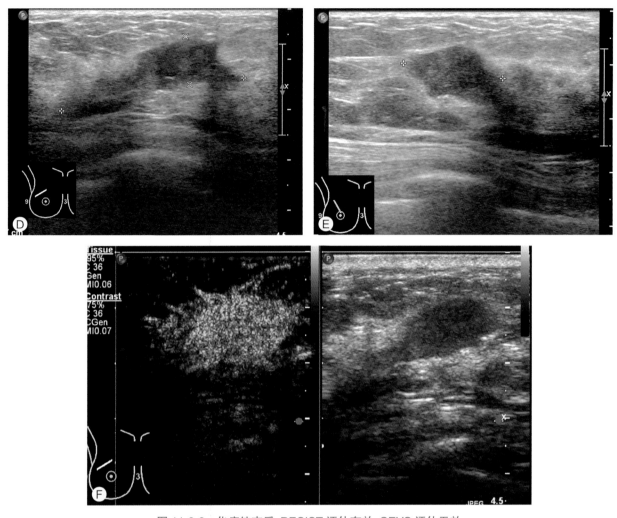

图 11-8-3 化疗结束后，RECIST 评估有效，CEVS 评估无效

A. 化疗前乳腺病灶；B. 化疗前同侧乳腺无异常淋巴结；C. 化疗前乳腺病灶超声造影明显快进高增强；D、E. 化疗结束后，乳腺残余病灶较化疗前明显退缩；F. 化疗结束后，乳腺残余病灶超声造影仍是明显快进高增强

病例 3： 随机退缩，RECIST 评估无效，CEUS 有效的病例。（图 11-8-4）

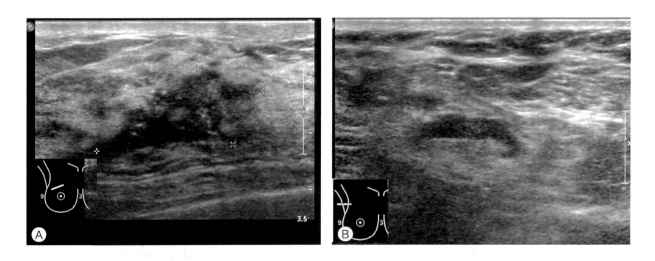

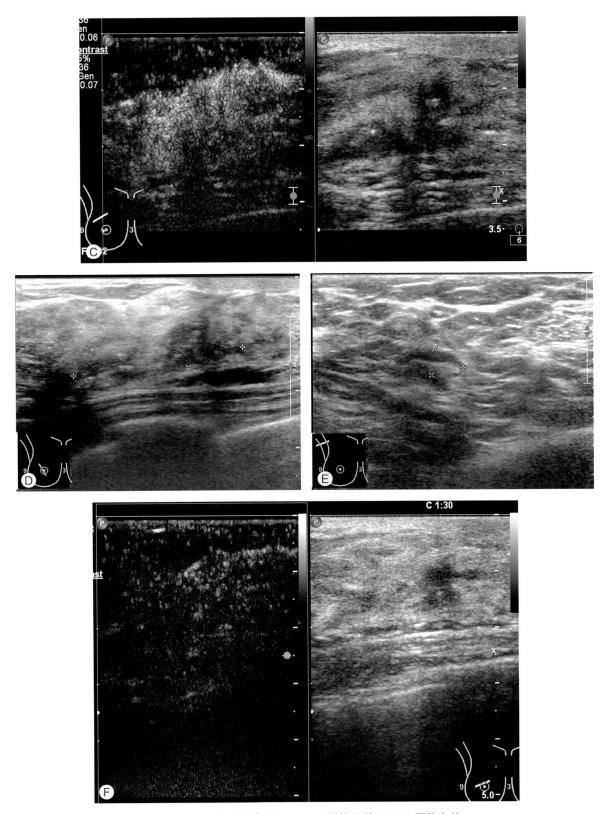

图 11-8-4 化疗结束后,RECIST 评估无效,CEVS 评估有效

A、B. 化疗前乳腺病灶及同侧腋窝异常淋巴结;C. 化疗前乳腺病灶超声造影呈快进高增强;D、E. 化疗结束后,乳腺残余病灶退缩不明显,同侧腋窝见可疑异常淋巴结;F. 化疗结束后,乳腺残余病灶超声造影呈慢进低增强

病例 4: 随机退缩,RECIST 评估无效,CEUS 无效的病例。(图 11-8-5)

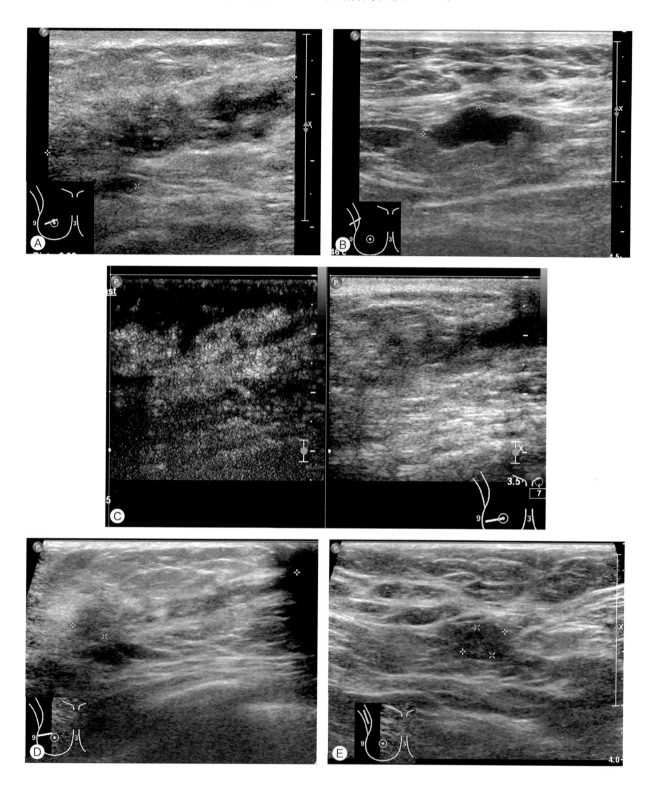

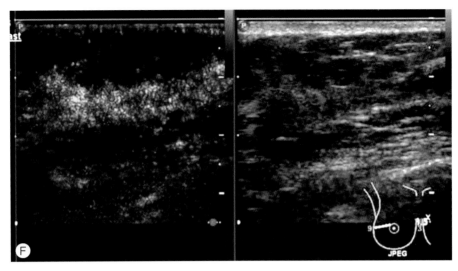

图 11-8-5　化疗结束后,RECIST 和 CEVS 评估无效

A、B. 化疗前乳腺病灶和同侧腋窝异常淋巴结;C. 化疗前乳腺病灶超声造影呈快进高增强;D、E. 化疗结束后,乳腺残余病灶退缩不明显,同侧腋窝可见异常淋巴结;F. 化疗结束后,乳腺残余病灶超声仍呈明显快进高增强

病例 5:新辅助治疗后二维病灶分散成 2 处,CEUS 仍为一整体病灶的病例。(图 11-8-6)

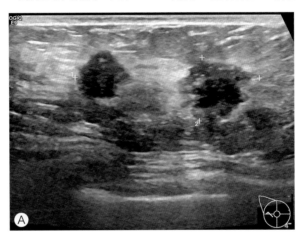

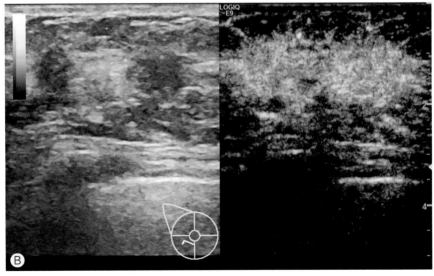

图 11-8-6　化疗结束后,残余病灶分散,超声造影提示残余病灶仍为一整体病灶

A. 化疗结束后,二维超声提示残余病灶分散为两处;B. 化疗结束后,超声造影提示分散的残余病灶,整体呈快进高增强

病例6：新辅助治疗后二维超声病灶消失，但CEUS仍有高增强的病例。（图11-8-7）

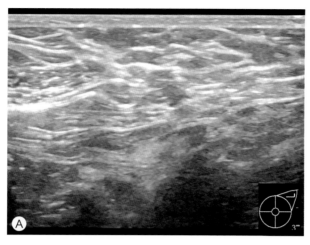

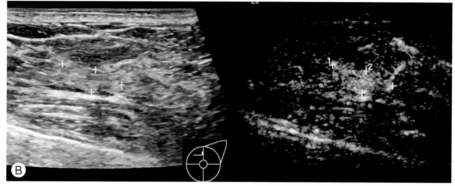

图11-8-7　化疗结束后，二维超声未见残余病灶，CEVS仍可有高增强区域

A.新辅后二维超声病灶不能显示，根据RECIST评估为CR；B.原病灶区行CEUS，仍然显示有快进高增强结节，根据mRECIST评估，高增强结节最长径线较NAT前缩小超过30%，故评估为PR，此病例很好地显示了增强影像学（超声造影）在残余病灶上较普通二维超声能更好地反映病灶治疗疗效，该病例最后手术切除后MP分级3级

病例7：新辅助治疗后常规超声有病灶，但CEUS评估CCR的病例。（图11-8-8）

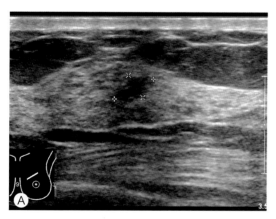
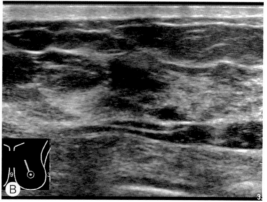

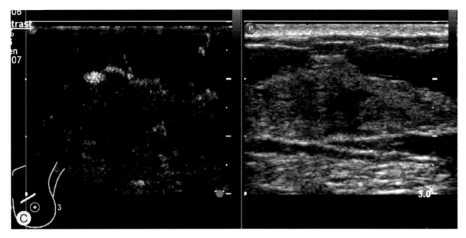

图 11-8-8　化疗结束后,二维超声可见残余病灶,CEVS 残余病灶未见明显增强

A. 新辅助治疗后常规超声示有病灶,但 CEUS 评估 CCR 的病例,治疗结束后常规超声探及残余病灶长轴切面;B. 新辅后常规超声有病灶,但 CEUS 评估 CCR 的病例,治疗结束后常规超声探及残余病灶长轴切面的 90° 正交切面;C. 新辅后常规超声有病灶,但 CEUS 评估 CCR 的病例,超声造影示残余病灶未见明显增强

病例 8：治疗 2 周期后,病灶肉眼观明显缩小。(图 11-8-9)

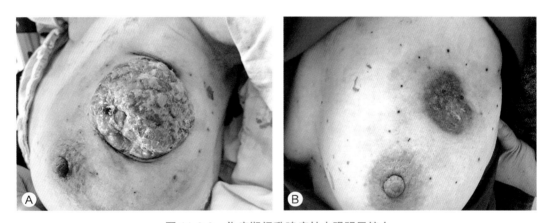

图 11-8-9　化疗期间乳腺病灶肉眼明显缩小

A. 治疗前,病灶肉眼观;B. 治疗 2 周期后,病灶肉眼观明显缩小病例

病例 9：超声造影指导病理再次取材的病例。(图 11-8-10)

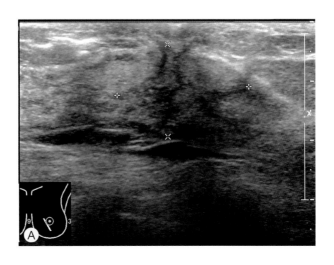

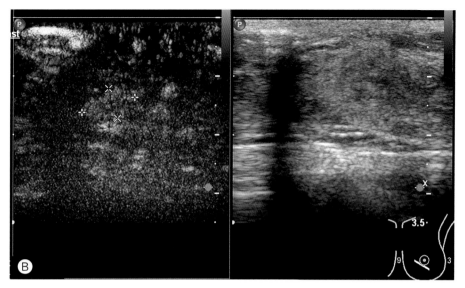

图 11-8-10　超声造影指导术后病理大体标本再次取材

A. 超声造影指导病理再次取材的病例,治疗 6 周期后探及残余病灶;

B. 超声造影指导病理再次取材的病例,超声造影示残余病灶呈不均匀性稍高增强

三、新辅助治疗后大体标本图

新辅助治疗后大体标本图见图 11-8-11。

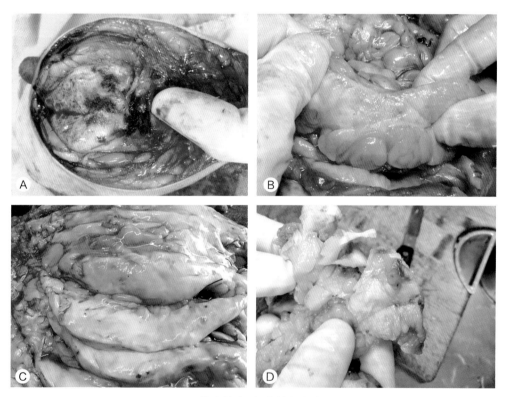

图 11-8-11　化疗结束后,大体标本内残余病灶

A. 未经治疗乳腺癌标本;B. 治疗后病理 MP 2 级标本;

C. 治疗后病理 MP 3 级标本;D. 治疗后病理 MP 4 级标本

12

Atlas of Contrast Enhanced
Ultrasound of Breast

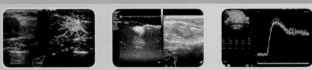

第十二章　乳腺癌前哨淋巴结的
超声造影识别与定位

第一节　乳腺癌前哨淋巴结活检

一、乳腺癌前哨淋巴结活检概述

乳腺癌患者腋窝淋巴结情况是评估乳腺癌患者预后的最重要因素之一。淋巴结组织学检查是评估淋巴结有无转移的"金标准"。传统乳腺癌手术一般采用腋窝淋巴结清扫（axillary lymph node dissection，ALND）来获取腋窝淋巴结。近年来随着技术的发展，在许多早期乳腺癌患者中，前哨淋巴结活检（sentinel lymph node biopsy，SLNB）已取代了 ALND，减少 ALND 引起的并发症，特别是淋巴水肿、感觉丧失和肩外展功能障碍（图 12-1-1）。

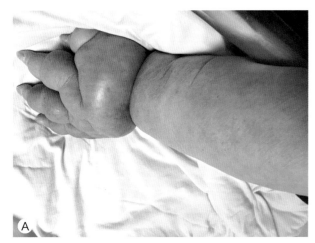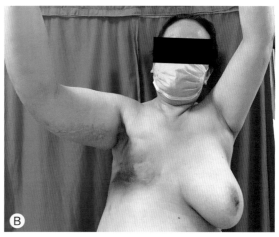

图 12-1-1　ALND 术后并发症
A. ALND 术后淋巴回流障碍导致上肢水肿；B. ALND 术后致上肢外展受限

一项大宗的临床试验表明，对于没有或只有 1~2 枚前哨淋巴结转移的乳腺癌患者，以术后辅助放疗替代 ALND 能达到与 ALND 相同的疗效，患者的远期预后差异无统计学意义。最新版 2022 年 NCCN 指南表明，对于 SLNB 阴性或 1~2 枚转移的乳腺癌患者，可以不行 ALND，从而进一步奠定了 SLNB 在临床诊疗决策中的地位。

乳腺癌 SLNB 通常是将 1 种或 2 种示踪剂注射到乳晕区皮下及皮内或肿瘤周围腺体内，经注射部位局部按摩后示踪剂被淋巴管网吸收，并随淋巴管引流，通过寻找追踪示踪剂引流到的第一站淋巴结，即为前哨淋巴结（sentinel lymph node，SLN）（图 12-1-2）。通过穿刺活检或切除活检对 SLN 行病理学检查。

SLNB 的首要步骤和关键在于准确识别和定位前哨淋巴结，虽然乳腺的前哨淋巴结位置可能有差异，但是研究表明 SLN 通常位于腋窝处。目前临床上常用的淋巴示踪剂包括蓝染剂（亚甲蓝等）、^{99m}Tc- 标记硫胶体核素扫描，也有一些医学中心应用荧光剂和纳米炭。超声造影是近年逐渐应用于临床的一种较新的示踪方法。在这些示踪方法中，大多数病例研究显示，尽管选择标准和操作技术不尽相同，不同医学中心报道的 SLN 检出率在 80%~100% 之间。SLNB 的假阴性率自 1997 年以来逐年上升，至 2000 年达到最高峰，之后逐年下降，这可能与该项技术的不断发展与规范有关。SLNB 的假阴性率与示踪剂的种类关系最为密切，其中蓝染法最简单易行且价格低廉，但其对 SLN 的检出率最低，假阴性率最高。核素扫描被认

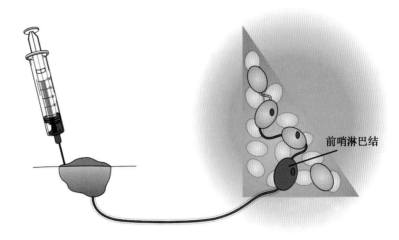

图 12-1-2　前哨淋巴结标记模式图
示踪剂经注射后,通过乳腺淋巴系统吸收,引流至乳腺前哨淋巴结

为是前哨淋巴结识别和定位的"金标准",但目前在中国所用甚少,因存在放射性污染的潜在危险,对单位及人员资质要求较高,绝大多数单位未被国家药品监督管理局批准应用。也有研究表明,SLNB 的假阴性率与原发肿瘤最大径大于 2cm、HER-2 阳性、肿瘤位于乳腺外上象限、淋巴管受肿瘤侵犯、术前影像学检查发现可疑淋巴结、前哨淋巴结少于 3 个等因素有关,而不同示踪剂注射部位与 SLNB 假阴性率之间的差异无统计学意义。因此 SLNB 的关键是提高检出率、降低假阴性率,多数研究均表明同时应用两种示踪法(双染法)较单染法检出率更高,假阴性率更低。

二、乳腺淋巴引流途径及腋窝淋巴结分水平

乳腺的淋巴管起自乳腺小叶周围的结缔组织和输乳管壁的毛细淋巴管网,由腺泡沿各级乳管达乳晕下,形成丰富的乳晕下淋巴管网。乳腺的淋巴管网可分为浅、深两组,浅组位于皮内和皮下,深组位于乳腺小叶周围和输乳管壁内,两组淋巴管间存在广泛交通支。乳腺的淋巴引流途径主要有以下 4 种途径,其中最主要的是腋窝淋巴结引流途径。

(一)腋窝淋巴结引流途径

是乳腺淋巴引流最主要的途径,有 75%~80% 的淋巴液通过此途径。大部分乳腺外侧和上侧的淋巴液经胸大肌外侧缘淋巴管引流至腋窝淋巴结,再引流至锁骨下淋巴结,最后汇入锁骨上淋巴结。

值得一提的是,在胸大、小肌之间存在胸肌间淋巴结(Rotter 淋巴结),在接受来自乳腺的淋巴液后,直接引流到锁骨下淋巴结,再汇入锁骨上淋巴结。部分乳腺上侧淋巴引流可不经过腋窝淋巴结与 Rotter 淋巴结,直接经穿过胸大肌的淋巴管汇入锁骨下淋巴结,继而汇入锁骨上淋巴结。但这两种特殊的引流途径也属于腋窝引流途径。在实际应用中根据淋巴结的位置和解剖结构将腋窝淋巴结分为不同的组数,有解剖分组和临床分组两种方法。

解剖分组按照淋巴结所在的位置把腋窝淋巴结分为以下 5 个组:

胸肌淋巴结组:位于前锯肌浅面、胸小肌下缘和胸外侧血管脉周围,引流胸壁和乳腺外侧的淋巴液,是乳腺癌最常见的转移部位。

外侧淋巴结组:位于腋静脉远侧段周围,引流上肢大部分的淋巴液。

肩胛下淋巴结组:位于腋窝后壁,肩胛下血管周围,引流项背部和肩胛区的淋巴液。

中央淋巴结组:位于腋窝基底中央,腋筋膜深面的疏松脂肪结缔组织内,收纳上述三组的淋巴回流,其输出淋巴管注入尖淋巴结。

尖淋巴结组：位于腋窝尖部，腋静脉近侧段周围，主要收集中央淋巴结和乳腺上部的淋巴液。尖淋巴结的输出管组成左、右锁骨下干，并分别注入胸导管和右淋巴导管。

临床分组以胸小肌为界限把腋窝淋巴结分为以下 3 个组，该分组方法在实际临床工作中较为常用：

Ⅰ组（腋下组）：又称胸小肌外侧组或低位组，在胸小肌外侧，包括乳腺外侧淋巴结组、肩胛下淋巴结组、中央淋巴结组及该段腋静脉淋巴结，胸大、小肌间淋巴结（Rotter 淋巴结）也归于本组。

Ⅱ组（腋中组）：又称胸小肌后组，是指胸小肌深面的腋静脉淋巴结。

Ⅲ组（腋上组）：又称锁骨下组，是指位于胸小肌内侧的淋巴结，即锁骨下淋巴结。

（二）内乳淋巴结引流途径

大约有 20% 的淋巴液通过此途径。一部分乳腺内侧的淋巴液，经肋间淋巴管引流至胸骨旁淋巴结，继而引流至锁骨上淋巴结。

（三）对侧乳腺引流途径

一侧乳腺淋巴液可经皮下交通淋巴管引流至对侧乳腺，但较为少见。

（四）乳腺深部引流途径

乳腺深部淋巴网可与腹直肌鞘和肝镰状韧带的淋巴管相通，使乳腺深部的淋巴液向膈下与肝脏引流，但较为少见。

三、乳腺癌术前腋窝淋巴结评估

乳腺癌患者术前必须充分评估腋窝情况，若术前腋窝情况评估不充分，会增加患者的术后复发风险。乳腺癌术前腋窝淋巴结评估将患者分成两类：临床腋窝淋巴结阳性的患者与临床腋窝淋巴结阴性的患者。

（一）临床腋窝淋巴结阳性的患者

1. 临床可触及肿大淋巴结　当乳腺癌患者腋窝有可触及的肿大的、坚硬的、可活动的淋巴结时，若患者拒绝术前活检，应在初次乳腺手术中行 ALND；若患者同意术前活检，则对淋巴结行空芯针穿刺活检（core needle biopsy，CNB）或细针抽吸活检（fine needle aspiration，FNA），结果阳性时行 ALND。若淋巴结活检未证实有转移癌的患者，可在行 SLNB 的同时切除可触及的阳性淋巴结，若后续病理证实此类淋巴结有转移癌，在处理剩余的腋窝淋巴结时，应将患者视为临床腋窝淋巴结阳性。

2. 影像学检查阳性　若患者经影像学检查发现了异常的腋窝淋巴结（图 12-1-3），有研究表明提示有较高风险存在多个转移性淋巴结，这类患者应先对可疑淋巴结进行影像学引导下的 CNB 或 FNA，结果阳性时行 ALND。

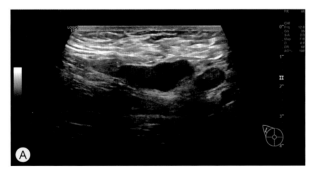
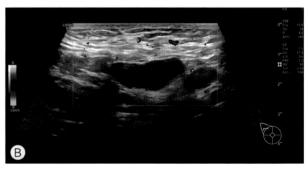

图 12-1-3　腋窝淋巴结超声检查

女，49 岁；A. 二维可见腋窝淋巴结形态不规则，皮、髓质分界不清；
B. 淋巴结内无明显血流信号，最终穿刺活检病理证实为癌转移

（二）临床腋窝淋巴结阴性的患者

若患者腋窝无可触及的肿大淋巴结且影像学检查提示腋窝无异常淋巴结，推荐进行 SLNB 以减少患者痛苦，加快患者术后康复，防止 ALND 术后并发症的发生。

四、乳腺癌前哨淋巴结活检的适应证

对于没有临床阳性淋巴结的早期乳腺癌（T_1~T_2）患者，以及拟行乳腺切除术的导管原位癌（DCIS）患者，根据美国临床肿瘤学会（American Society of Clinical Oncology，ASCO）2014 年发布的《早期乳腺癌患者前哨淋巴结活检指南》，推荐行 SLNB 来评估腋窝淋巴结。

（一）临床淋巴结阴性的早期乳腺癌（T_1~T_2）

临床腋窝淋巴结阴性的早期乳腺癌女性患者应进行 SLNB。对于这类患者，SLNB 是一种并发症少于 ALND 的腋窝分期方法。

（二）拟行全乳切除术或具有可疑特征的 DCIS

大部分 DCIS 患者不需要评估腋窝淋巴结，因为 DCIS 不是浸润癌，不会发生转移。然而，这两类因 DCIS 而行乳腺手术的女性患者可能从 SLNB 中获益。

1. 拟行全乳切除术的 DCIS　所有行全乳切除术的 DCIS 患者都应进行 SLNB，因为全乳切除术后，淋巴引流模式会被永久性改变，若后续在乳腺切除标本中意外发现浸润癌，将无法进行准确的 SLNB。

2. 具有可疑特征的 DCIS　对于临床或病理上高度怀疑 DCIS 伴有浸润癌成分的患者，包括大于 5cm 的 DCIS 和可触及肿块的 DCIS，在行保乳术时应行 SLNB，这样可能让患者避免再次手术。

五、乳腺癌前哨淋巴结活检的禁忌证

（一）绝对禁忌证

1. 临床淋巴结阳性　若患者的临床阳性淋巴结经病理检查证实含有转移癌，应行 ALND 而非 SLNB。

2. 炎性乳腺癌（T_{4d}）　对于炎性乳腺癌患者，应行 ALND 以最大程度控制局部区域病情。

（二）相对禁忌证

1. 局部晚期乳腺癌　一些研究显示，某些大肿瘤（如 T_3）SLNB 也是可行的。但累及皮肤或胸壁的肿瘤（如 T_{4a-c}）应行 ALND，此类患者中的 SLNB 假阴性率较高，可能是因为存在部分阻塞和／或功能异常的皮下淋巴管（图 12-1-4）。

2. 腋窝淋巴结情况不影响术后辅助治疗决定的患者　如果通过 SLNB 所获取的淋巴结情况不影响术后辅助治疗的决策，应避免 SLNB，例如老年女性早期乳腺癌。

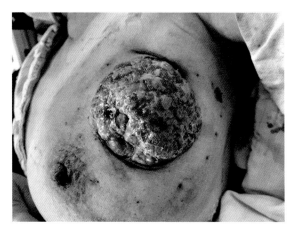

图 12-1-4　累及皮肤的肿瘤

女，56 岁，肿瘤迅速长大，突破皮肤形成溃烂，达到 T_{4c} 期，应行 ALND

六、乳腺癌前哨淋巴结活检的特殊情况

目前 SLNB 已在下述特殊情况中实施，但其使用仍有争议，尚未得到普遍认可，需要更大样本量的试验进一步研究。

（一）乳腺癌新辅助治疗

对于行乳腺癌新辅助治疗的患者是否应进行 SLNB 或 ALND，以及应在新辅助治疗前还是完成之后进行尚存争议。患者行乳腺癌新辅助治疗（NAT）后，腋窝的处理取决于 NAT 前有无可疑转移淋巴结，治疗前此类淋巴结的穿刺病理结果，以及 NAT 后的临床淋巴结情况。若在 NAT 前实施 SLNB，其结果也会影响 NAT 后的腋窝处理。

1. 治疗前腋窝淋巴结为临床阴性，治疗前未行 SLNB　若新辅助治疗前或治疗期间无淋巴结受累证据，或者任何可疑淋巴结穿刺活检结果均为阴性，则应实施 NAT 后行 SLNB。

2. 治疗前腋窝淋巴结为临床阴性，治疗期间出现临床阳性腋窝淋巴结　若拟行治疗后 SLNB，推荐在乳腺手术时同步实施 SLNB，并告知患者可能会同时实施 ALND，这取决于术中 SLNB 冰冻切片结果。若治疗之前已行 SLNB，未行 ALND，可能会根据最终 SLNB 病理学结果，之后单独做腋窝手术。

3. 治疗前腋窝淋巴结阳性　治疗前病理证实腋窝淋巴结有癌转移时，或临床高度怀疑存在淋巴结转移（cN$_2$~cN$_3$）但未行活检时，腋窝处理方式包括 ALND 或腋窝放疗。

（二）多中心病变

多中心病变并非 SLNB 的禁忌证。关于乳腺淋巴引流的研究表明，所有乳腺象限的淋巴液均汇入相同的一个或多个淋巴结。在确保示踪剂注射成功后，多中心病变患者也能行 SLNB。

（三）复发性乳腺癌和既往腋窝手术后

越来越多的报道显示，局部乳腺癌复发的患者在既往 SLNB 或 ALND 后可成功实施二次 SLNB。但既往腋窝手术后的 SLNB 尚未得到广泛研究。

（四）男性乳腺癌

目前有关男性乳腺癌的研究较少，且多数男性乳腺癌会实施乳腺切除术而非保乳术，因此，男性乳腺癌是否进行 SLNB 需要更进一步的研究。

（五）妊娠

妊娠期女性最好避免行 SLNB，因为异硫蓝染料可能对发育中的胎儿产生致畸作用，而且缺乏关于其他示踪剂的安全性研究。如果妊娠期间必须进行腋窝手术，有限的数据表明可以实施 SLNB，但只能使用放射性胶体，因为它在 SLNB 中的剂量处于非致畸水平。

（六）预防性乳腺切除

预防性乳腺切除可以降低乳腺癌和卵巢癌家族史或已知致癌基因 *BRCA* 突变的女性患癌症的风险，甚至有对侧乳腺癌病史的女性也可选择。但不推荐在预防性乳腺切除术中常规使用 SLNB，可选择性地对高危人群使用。

七、现有前哨淋巴结识别与定位方法

1. 染料法　为临床上最常使用的方法。由外科医生在手术中于肿瘤周围、皮内或乳晕下淋巴丛内注入 3~5mL 蓝色染料（1% 异硫蓝或稀释的亚甲蓝），注射示踪剂后，按摩乳腺 5 分钟以扩张乳腺淋巴管，然后通过腋下切口进入腋筋膜。寻找所有蓝染的淋巴管和淋巴结，切除任何被认定为前哨淋巴结的蓝染淋巴结（图 12-1-5）。

近年来也有学者研究在术中直接采用纳米炭代替蓝色染料进行 SLN 标记，效果与亚甲蓝等传统

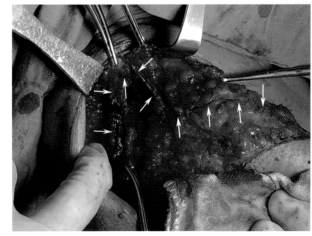

图 12-1-5　染料法术中寻找 SLN
术中使用亚甲蓝染料染色的淋巴管（白色箭头），沿淋巴管走行可寻找到蓝染的 SLN（黄色箭头）

染料相当。有研究报道,纳米炭定位 SLN 的成功率为 99.59%,准确率为 97.06%,灵敏度为 93.22%,假阴性率为 6.78%。

2. 放射性同位素法　常见的放射性示踪剂为过滤和未过滤的锝硫胶体物质,或者使用 ^{99m}Tc 标记的人血清白蛋白,此外还有 ^{99m}Tc-锡、^{99m}Tc-葡聚糖、^{99m}Tc 铼胶体、硫化锑等,但临床应用较少。注射的放射性胶体含量取决于注射时间;锝硫胶体的半衰期为 6 小时。通常是在手术当天注射 0.5mCi,或者在手术前一天注射 2.5mCi。术中由外科医生使用手持式 γ 探头识别腋窝中放射性最强的部位,并在此处做腋窝皮肤切口。首先切除经 γ 探头确定的放射性最强的淋巴结,并进行离体放射性计数。后续淋巴结切除遵循"10% 原则"(即应切除放射性计数为放射性最强淋巴结离体放射性计数 10% 以上的所有淋巴结)。平均要切除 2~3 个前哨淋巴结。

3. 荧光法　由外科医生在手术中采用荧光染料直接注射到肿瘤周围、皮内或乳晕下淋巴丛内,然后使用荧光成像系统定位前哨淋巴结。目前常见的荧光染料为吲哚菁绿(indocyanine green,ICG)。一项荟萃分析研究表明,采用 ICG 标记乳腺 SLN 的灵敏度为 92.0%,特异性为 100.0%。

4. 超声造影法　操作者在肿瘤周围、皮内或乳晕下淋巴丛内注射超声造影剂,然后通过对比增强超声观察增强的乳腺淋巴管(图 12-1-6),沿淋巴管找到增强的前哨淋巴结并活检。目前我国常用的是六氟化硫微泡,如超声造影剂 SonoVue。

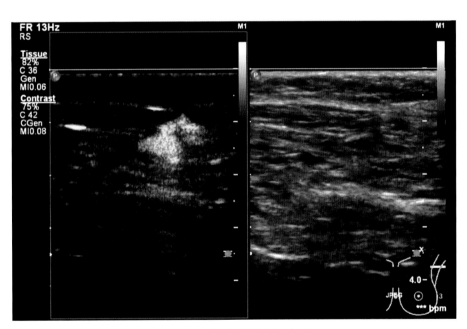

图 12-1-6　超声造影法识别 SLN
女,38 岁,超声造影实时动态地识别 SLN 呈均匀性高增强

5. MRI 造影法　操作者在肿瘤周围、皮内或乳晕下淋巴丛内注射磁性示踪剂,然后使用手持式磁力计定位前哨淋巴结。常用的示踪剂为超顺磁性氧化铁(superparamagnetic iron oxide,SPIO)。临床极少使用。

6. CT 造影法　操作者在肿瘤周围、皮内或乳晕下淋巴丛内注射示踪剂,局部按摩后行 CT 扫描,随后运用 CT 激光引导系统进行前哨淋巴结定位。常用的示踪剂为碘帕醇。临床极少使用。

第二节　乳腺癌前哨淋巴结活检的超声造影识别与定位

　　超声造影可准确识别引流淋巴管的发出部位、数量、走行方式,准确识别与定位前哨淋巴结的数量和位置,并可引导前哨淋巴结术前穿刺定位或活检,体表标记淋巴管走行。因此,超声造影与其他显影法相结合,可有效提高前哨淋巴结的检出率及检出数量,降低活检的假阴性率,有利于手术医生术前规划,降低操作难度,提高活检成功率。

一、检查准备

　　1. 检查前常规准备

　　(1)须仔细询问及回顾患者病史,询问药物过敏史,是否有使用抗凝血药物史,回顾既往乳腺相关检查,包括超声、乳腺 X 线及 MRI 等。

　　(2)向患者及家属介绍检查及操作的目的、步骤、可能的并发症,提前签署《超声造影知情同意书》(图 12-2-1)、《超声介入操作知情同意书》(图 12-2-2)。

　　(3)常规检查血常规、凝血四项、血清四项等,糖尿病患者测量血糖,高血压患者测量血压。

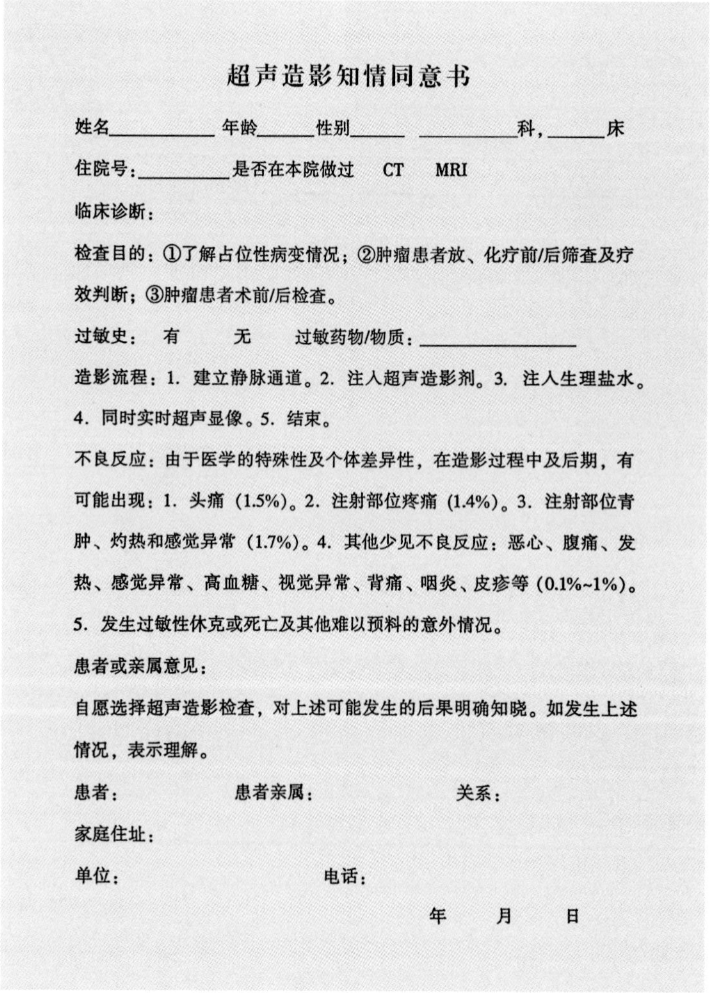

超声造影知情同意书

姓名＿＿＿＿＿ 年龄＿＿＿ 性别＿＿＿ ＿＿＿＿＿科,＿＿＿＿床

住院号:＿＿＿＿＿ 是否在本院做过　CT　MRI

临床诊断:

检查目的:①了解占位性病变情况;②肿瘤患者放、化疗前/后筛查及疗效判断;③肿瘤患者术前/后检查。

过敏史:　有　　无　过敏药物/物质:＿＿＿＿＿＿＿＿

造影流程:1. 建立静脉通道。2. 注入超声造影剂。3. 注入生理盐水。

4. 同时实时超声显像。5. 结束。

不良反应:由于医学的特殊性及个体差异性,在造影过程中及后期,有可能出现:1. 头痛(1.5%)。2. 注射部位疼痛(1.4%)。3. 注射部位青肿、灼热和感觉异常(1.7%)。4. 其他少见不良反应:恶心、腹痛、发热、感觉异常、高血糖、视觉异常、背痛、咽炎、皮疹等(0.1%~1%)。

5. 发生过敏性休克或死亡及其他难以预料的意外情况。

患者或亲属意见:

自愿选择超声造影检查,对上述可能发生的后果明确知晓。如发生上述情况,表示理解。

患者:　　　　　患者亲属:　　　　　关系:

家庭住址:

单位:　　　　　　　　电话:

　　　　　　　　　　　　　年　　　月　　　日

图 12-2-1　《超声造影知情同意书》模板

超声引导下介入诊疗知情同意书

| 患者姓名 | | 性别 | | 年龄 | | 身份证号 | |
| 联系电话 | | 病室 | | 床号 | | 病历号 | |

疾病介绍和治疗建议

医生已告知我患有_____，需要在_____麻醉下进行

□经皮穿刺肿瘤化学/物理消融术

□经皮穿刺活检术

□经皮穿刺胆道引流术（PTCD）/活检术

□经皮穿刺囊肿/脓肿引流术

□经皮穿刺肝肾囊肿化学治疗术

□经皮穿刺附件囊肿引流/治疗术

□其他：_____手术。

　　非血管介入性检查/治疗是根据患者的实际情况通过经皮穿刺路径或经人体的非血管管腔送入特制的导管等介入器材，进行肿瘤活检、引流、治疗等诊断和治疗操作的微创技术。

手术目的：

　　通过非血管造影或活检，协助诊断肿瘤等疾病。

　　通过血管内或非血管内注药或化学、物理消融的方法，杀灭肿瘤或囊性占位，延长患者的生存期，改善患者的生存质量。

　　其他：_____

_____

手术潜在风险和对策：

　　医生告知我如下（但不局限于）介入手术可能发生的风险，有些不常见的风险可能没有在此列出，具体的手术术式根据不同患者的情况有所不同，医生告诉我可与我的医生讨论有关我手术的具体内容。

1.我理解任何介入性操作（手术）及麻醉都存在风险。

2.我理解任何所用药物都可能产生副作用，包括轻度的恶心、皮疹等症状到严重的过敏性休克，甚至危及生命。

3.我理解此手术可能发生的风险及医生的对策：

　　1）过敏性反应：术中所用药物（造影剂、麻醉剂等）可能造成皮肤过敏、呼吸困难、过敏性休克、溶血反应等。

　　2）穿刺点并发症：局部血肿、假性动脉瘤或动-静脉瘘形成、邻近脏器损伤。

　　3）选择性插管相关并发症：血管痉挛、血管内膜损伤、血管破裂；血栓形成、附壁血栓或斑块脱落，造成相应供血组织、器官缺血、坏死。

　　4）造影剂、化疗药物引起的毒副作用：过敏反应、胃肠道反应、骨髓抑制、心肝肾功能损害、皮肤黏膜溃疡等。

　　5）栓塞治疗相关并发症：栓塞后发热、局部疼痛、胃肠道反应；栓塞剂异位栓塞造成相应组织、器官功能损害。

A

第 1 页 共 2 页　　患方签字：

6）严重心律失常；如心动过缓、室性心动过速、心室颤动、心室停搏等。

7）急性心肌梗死。

8）急性心衰、休克。

9）感染（包括局部和全身）。

10）解剖结构异常及其他原因造成手术不成功，需改为外科手术或需分次手术。

11）除上述情况外，本医疗措施尚有可能发生的其他并发症或者需要提醒患者及家属特别注意的其他事项，如：_____

_____

4.我理解如果我患有高血压、心脏病、糖尿病、肝肾功能不全、静脉血栓等疾病或者有吸烟史，以上这些风险可能会加大，或者在术中或术后出现相关的病情加重或心脑血管意外，甚至死亡。

5.我理解术后如果我的体位不当或不遵医嘱，可能影响手术效果。

特殊风险或主要高危因素

我理解根据我个人的病情，我可能出现未包括在上述所交待并发症以外的风险，并在术前如实向医生告知：

- 药物过敏史：　　　　□有　□无　　过敏药物名称：_____
- 近3个月不稳定性心绞痛史：□有　□无　●严重的出血性疾病：□有　□无
- 癫痫史：　　　　　　□有　□无　　●抗凝药物或其他：_____

一旦发生上述风险和意外，医生会采取积极应对措施。

患者知情选择

- 我的医生已经告知我除经超声引导下介入治疗术外，另有随访观察、内科保守治疗，外科整体切除病变组织的方式及各自的优缺点可供我自愿选择。我亦可以选择放弃本次手术。
- 我的医生已经告知我将要进行的手术方式、此次手术及术后可能发生的并发症和风险、可能存在的其他治疗方法并且解答了我关于此次手术的相关问题。
- 我同意手术中医生可以根据我的病情对预定的手术方式做出调整，风险一旦发生，本人授权医护人员按照医学常规予以处置。
- 我理解我的手术需要多位医生共同进行。
- 我并未得到手术百分之百的许诺。
- 我授权医生对手术取出组织或标本进行处置，包括病理学检查、细胞学检查等。
- 我理解术中、术后可能发生的问题，亦可能使用必须的自费的一次性医用材料及药物等，并自愿承担其全部费用。
- 本次治疗所需无菌医疗用品均为无菌一次性医疗用品。

患者签名_____　　　　签名日期_____年_____月_____日

如果患者无法签署知情同意书，请其授权的亲属在此签名：

患者授权亲属签名_____与患者关系_____　签名日期_____年____月____日

医生签名_____　　　　签名日期_____年_____月_____日

第 2 页 共 2 页　　患方签字：

B

图 12-2-2 《超声介入操作知情同意书》模板

2. 患者准备　乳腺癌前哨淋巴结活检的超声造影识别与定位应在手术当天或前一天进行,保持乳腺及腋窝皮肤干净,对有腋毛的应先行备皮准备。

3. 超声造影物品准备

(1)造影剂:按超声造影剂说明书配制造影剂 5mL 备用(图 12-2-3)。

(2)常规物品:一次性无菌手套、碘伏或 75% 医用酒精喷雾、无菌纱布、5mL 注射器。

(3)急救药品准备:常规抢救药品、抗过敏药物、止血药物等。

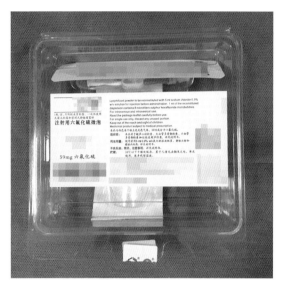

图 12-2-3　超声造影剂
超声造影剂按照说明使用 5mL 0.9% 氯化钠溶液配制

4. 前哨淋巴结定位物品准备

(1)常规物品:一次性无菌探头套、一次性无菌手套、碘伏或 75% 医用酒精喷雾、无菌纱布、0.5% 利多卡因注射液,1mL、2mL、5mL 注射器,无菌棉签或龙胆紫染料或标记笔。

(2)前哨淋巴结定位材料:定位针、钛夹、纳米炭溶液(图 12-2-4)等。

(3)急救药品准备:常规抢救药品、抗过敏药物、止血药物等。

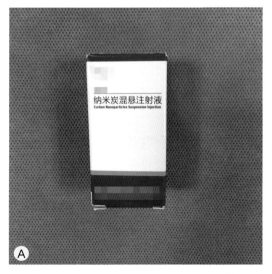
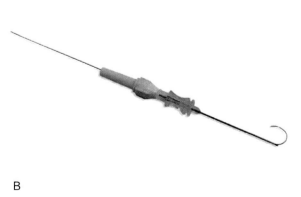

图 12-2-4　SLN 标记材料
A. 纳米炭溶液;B. 定位针

二、仪器的调节与使用

1. 普通二维模式　选用具有乳腺超声造影模式的彩色多普勒超声诊断仪,配备具有浅表器官检查的高频线阵探头及浅表器官造影中低频线阵探头。输入患者基本信息,选择合适探头,设置体表标记,调节适宜的增益、深度及焦点。

2. 造影模式　启用调节好的乳腺超声造影模式,选择造影线阵探头。造影时选择造影/二维双幅图像显示模式,再次确定深度、调节聚焦点位置至乳腺后间隙水平,调节总增益及分段增益至造影背景刚好仅能显示乳腺内线条状结缔组织,且从浅面到深面亮度均匀一致为佳。

三、操作方法与要点

具体操作步骤如下:

1. 患者仰卧位于检查床面上,解开上衣,充分暴露乳腺及腋窝,待检查侧上臂外展至手术体位。

2. 先行乳腺及腋窝常规二维检查,了解患者的病灶大小、位置,以及对周围组织的侵犯程度,尤其注意当病灶侵及乳头乳晕或位于外上象限淋巴管引流走行区时,应仔细评估患者腋窝淋巴结情况。

3. 戴一次性无菌手套。用碘伏或75%医用酒精喷雾对患侧乳腺皮肤进行消毒,消毒以乳头中心,向周围皮肤做放射状消毒,消毒范围包括整个乳腺及腋窝。消毒后铺无菌洞巾。

4. 造影探头戴一次性无菌探头套。

5. 抽取超声造影剂,分别在12、3、6、9点钟方向于乳晕下淋巴丛内各注射1mL造影剂。推荐2针皮下注射、2针皮内注射,皮内及皮下具体注射点位推荐4个点位交替进行,以确保造影剂注射到位。也可用3mL生理盐水配制较高浓度的造影剂,并于12点、左乳3/右乳9点分别在皮下及皮内各注射1mL,可达到几乎相同的显影成功率和显影效果。

6. 若肿瘤位于乳腺外上象限,可根据情况再在肿瘤周围腺体层注射1mL造影剂;若肿瘤位于其他象限及中央区,可根据情况再在乳头后方腺体层注射1mL造影剂。

7. 用无菌纱布轻轻按摩注射点位30秒,促进淋巴管吸收造影剂。

8. 将机器切换至造影模式。首先于乳头乳晕区扫查,找到注射的造影剂池,沿造影剂池做以乳头为中心的360°放射状旋转扫查,寻找并确定增强淋巴管发出的部位(以钟点法记录)和条数,跟随显影的淋巴管持续追踪,直至其引流的第一站淋巴结及其他增强的淋巴结。观察时应沿淋巴管长轴与短轴交替连续动态扫查,扫查时探头应轻放于皮肤上,以免压闭淋巴管或导致吸收引流不畅,降低检出成功率及增加SLN检出假阴性率。

9. 各支淋巴管引流的第一站淋巴结均视为SLN,在造影模式下测量淋巴结大小、距离皮肤深度,存图并于体表进行投影标记。其他所有增强的淋巴结及与SLN的引流关系都应存图并于体表进行投影标记。

10. SLN超声造影引导下定位　设计合适穿刺路径及穿刺点,避免损伤腋窝血管及神经。用碘伏或75%医用酒精喷雾再次对穿刺点皮肤进行消毒,使用0.5%利多卡因注射液做穿刺点皮肤局部浸润麻醉,之后在超声造影引导下对所有SLN进行穿刺标记定位。

11. 以下列举常见的三种定位方法:

(1)定位针:在超声造影双幅模式引导下,用定位针直接穿刺到SLN内,于皮肤处弯折定位针并固定。

(2)纳米炭:用注射器抽取配制好的纳米炭(0.1mL纳米炭+0.9mL生理盐水配成1mL备用),根据SLN距皮肤的距离,选用合适深度的针头,在超声造影双幅模式引导下,用注射器直接穿刺到SLN内,注射0.1mL纳米炭溶液到SLN皮质内。

（3）钛夹：在超声造影双幅模式引导下，首先用引导针定位到 SLN 内，随后释放钛夹定位 SLN，待 SLN 标记后退出引导针。

12. 用定位笔对所有增强淋巴管走行及淋巴结进行体表标记，对 SLN 及其他增强淋巴结分别标注。穿刺部位消毒并覆盖无菌纱布。

13. 操作完毕后观察 30 分钟，无特殊不适后返回病房或前往手术室。

四、图像判读与要点

1. 常规超声　首先应观察肿瘤位置，以便为后续造影剂注射提供指示，若肿瘤位于乳腺外上象限（图 12-2-5），则需要考虑是否在肿瘤周围腺体层注射造影剂；若肿瘤位于其他象限及中央区，则需要考虑是否在乳头后方腺体层注射造影剂。其次应观察引流区是否存在水肿或血肿（图 12-2-6）。仔细评估患者腋窝淋巴结情况，尤其注意当病灶侵及乳头乳晕或位于外上象限淋巴管引流走行区时。

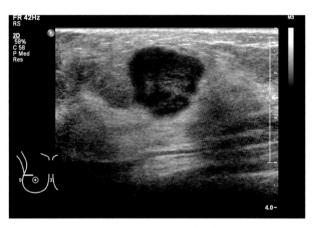

图 12-2-5　肿瘤位于外上象限
女，53 岁，二维超声发现肿瘤位于右乳外上象限，则应在肿瘤周围腺体层注射造影剂

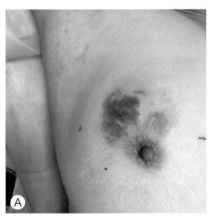
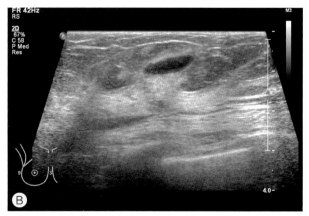

图 12-2-6　乳腺淋巴引流区血肿
女，52 岁，因穿刺活检后导致乳腺外上象限区出现血肿；
A.乳腺血肿大体表现；B.二维超声可见右乳外上象限血肿

2. 超声造影　应沿增强淋巴管持续观察至所有增强淋巴结或增强淋巴管消失。寻找增强淋巴管及淋巴结时，应当做到全面、连续扫查，做到不遗漏、不重复计算增强淋巴管与淋巴结。

乳腺淋巴管及前哨淋巴结超声造影表现见图 12-2-7、图 12-2-8。

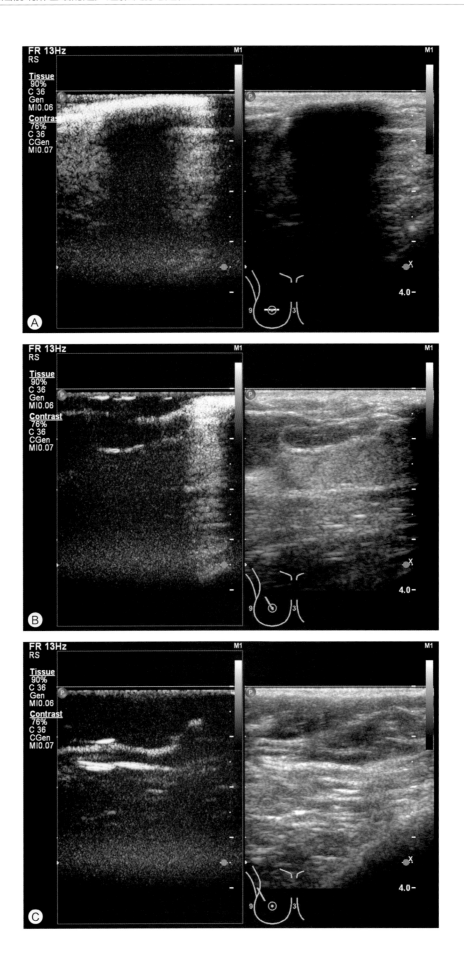

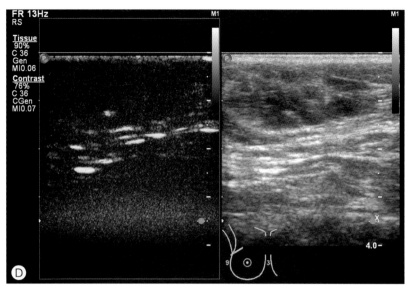

图 12-2-7　乳腺淋巴管超声造影表现

女,53 岁,行超声造影乳腺前哨淋巴结定位;A. 注射造影剂后乳晕区造影剂池;B. 沿造影剂池发出引流淋巴管;
C. 引流淋巴管走行长轴切面;D. 引流淋巴管走行短轴切面

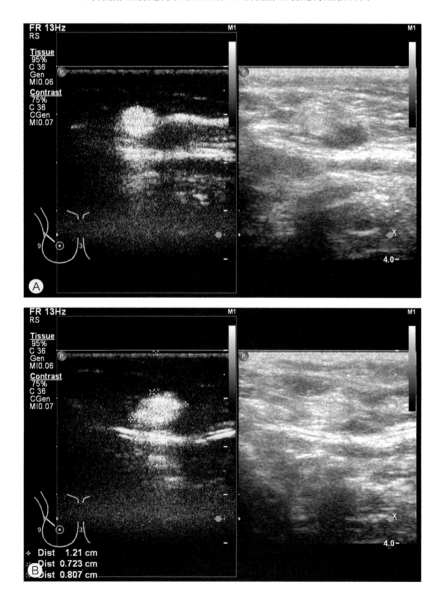

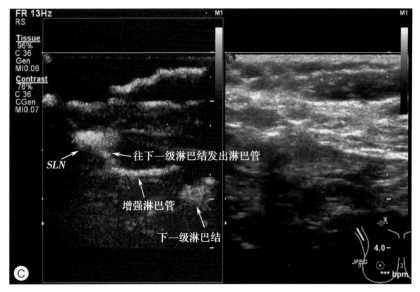

图 12-2-8　前哨淋巴结超声造影表现

女,35 岁,行超声造影乳腺前哨淋巴结定位;A.引流淋巴管与 SLN 相连接处;
B.测量 SLN 大小为 1.21cm×0.72cm,距离皮肤深 0.81cm;C.SLN 向下一站淋巴结引流

五、淋巴结显影不佳或不显影的影响因素与改善方法

1. 患者自身吸收缓慢　造影剂微泡直径大于淋巴结内皮细胞导致造影剂无法进入淋巴结,充分按摩可促进淋巴细胞通过胞饮作用吸收造影剂,通常在充分按摩后能较好地显示增强淋巴管及淋巴结(图 12-2-9)。

2. 配制造影剂浓度过低、造影剂注射量不足　应由执业护士严格按照标准配制造影剂,并且规范注射推荐剂量造影剂。

3. 造影剂注射操作不当　若造影剂未能准确注射到皮内、皮下及腺体层,致使乳腺淋巴丛吸收不充分;或造影剂误注射入血,导致乳腺整体增强影响观察(图 12-2-10)。

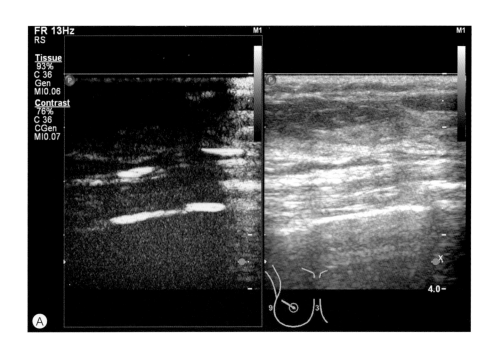

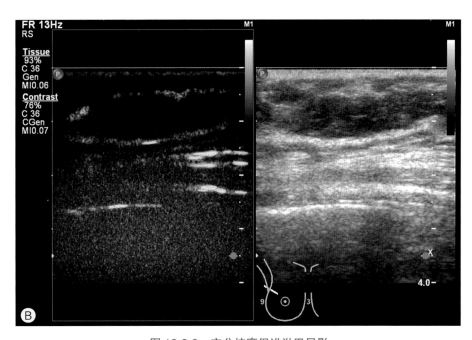

图 12-2-9　充分按摩促进淋巴显影

女,67 岁;A.造影后淋巴管及淋巴结显影不佳;B.充分按摩后淋巴管及淋巴结显影清晰

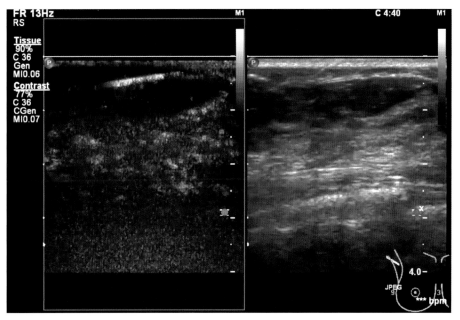

图 12-2-10　造影剂入血表现

女,50 岁,造影剂进入乳腺血管,导致乳腺腺体增强,影响淋巴系统观察

注射时,应沿乳晕周围注射,掌握皮内及皮下注射要点,注射前轻轻回抽注射器以判断针尖是否刺入血管。

4. 肿瘤过大压迫引流区周围组织致淋巴回流受阻　尽可能多点注射造影剂,除了在推荐的点位注射,还可在肿瘤外上靠近腋窝侧腺体内或皮下增加注射量,配合充分按摩及等待更长时间使造影剂充分吸收,会增加显影的成功率。

5. 肿瘤转移至淋巴管堵塞　部分病例出现该情况应充分按摩并延长观察时间,若仍无淋巴结显影,则需在淋巴管中断处定位(图 12-2-11)。

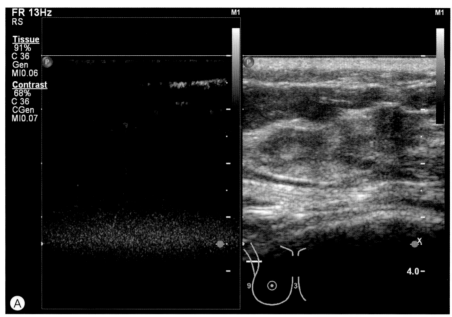

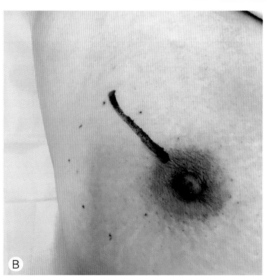

图 12-2-11　造影淋巴管中断

女,45 岁,行超声造影乳腺癌前哨淋巴结定位；A. 造影模式下观察到淋巴管中断；

B. 在淋巴管中断处行体表标记

6. 既往乳腺手术或操作破坏引流区淋巴管　如患者既往接受环乳晕周围切开手术或外上象限切开手术可致淋巴管网被破坏,超声造影淋巴管通常不显影或显影差。

7. 乳腺组织水肿或穿刺后巨大血肿压迫淋巴管　临床工作中此类问题较为常见,可待水肿 / 血肿消退后进行检查。

8. 既往接受过乳腺癌新辅助治疗　部分患者既往接受过乳腺癌新辅助治疗后,其淋巴管可因化疗药物导致的纤维化使得显影失败。对于此类情况,操作前应与患者和临床医师充分沟通,由经验丰富的检查者进行操作。

9. 淋巴结位置太深导致显影不佳　个别病例因患者脂肪过多或解剖关系导致 SLN 位置过深超声造影显影不佳的情况 (图 12-2-12),应尽可能规范每个操作步骤,提高操作者识别 SLN 的经验。

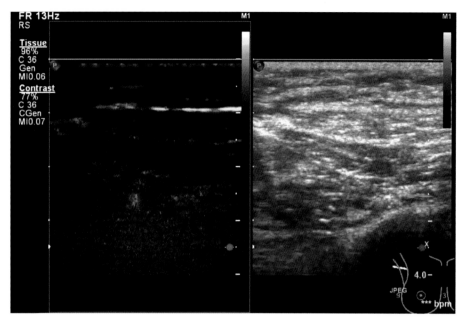

图 12-2-12　SLN 位置太深导致显影不佳

女,41 岁,腋窝深部淋巴结显影效果不佳

10. 自身条件有关　有些患者如有淋巴管功能异常等情况,则显影不好。但临床工作中此类情况较为少见。

六、增强淋巴管的发出位置与走行方式

笔者分析了 563 例行乳腺癌前哨淋巴结超声造影定位检查的结果,发现左侧乳腺引流淋巴管按发出数量排序主要发自 1、2、12、3 点方向,右侧乳腺引流淋巴管则多发自 11、10、12、9 点方向,双侧乳腺基本对称。其余点位有淋巴管发出但数量较少。

淋巴管走行方式各异,根据发出淋巴管数量和前哨淋巴结的数量进行分类,共发现 31 种不同的淋巴引流模式(图 12-2-13)。绝大多数为 1 支淋巴管引流到 1 枚 SLN。

既往研究报道,乳腺的前哨淋巴结通常为 1~2 枚。笔者所在单位完成的 390 例 CEUS 前哨淋巴结识别中,与既往研究无明显差异。

七、增强淋巴结的增强方式及前哨淋巴结的分布

SLN 的增强方式多样,可呈均匀性增强、不均匀性增强、环状增强、部分增强缺损和无增强。根据其超声造影表现来判断 SLN 有无转移目前还存在困难,以上增强模式在有转移 SLN 及无转移 SLN 中均可发现(图 12-2-14、图 12-2-15),但是不均匀性增强、环状增强、增强缺损和无增强更倾向于转移,淋巴结增强模式与有无转移的灵敏度为 65%、特异性为 79%、准确性为 75%。所以利用超声造影对乳腺癌前哨淋巴结的准确定位更有意义,对其是否存在转移,可作出一定推测,尚需进一步研究,最终应该以病理结果为准。

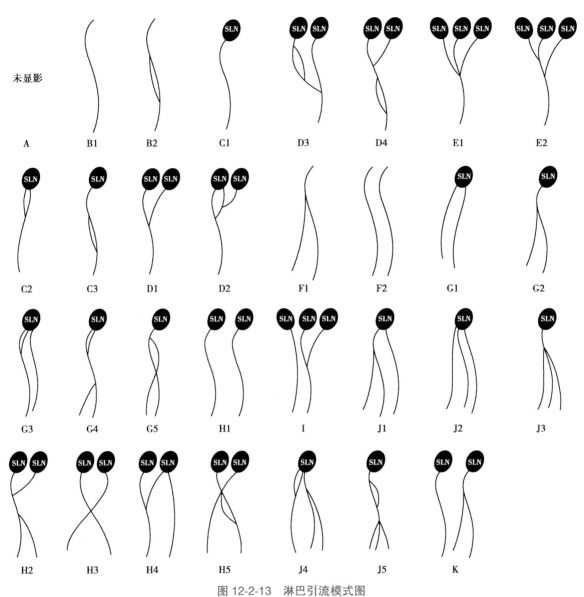

图 12-2-13　淋巴引流模式图

根据发出淋巴管数量和前哨淋巴结的数量进行分类,可见淋巴引流模式各异

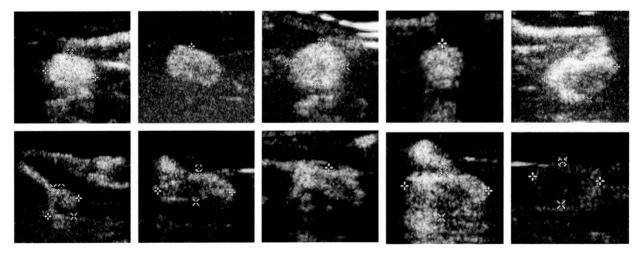

图 12-2-14　淋巴结无转移强化方式

在术后淋巴结病理活检证实无转移的病例中,超声造影表现淋巴结呈均匀性增强、
不均匀性增强、环状增强、部分增强缺损、无增强

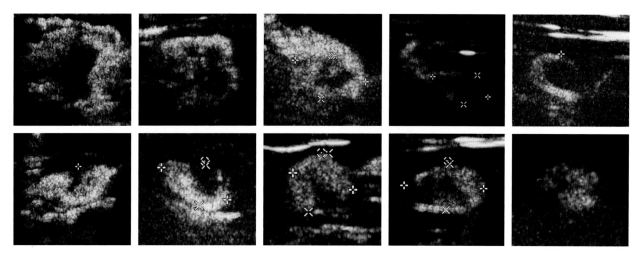

图 12-2-15　淋巴结有转移结强化方式

在术后淋巴结病理活检证实有转移的病例中,超声造影表现淋巴结呈均匀性增强、
不均匀性增强、环状增强、部分增强缺损、无增强

八、注意事项

1. 检查过程中应注意无菌原则。

2. 造影剂应现配现用,使用前震荡摇匀。

3. 注射造影剂时可适当绷紧皮肤,以减轻患者疼痛,注射时不应过度快速推注,以免破坏淋巴管。

4. 乳晕周围注射造影剂会导致大多数患者较明显的疼痛,虽然所有患者均可耐受,但提前 1 小时在皮肤涂抹利多卡因软膏、提高造影剂浓度、减低用量等方法都可进行尝试。

5. 双侧乳腺病变应当分别进行两次造影检查。在完成一侧腋窝淋巴结定位后再进行对侧检查。

6. 对于增强淋巴管局部膨隆或淋巴管网聚集成团,难以与增强淋巴结相鉴别时(图 12-2-16),应沿淋巴管走行仔细追踪扫查,长轴与短轴切面相互配合,多角度观察。膨大的淋巴管或淋巴管网多数呈扁椭圆形,并且前后有交通支更能辅助判断。同时可以对照灰阶图像辨别淋巴结结构来加以区分识别。一些局限性的淋巴管膨大与淋巴结鉴别存在一定难度,需要不断积累经验,以减少错判。

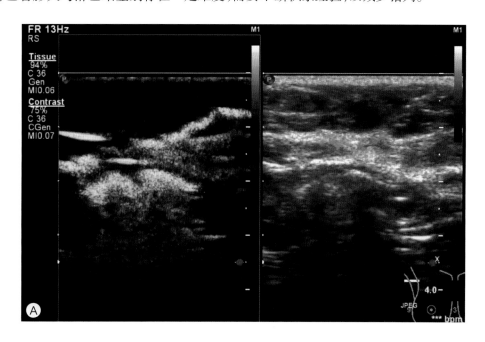

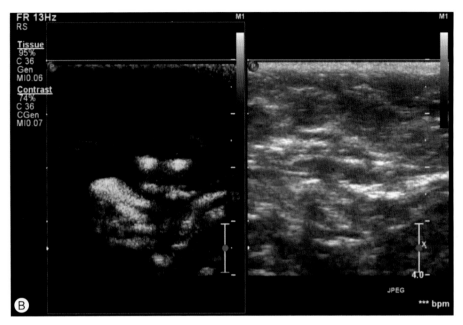

图 12-2-16　局部膨隆或网聚集成团
A.局部膨隆的淋巴管；B.淋巴管纵横交织呈网状改变

九、与其他显影方法比较的优势与不足

(一) 优势

超声造影相比其他显影方法最具优势的地方在于能够在术前对引流淋巴管及 SLN 进行无创性可视化识别与定位。检查过程中全程实时动态观察，能准确发现引流的第一站淋巴结，在术前判断前哨淋巴结能否显影、数量及所在解剖位置，并能在超声引导下进行穿刺标记定位，为手术切口规划、术中寻找提供指引。与其他示踪方法相配合，取长补短，提高检出率，并降低假阴性率。同时，超声造影是目前简便易行的示踪法中唯一能显示淋巴结形态学的方法，其预测淋巴结有无转移的潜能及其后续临床价值仍然存在。

(二) 不足

对超声医生有一定要求，需要超声医师掌握常规乳腺超声造影诊断和超声介入操作能力，有一定的操作者依赖性。

第三节　超声造影引导下乳腺癌前哨淋巴结穿刺活检

一、超声造影引导下乳腺癌前哨淋巴结穿刺活检概述

目前对于乳腺癌前哨淋巴结的诊断仍然需要采用示踪剂定位后的术中切除活检进行判断，但标准化的前哨淋巴结活检术在实际操作过程中仍然具有一定的创伤，并且需要等待术中病理结果，延长手术时间，对于冰冻病理假阴性的患者，还需面临二次手术的风险。

在亚甲蓝、核素、荧光、超声造影等不同的示踪方法中，仅有超声造影可在术前实时动态地识别乳腺癌前哨淋巴结，并能在其引导下对前哨淋巴结进行穿刺活检，以获取前哨淋巴结状态，节约医疗成本。

研究表明,采用细针抽吸活检(fine needle aspiration,FNA)能安全有效地判断 SLN 受累状态。但 FNA 整体敏感性较低,假阴性率也较高,具有一定的局限性。而采用空芯针穿刺活检(core needle biopsy,CNB)比 FNA 在前哨淋巴结活检更加准确,本章仅介绍采用超声造影引导下粗针穿刺乳腺癌前哨淋巴结。

二、超声造影引导下乳腺癌前哨淋巴结穿刺活检操作流程

1. 穿刺前签署知情同意书。

2. 根据前文所述首先使用超声造影,准确识别前哨淋巴结。

3. 确定前哨淋巴结位置后,在二维 / 造影双幅显示模式下进行穿刺活检。

4. 穿刺部位常规消毒铺巾,局部浸润麻醉。

5. 推荐采用 16G 活检枪进行穿刺(图 12-3-1),全自动或者半自动均可,每个单独的前哨淋巴结推荐取材至少 3 次,若有多个前哨淋巴结,则每个前哨淋巴结分别穿刺送检,将穿刺标本放入 10% 甲醛溶液固定。

6. 穿刺成功后,使用定位材料对前哨淋巴结进行标记,包括纳米炭、定位针、金属标记夹等。

7. 穿刺部位消毒、加压包扎,穿刺标本送组织病理检查。

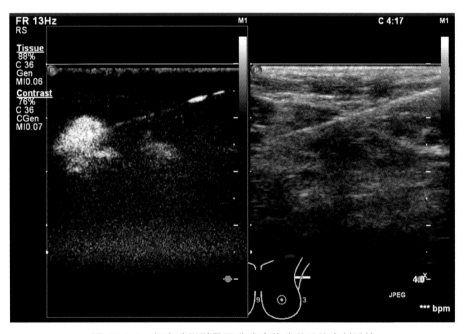

图 12-3-1　超声造影引导下乳腺癌前哨淋巴结穿刺活检

三、超声造影引导下乳腺癌前哨淋巴结穿刺活检应用价值

超声造影引导下乳腺癌前哨淋巴结穿刺活检能超微创地评估前哨淋巴结状态,主要应用于两个方面:其一是预计行标准化 SLNB 的患者术前判断 SLN 转移情况,其二是临床腋窝阴性的乳腺癌患者预计行新辅助治疗前判断 SLN 转移情况。

1. 标准化 SLNB 前　对于计划行 SLNB 的患者,采用超声造影术前可准确定位 SLN,并在其引导下进行穿刺活检,笔者研究结果显示,有 20.69%(6/29)的患者存在前哨淋巴结转移,这部分患者后续直接行标准化的 ALND,避免术中 SLNB,节约了医疗资源。

2. 新辅助治疗前　对于临床腋窝阴性但拟行新辅助治疗的乳腺癌患者,采用超声造影引导下穿刺前哨淋巴结,笔者研究结果显示,有 31.82%(7/22)的患者存在前哨淋巴结转移,使这类患者能准确地判断其腋窝淋巴结受累情况,指导临床新辅助治疗决策,具有重要意义。

四、超声造影引导下乳腺癌前哨淋巴结穿刺活检注意事项

超声造影引导下乳腺癌前哨淋巴结穿刺活检具有一定的操作难度,研究表明,其整体的假阴性不低,且各个研究中心差异较大,因此需要经验丰富的介入超声医师进行本项操作。在保证准确识别 SLN 的前提下,采用二维 / 造影双幅显示模式实时引导穿刺能提高准确率,以肉眼观察取材饱满为标准,推荐使用 16G 的穿刺针进行,每个单独的 SLN 推荐至少取材 3 次。对于呈均匀性强化的 SLN,穿刺尽可能取材 SLN 皮质的部分;对于呈不均匀性强化或者无强化的 SLN,穿刺应尽可能取材 SLN 未强化的部分,因为未强化部分可能与转移有关。

对于临床腋窝阴性的早期乳腺癌患者,前哨淋巴结活检已成为评价腋窝淋巴结情况,决定治疗策略的标准步骤,以尽可能减少传统腋窝淋巴结清扫带来的并发症。乳腺癌前哨淋巴结活检前应全面评估患侧腋窝淋巴结情况,严格掌握适应证与禁忌证,对于相对禁忌证和特殊情况,应当根据患者及医疗单位条件综合决策。超声造影可准确识别引流淋巴管的发出部位、数量、走行方式,准确识别与定位前哨淋巴结的数量和位置。超声造影与其他示踪法相结合可有效提高乳腺癌前哨淋巴结的检出率和检出数量,降低假阴性率。根据超声造影增强淋巴结的强化方式预测有无淋巴结转移仍在探索中,暂不能取代病理诊断。超声造影引导下对乳腺癌前哨淋巴结穿刺活检具有一定的临床价值,能指导部分患者腋窝淋巴结管理流程。

Atlas of Contrast Enhanced
Ultrasound of Breast

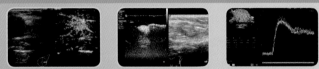

第十三章　乳腺超声影像的人工智能

第一节　概　　述

人工智能自 1956 年首次提出以来,60 多年的演进与发展历经起起落落,一波三折。2011 年至今,随着大数据、云计算、互联网、物联网等信息技术的发展,泛在感知数据和图形处理器等计算平台推动了以深度神经网络为代表的新一代人工智能技术飞速发展,大幅度跨越了人工智能与应用之间的"技术鸿沟",人工智能技术实现了从"不好用"到快速推广,展现出人工智能在图像分类、语言识别、知识问答、人机对弈、无人驾驶等行业独特的应用潜力。

随着人工智能技术的不断创新和发展,医学影像与人工智能技术逐步进行融合。医学影像诊断是医疗重要的基础支撑,是临床数据中最重要的诊断依据之一。然而,传统的医学影像诊断存在两大问题。一方面,CT、MRI 排队久,医学影像诊断等待时间长,且影像医生工作负荷严重。另一方面,就算是经过严格训练的影像学医生,他们对同一个患者的诊断结果也存在差异。因此,利用人工智能方法辅助医生作出精准的诊断将是影像学科未来技术发展的重要趋势。人工智能和医学影像的结合,是将人工智能技术具体应用于医学影像的诊断上,主要分为两个部分:一是人工智能的感知环节,其主要目的是将医学影像这类非结构化数据进行分析,获取一些对病情诊断有意义的信息。二是人工智能学习和分析环节,通过大量的影像数据和诊断数据,不断对神经元网络进行深度学习训练,促使其掌握"诊断"的能力。

乳腺癌是女性最常见的疾病,也是造成女性病亡的主要原因之一,已成为当前社会的重大公共卫生问题。随着人工智能技术的不断进步,其所适用的医疗应用场景越来越多。基于计算机、人工智能技术的计算机辅助诊断(computer aided diagnosis,CAD)在乳腺超声领域逐步得以应用。乳腺超声影像的CAD 一般包含 4 个阶段:影像预处理、病灶区检测及分割、特征提取及分类、病情预测。

影像预处理:乳腺超声影像生成原理不同于自然图像,超声图像中的病灶区边缘、包膜、钙化等重要的信息被噪声信号干扰甚至覆盖,使图像变得模糊,会给超声图像的后续处理增加难度,需要对原始超声图像进行去噪及增强等预处理。

病灶区检测与分割:医学超声影像通常包含较多标记和背景信息,而病灶区(发生病变的区域)往往仅占一小部分。为了减少外围组织或背景的干扰、减少计算量,通过病灶区检测及分割可以将有效信息从背景和周围组织中分离出来,进而提高后续自动诊断分析的准确度。

特征提取及分类:利用特征提取算法,从乳腺超声影像中提取能够进行病理诊断的有效特征信息。与通用图像的特征提取方法类似,通过手工设计或者机器学习,模拟人类从底层数字图像获得高层语义表达的构建过程,生成具有鉴别意义的超声影像特征数据,最终用于诊断分析。

病情预测:根据历史诊疗数据建立影像分析模型,预测患者的治疗效果、生存期及最高死亡风险等,可以为临床制定个体化、精准化的治疗方案提供帮助。如基于影像组学,将临床特征进行数据挖掘分析,可以实现对肿瘤病灶区的发展趋势进行预测。

第二节　超声影像预处理

预处理的主要目的是消除图像中无关的信息,恢复有用的原始信息,增强有关信息的可检测性、最大限度地简化数据,从而提升特征提取、图像分割、匹配和识别的可靠性。超声影像预处理主要包括对比度增强和噪声消除两方面内容。

一方面,由于受到环境、光线、成像设备等因素的影响,超声图像的清晰度和对比度比较低,病灶区不明显,通过图像增强可以调节图像的亮度、对比度、饱和度和色调,能提高图像清晰度,更适合医生和机器分析处理。

另一方面,去噪技术可以有效地提高超声图像质量,增大信噪比,更好地展现图像所包含的信息,有利于后续病灶区定位 / 分割、特征提取。

一、影像增强

本节主要介绍常见的直方图均衡化、模糊增强两种超声影像增强算法。

(一) 直方图均衡化

直方图均衡化(histogram equalization,HE)是一种最常见的全局图像对比度增强的算法,其主要思想是将一幅图像的直方图分布变成近似均匀分布,从而达到增强图像对比度的目的。

在半自动乳腺超声图像分割中,对手工选取的感兴趣区域(region of interest,ROI)进行预处理:首先使用双三次插值将 ROI 缩小至 1/2,减少计算量,接着使用高斯滤波器平滑 ROI,以减少高频噪声,然后通过直方图均衡化提高乳腺超声图像的对比度,最后通过金字塔平均移位改善图像的均衡性。

(二) 模糊增强

模糊增强是另一种常见的图像增强方法,它首先设计隶属函数将图像从空间域变换到模糊域,然后再设计模糊增强算子在模糊域内对图像进行处理,最后再使用隶属函数重新将处理后的图像从模糊域变换到空间域,得到增强后的图像。

通过模糊增强算法,能够有效提高图像的质量,由于乳腺超声图像本身具有一定的模糊性,如边界不清、肿块形状不清和肿瘤密度不同等。针对此类问题,模糊增强方法首先对乳腺超声图像进行归一化,然后使用 S 函数超声图像模糊化,并使用最大熵原理确定中间点的取值,然后提取病灶区的边缘和纹理信息,接着将局部信息和全局信息均用于定义局部模糊对比度实现图像增强,最后再去模糊化,将增强后的图像变换回空间域,通过模糊增强后病灶区域更加突出。

二、影像去噪

本节主要介绍常见的空间域滤波法、偏微分方程、变换域三种超声造影去噪算法。

(一) 空间域滤波法

空间域滤波法一般分为线性滤波和非线性滤波两类。线性空间域滤波器的方法常基于傅里叶变换的分析,非线性空间域滤波器一般是对邻域进行操作。空间域滤波技术主要包含均值滤波、非局部均值滤波、中值滤波和双边滤波等。

均值滤波算法先计算窗口区域的像素均值,然后将均值赋值给窗口中心点处的像素,该算法简单,运行速度快,但会产生图像模糊现象。非局部均值滤波算法使用图像中所有的像素,这些像素根据某种相似度进行加权平均,该方法能够充分利用图像中的冗余信息,在去噪的同时能最大程度地保持图像的细节特征。中值滤波是基于排序统计理论的一种有效抑制噪声的算法,它将每一像素点的灰度值设置为该点某邻域窗口内的所有像素点灰度值的中值。双边滤波算法采用基于高斯分布的加权平均,用周边像素亮度值的加权平均代表某个像素的强度,该方法可以达到保持边缘、降噪平滑的效果。Bonny 等人提出了一种非均值滤波方法,与传统的非局均值方法中逐像素计算相似度不同,该方法使用巴氏距离计算像素块之间的相似度,能够更好地去除噪声并保留边缘和细节。

（二）偏微分方程

基于偏微分方程（partial differential equations，PDE）的去噪方法可以根据图像上不同的结构信息来自适应平滑滤波，在有效去除噪声的同时，可以保持图像的边缘结构信息。PDE 在超声图像去噪中主要分为两类，一类是基于尺度空间公理体系的 PDE 模型，主要是从方向滤波器的角度分析和设计方向扩散函数，代表模型有各向异性扩散模型；另一类是基于泛函变分的 PDE 模型，主要是通过确定图像的能量函数，对能量函数进行最小化，使得图像达到平滑状态，代表模型有总变分模型和四阶 PDE 模型。Mei 等人结合总变分广义正则化提出了一个凸集模型，并使用交替方向乘子法来求解该模型，在有效消除乳腺超声图像中的散斑噪声的同时，还减轻了阶梯效应。

（三）变换域

变换域滤波法首先将原始图像从空间域映射到变换域空间，然后在变换域空间上对噪声系数进行抑制，通过最后逆变换得到去噪后的图像。变换域滤波法的代表性方法是基于小波变换的多尺度去噪。针对超声图像中斑点噪声的乘性特点，首先对医学超声图像进行对数变换，将乘性噪声变成加性噪声，然后再进行多尺度小波变换，将超声图像分解为一系列不同尺度上的小波系数，最后经小波逆变换和指数变换恢复去噪后的图像。Zhang 等人提出一种结合小波去噪和双边滤波的去噪方法，该方法对传统的小波去噪进行了 3 点改进：首先是在通用阈值函数的基础上进行改进，使其更加符合医学图像的去噪处理；其次根据小波域内信号与噪声的统计模型，利用贝叶斯最大后验估计的方法重新设计了收缩算法；最后将小波变换后的低频信号部分经过双边滤波器处理，能够更有效地去除高频部分的斑点噪声。

乳腺超声图像质量直接影响临床医生对病情的诊断，一般的超声图像增强方法都是由自然图像增强算法发展而来。其中，HE 是最常见的方法，通过灰度均衡化提高对比度。在超声图像总体过亮或过暗的情况下，通过直方图均衡化相关算法能够均衡亮度、提高对比度。模糊增强是超声图像增强的另一类方法，模糊增强利用了超声图像本身的模糊性，在模糊域中增强图像。

由于超声成像设备的物理特性，超声图像病灶区 ROI 边缘、特征等重要信息被噪声信号干扰，使原始图像变得模糊，就会给后继处理增加难度。在自然图像去噪算法的基础上，研究人员提出多种针对超声图像去噪方法，其中空间域滤波最为常见，该方法在超声图像上直接进行数据运算，对像素的灰度值进行处理，算法简单计算速度快，但最大缺点是在降低噪声的同时使图像产生模糊，尤其是在边缘和细节处，邻域越大，模糊情况越严重。偏微分方程具有各向异性的特点，应用在超声图像去噪中可以去除噪声的同时，还能很好地保持边缘，但是该方法去噪后的部分超声图像有区块现象。超声图像变换域去噪方法是另一常见的一种超声图像去噪方法，其中以小波变换为代表的方法得到了广泛应用。

第三节　乳腺超声病灶区分割

一、概述

病灶区是器官中发生病变的区域，医生诊断一张超声图像通常有两个步骤。第一步检测超声图像中病灶区的位置和边界；第二步对病灶区进行诊断分析。第一个步骤通常被称为病灶区的检测和分割，不仅要准确定位到病灶区的位置，还要尽可能地分割出病灶区的边界，以便接下来的诊断工作。因此，分割的精准度对病情诊断的准确性有很大的影响。在实际诊断中，病灶区的检测和分割需要医生进行手动标注,这无疑是个繁琐的过程,也会影响诊断的效率。为了减轻医生的工作量,提高诊断效率,采用人工智能算法实现乳腺超声图像的自动检测和分割就显得尤为重要。

检测可以定位到病灶区的大体位置,通常得到的结果是包含病灶区域的多边形或椭圆框线。而分割更加注重病灶区的边缘细节信息,通常得到的是更加精细的轮廓线,可以更加有效地辅助医生诊断。但是在实际中检测和分割是密不可分的步骤,两者中部分处理方法是交叉甚至是重叠的,因此在以下介绍到的方法中都同时包含了检测和分割两种处理,并没有明显地区分这两种操作。目前针对该项工作的研究主要分成传统分割方法和基于深度学习的图像方法。

二、常用方法

(一) 阈值法

阈值法是图像分割传统方法中最常用的也是最早使用的方法。阈值法有实现简单、计算量小等优点,其基本原理是利用待提取区域和背景在灰度上的差异,设置一个合理的阈值来确定图像中每个像素点是属于背景还是目标区域。虽然阈值法易于实现,但是超声图像具有噪声严重、对比度低的特点,仅用阈值法很难达到准确的分割效果,因此常与其他方法结合使用。Zhang 等人将阈值法与分水岭等方法进行结合取得了不错的成果。首先使用模糊逻辑理论求得阈值,再用分水岭算法对病灶区进行分割。该流程先将图像归一化再利用模糊逻辑理论,把超声图像转换成模糊域,采用迭代法求阈值,最后利用分水岭算法对图像实现精准分割。

(二) 区域法

区域法包含区域生长法、区域分裂与合并法和分水岭算法等。其中区域生长法是根据像素的相似性和连通性来对图像进行聚类的算法,是最基本的区域法。其基本思想是首先确定一组种子点(可以是单个像素,也可以是某个小区域),在种子点的基础上将周围的像素点以一定的规则加入其中,形成新的种子点,重复此过程直到不能生长为止,以此来实现目标与背景分离。

基于种子区域增长和渐进等分阈值的乳腺分割自动分割方法将阈值法和区域生长法结合实现了一个乳腺超声病灶区自动分割算法。其中包括两个关键步骤,自动选择种子点和无须人工干预的分割阈值。传统的四叉树分解方法(quadtree decomposition,QTD)容易将种子点引入到非病灶区中,因此作者建立了结合迭代 QTD 和病灶灰度特征的两个约束条件来定位病灶内的种子点。对于阈值,传统的区域增长法是手动给定阈值,或者通过直方图计算阈值,但利用直方图很难从超声图像中识别出阈值。因此作者设计了一个全新的算法,通过计算待选定区域内的最大变化率来确定最优阈值。其选择种子点的过程如图 13-3-1 所示,分割结果如图 11-3-2 所示。首先对图像进行第一次分解,结果如图 13-3-1 右侧图所示,其中有两个最大的黄色子块以区域内灰度值和最小的原则选择 B 子块为主要区域。第二次分解结果如图 13-3-1 左侧图所示,其中有一个最大的黄色子块 C,将 C 作为临时目标区域。由于 B 子块和 C 子块位置重叠,所以将 C 子块作为种子区域。最后对种子区域内所有灰度值进行排序,找出最小灰度值的坐标作为种子点,即图 13-3-2 左侧图中黄色五角星,分割结果如图 13-3-2 右侧图所示。

区域法另一个代表性方法是分水岭算法。它的基本原理是把图像看成是一个平面,灰度值高的区域看作山峰,灰度值低的区域看作山谷,将在空间位置上相近并且灰度值相近的像素点互相连接起来构成一个封闭的轮廓。例如有一种基于标记的分水岭分割算法的全自动乳腺肿瘤分割方法被提出。该方法首先预处理滤波器,通过保留肿瘤病灶的边缘来降低噪声,根据阈值计算背景和前景区域。基于背景和前景区域的差异,利用连通分量图来计算感兴趣区域。最后,应用分水岭算法确定肿瘤的轮廓。

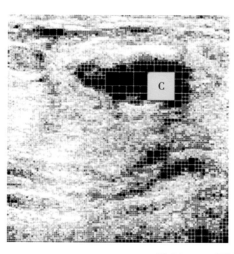
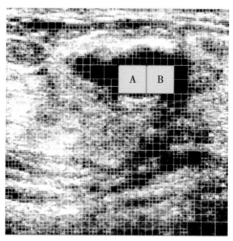

图 13-3-1 区域生长法的过程

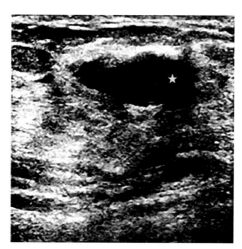
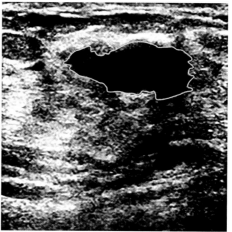

图 13-3-2 区域生长法的结果

（三）图论法

图论法也是处理乳腺肿瘤分割任务的有效工具。图论法的基本思想是将图像映射为带权无向图,图中每个节点对应图像中的每个像素,每条边连接着一对相邻的像素,边的权值表示了相邻像素的相似度,权值越大表示该像素与相邻像素的相似度越大。图论法就是根据边的权值制定一种规则,来移除或者选择边,进而将原图分为多个子图实现分割。如图 13-3-3 左侧图所示,边 AC 的权值是 26,边 AB 的权值是 14,边 BC 的权值是 5,因此节点 A、C 的相似度最大。其合并结果如图 13-3-3 右侧图所示,将相似度最大的两个节点 A、C 合并,合并后的节点与 B 相连边的权值取边 AB、BC 权值的求和平均。分割的目标就要让划分后子图内部的相似度大而子图之间的相似度小。有一种使用改进的邻域模型来构造图的方法,该方法利用每个子图(子区域)的统计信息以增强子图合并过程中对噪声的鲁棒性,取得了不错的效果。最开始顶点被视为最小的子图,再通过合并较小的子图生成更大的子图,通过重复的合并过程,可以将图像分割成几个较大的同构子区域,并由相应的子图表示,最终得到目标区域。在合并的过程中各个子图边缘的权值同时结合了强度差异变化和子图的统计信息。

（四）深度学习方法

随着深度学习的快速发展,深度神经网络也广泛应用于医学图像处理。对于乳腺超声图像分割,深度神经网络表现出的性能相较于传统的分割方法有很大的提升。全卷积网络(fully convolutional networks,FCN)的提出大大推进了图像分割的发展,整个结构可以分为下采样和上采样两部分。全卷积

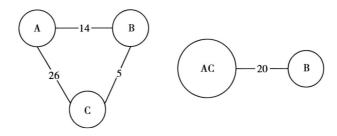

图 13-3-3　图论法合并节点图示
左侧为合并前带权图,右侧为合并后带权图

网络首先对图像进行下采样提取特征,下采样阶段是由 5 层卷积层组成的,经过 5 层卷积层,图像变为原来的 1/32 大小的特征图。第二部分是全卷积网络的上采样阶段,在此过程对最后一层特征图使用反卷积操作,反卷积会将图像的尺寸放大,恢复到原尺寸大小得到分割结果。

如今大部分分割网络都是从 FCN 演变得来的,扩张全卷积网络(dilated fully convolutional network,DFCN)对乳腺超声图像进行分割达到了较高的准确性、鲁棒性和有效性。Zhuang 等人提出了一种RDAU-Net(residual dilated attention gate unet,RDAU-Net)模型对乳腺超声图进行了分割。该模型基于传统的 U 型网络,但用剩余单元替代普通神经单元来增强边缘信息,克服了与深度网络相关的网络性能退化问题。为了增加感受野,获取更多的特征信息,采用了扩张卷积对编码阶段得到的特征图进行处理。注意门(attention gate)模块替代了传统的编码解码之间的连接,通过抑制背景信息增强了学习能力,可以看到深度学习方法在分割乳腺超声图上有良好表现。

三、评价指标

乳腺超声图像病灶区定位及分割算法的评价指标主要分为两类:区域误差评价和边界误差评价。①区域误差评价:将计算的误分像素和正确像素、实际病灶区像素以一定度量方式进行比较,常见的度量指标有:交并比(intersection over union,IoU)、平均交并比(mean intersection over union,MIoU)、面积误差比等,见表 13-3-1 前 5 行。②边界误差评价:将计算结果与实际病灶区的边界(ground truth)以一定度量方式进行比较,常见的度量指标包括 Hausdorff 距离等,见表 13-3-1 最后一行。介绍这几种评价指标之前需要先了解四个术语:真正例(true positive,TP)、假正例(false positive,FP)、假反例(false negative,FN)、真反例(true negative,TN)。评价指标的计算需要用到这四个指标。

如图 13-3-4,A 代表真实值,B 代表预测样本。TP 为橙色,表示预测正确,模型预测为正例且实际是正例,即 TP=A ∩ B; FP 为黄色,表示预测错误,模型预测为正例但实际是反例,即 FP=B-(A ∩ B); FN 为红色,表示预测错误,模型预测为反例但实际是正例,即 FN=A-(A ∩ B); TN 为白色,表示预测正确,模型预测为反例且实际是反例,即 TN=~(A ∪ B)。

交并比:模型对某一类别预测结果和真实值的交集与并集的比值。

平均交并比:模型对每一类预测的结果和真实值的交集与并集的比值,求和再平均的结果。

dice 系数:真实区域和预测结果区域的相似性。

像素准确率:预测类别正确的像素数占总像素数的比例。

面积误差比:真实区域与预测结果区域面积的误差。

Hausdorff 距离:在度量空间中任意两个集合之间定义的一种距离,可理解为两个集合的相似程度。

表 13-3-1　乳腺超声病灶检测采用的量化指标

量化指标	公式		符号说明
交并比（IoU）	$TP/（TP+FP+FN）$	(14)	TP：真正例
平均交并比（MIoU）	$\dfrac{1}{2}（TP/（TP+FP+FN）+TN/（TN+FN+FP））$	(15)	FP：假正例 TN：真反例
dice 系数（DSC）	$（TP+TN）/（TP+TN+FP+FN）$	(16)	FN：假反例
像素准确率（PA）	$2\|P\cap G\|/（\|P\|+\|G\|）$	(17)	P：预测结果区域
面积误差比（AER）	$\|（P\cup G）-（P\cap G）\|/\|G\|$	(18)	G：真实病灶区域
Hausdorff 距离（HD）	$\max\{\max\limits_{x\in P}\{d(x,G)\},\max\limits_{y\in G}\{d(y,P)\}\}$	(19)	$d(x,C)=\min\limits_{y\in G}\{\|x-y\|\},C=P\ or\ G$

除上述方法外,乳腺超声图像病灶区检测及分割技术还包括基于聚类、霍夫变换等其他方法。但是,超声图像存在噪声多、对比度低的缺点,传统分割方法均存在局限性。虽然深度学习方法是一个黑盒模型,相较于传统方法来说缺乏理论性,但近年来,基于深度学习的乳腺超声图像病灶区检测分割技术具有更好的适应性。目前,主流深度学习方法采用的是有监督的学习方式,然而,医学图像数据稀缺,有监督的深度学习方法便无法发挥其性能。为了克服这个问题,半监督或无监督的病灶区分割成为了未来研究发展的方向。部分方法的实验结果对比情况如表 13-3-2 所示。

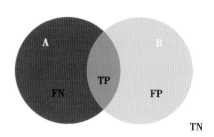

图 13-3-4　评价指标示意图

表 13-3-2　乳腺超声图像定位及分割算法对比

文献	数据量 / 张	方法	分割精度
Zhang 等,2011	–	阈值法	–
Fan 等,2019	96	区域法	PA：92.27%
Bafna 等,2018	127	分水岭法	PA：93.12%
Huang 等,2011	–	图论法	ARE：10.5
Hu 等,2018	170	深度学习方法	DSC：88.97%
Zhuang 等,2019	205	深度学习方法	PA：93.12%,MIoU：80.67%

第四节　乳腺超声影像自动识别

一、概述

乳腺超声影像的识别,通常需要医生定位出病灶区的位置,再结合先验知识进行分析,最终判别影像的类别。但该过程往往需要经验丰富的医生耗费大量的时间,并且由于存在主观判断因素,极易造成误判。

因此实现乳腺超声影像的自动识别能够在很大程度上减轻医生的负担,且更为客观。

自动识别的步骤通常包括：①通过机器学习算法对影像进行特征提取。②将提取到的特征进行筛选，包括纹理特征、形态特征等，针对提取到的高维特征，则需要进行特征降维。③选择合适的分类器进行分类。因超声影像相对于自然图像有较大的差别，其特征计算方法也具有相应的特殊性，针对不同的超声数据类型，应设计不同的算法，本章将针对主流的特征提取方法进行归纳和分析。

二、传统纹理及形态特征

在超声影像中，病灶区往往与其他区域的纹理差别较大，许多方法通过提取病灶区的纹理特征来对影像进行识别。通常通过设计计算方法选择大量可供筛选的特征集合，然后进行降维、特征选择，其中较为经典的纹理特征计算方法有灰度共生矩阵（gray level co-occurrence matrix，GLCM）、局部二值模式（local binary pattern，LBP）、方向梯度直方图（histogram of oriented gradients，HOG）、隐式马尔可夫模型（hidden Markov model，HMM）等。

Huang 等人提出了一种基于剪切波变换的纹理特征提取方案，用于超声图像中乳腺结节的识别。剪切波变换具有很强的方向敏感性和定位特性，图像经过剪切波变换后，会出现相对的低频部分和高频部分，其中高频部分主要体现了图像的边缘和纹理信息。该方案从训练和测试图像中提取相应的纹理特征参数，并将提取到的不同特征分别使用 AdaBoost 训练不同的分类器，最后通过训练好的不同分类器对乳腺结节进行分类。

不论人工设计的纹理特征还是通过机器学习的高层语义特征，从临床角度而言，这类特征并不符合医生的诊断方法，一些学者研究从图像特征获取"中层语义"，即医学病理与诊断结果密切相关的特征。Rodríguez-Cristerna 等人提出了一种基于病理信息加权的乳腺成像报告和数据系统（breast imaging reporting and data system，BI-RADS）分类的方法，通过减少病理分级中常见的分级不平衡来提高分级性能。该方法将纹理特征与形态特征相结合，其中纹理特征描述了病变结节的边界、回声模式和背景特征，形态特征描述了肿块的形状、方向和边缘。最终实验结果表明，将肿瘤分为多类可以提高肿瘤的分类性能。

三、基于深度学习的方法

通过手工设计的特征提取方法往往依赖经验，且选择的特征具有局限性，对数据泛化性、适应性较弱。随着深度学习的发展，许多学者将深度学习与医学影像识别相结合，能够更好地适应数据，提升分类性能，如通过设计一种端到端的模型提高诊断自动化程度，实现结节区域自动提取及良恶性分类。该方法基于 Mask R-CNN 深度学习框架，提出一种基于医学先验知识的损失函数，将 CNN 提取到的特征进行正则化分布，挖掘数据集中易混淆的图像，从而提高模型对困难样本的学习能力。最终在包含 1 805 幅图像的乳腺超声数据集上准确率为 92.58%。

深度学习需要大量经过标注良好的数据进行训练，而医学影像的标注往往需要经验丰富的医生耗费大量时间。为解决标注良好的数据较少的问题，可以将标注数据和强标注数据同时送入 CNN 中进行学习。这两种数据共享权重，共同训练这个网络，其中强标注数据用于训练定位图像中的病灶区，弱标注数据用于对网络生成的候选框进行分类，该方法使用 10 张数据作为强标注和 5 014 张数据作为弱标注，比使用 800 张强标注数据效果更好，分类精度达到了 81%，减轻了深度学习对强标注数据的需求。

四、多模态超声影像融合

乳腺癌变在超声图像上易表现出重叠性、多样性，常规、单一超声图像信息对良/恶性结节的诊断存在局限性,难免存在误诊和漏诊。超声造影(contrast-enhanced ultrasound,CEUS)利用造影剂能够实时、动态地观察结节增强模式以鉴别肿块的良恶性。多模态分析将二维超声图像与超声造影等影像数据进行联合分析,利用不同成像技术的特征互补性,更全面地进行影像识别。Yang 等人同时使用超声数据与 CEUS 数据设计了一个时间序列双分支网络(temporal sequence dual-branch network,TSDBN)。对于 B 型超声分支,使用传统的 ResNeXt 网络进行特征提取,对于 CEUS 分支,采用 ResNeXt+R(2+1)网络作为骨干网络,设计随机时间序列机制(shuffle temporal sequence mechanism,STSM)将时间序列打乱,目的是进一步增强帧间的时间信息,同时提出了时间序列回归机制(temporal sequence regression mechanism,TSRM),以学习帧间时间序列关系。最终实验结果表明,联合多模态数据比只使用超声数据在分类准确率上高近 4%。

小　　结

超声影像包含多方位、多层次的信息,可以追踪病变、显示立体变化且不受其成像分层的限制。但因受成像设备限制,存在超声图像边缘不明显、具有较低灰度级对比度、无法显现细节上的灰度差别等缺点,因此通过手工设计的特征提取算法无法有效地进行信息提取,识别效果通常欠佳。

深度学习方法能够实现特征的自动挖掘,构建自动肿瘤诊断模型。但深度学习需要大量的数据集作为支撑,而医学影像由于存在隐私问题,极少有公开的数据集。为了克服该问题,研究半监督或无监督方法进行超声影像识别是未来的方向之一。同时,深度学习方法很难将提取到的影像特征与病理信息、基因信息等结合,因此在未来应尽量将影像的病理信息等融入深度学习中,以更精准地进行识别。表 13-4-1 对相关的超声影像特征提取及分类的算法进行了分析对比。

表 13-4-1　乳腺超声影像特征提取及分类算法对比

文献	数据集	特征	分类器	结果
Huang 等,2013	2D 乳腺超声 (良 100,恶 100)	纹理特征	AdaBoost	准确率:88%
Rodríguez-Cristerna 等,2018	2D 乳腺超声 (良 781,恶 347)	纹理特征 + 形态特征	随机森林	AUC:87.2% 敏感性:82.6% 特异性:91.9%
杜等,2020	2D 乳腺超声 (共 1805)	高级语义特征 + 形态特征	CNN	准确率:92.58% 敏感性:90.44% 特异性:93.72% AUC:0.946
Shin 等,2018	2D 乳腺超声 (10 强标注,5014 弱标注)	深层特征	CNN	准确率:81%
Yang 等,2020	2D 超声 + 超声造影 (良 122,恶 146)	深层特征 + 时间特征	CNN	准确率:90.2% 召回率:91.4% 精度:95.2% F1:93.2%

第五节 总结与展望

本章以人工智能技术为线索,对乳腺超声影像自动分析技术涉及的不同阶段进行了详细梳理,主要包括影像的预处理、检测与分割、自动识别,以及商业产品的介绍。以深度学习为基础的人工智能技术能够为乳腺肿瘤的诊断带来极大的辅助作用,越来越多的面向乳腺超声影像的算法和系统被提了出来。但从数据利用和方法设计角度出发,仍存在许多不足,总体包括:

医生难以完全利用提取的特征。对于通过机器学习、深度学习所提取的特征具有高维、交叉性,而医生所熟悉的低回声、钙化、边缘、纵横比等特征却无法表示出来,因此不利于将医生的知识与算法模型相融合。

数据欠缺完整性。具有精确标注且公开的数据集严重稀缺,因此医学图像的学术研究通常使用自行采集的数据集,因此在算法对比时,缺乏客观性,且由于数据量较小,造成算法鲁棒性不足。

无法完全利用医学数据。由于算法的局限性,现阶段的机器学习算法无法覆盖医学治疗的整个阶段,大部分局限于前期的诊断,而术前、术后图像综合分析,预后治疗方案的选择等都没有涉及,因此还需要更多的医生管理与干预,无法形成脱离医生的诊断系统。

综上所述,基于乳腺超声影像分析的研究还处于发展阶段,仍然有许多困难需要去探索和认识,对于未来的研究可能发展趋势,我们展望如下:

大数据标注。现阶段算法使用的数据集通常需要通过专业的医生进行标注,标注成本高,因此很难构建海量、人工标注的数据集。研究能够自主学习的带噪声数据建模,实现海量超声数据的自动标注也是未来可研究的工作。

跨周期超声数据学习。医生通过某一特定时期的超声数据进行诊断容易造成误判,而结合不同时期的数据诊断能极大地提高诊断的准确度。因此,研究将跨时期的数据用于机器学习算法中,将有望提高计算机辅助超声诊断系统的诊断质量。

算法集成融合。由于研究学者使用的数据集差距较大,数据量较小,算法生成的模型存在局限性,只能够针对特定的病种。因此研究多算法融合、继承学习,运用各种算法的优势进行结合,开发更高鲁棒性的系统具有较高的研究价值。

医学影像分析与人工智能的联系呈日趋密切的趋势,使计算机视觉技术帮助医学影像分析实现了从主观走向客观、从定性走向定量,充分发挥了医学影像的作用,实现了在诊断过程不再仅仅依靠医生的判断,而是结合人工智能技术进行全局分析,使分析结果更为准确。

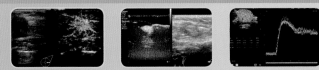

Atlas of Contrast Enhanced
Ultrasound of Breast

第十四章　超声造影对乳腺外科临床诊疗的价值

14

一、超声造影指导外科进行前哨淋巴结活检

前哨淋巴结(SLN)是乳腺癌区域淋巴引流的第1站淋巴结,20世纪90年代,Krag等率先将放射性核素示踪法应用于乳腺癌腋窝 SLN 活检术,揭开了乳腺癌 SLN 活检术的序幕。目前我国临床多采用蓝染法、荧光法及双示踪法检测 SLN。近年随着超声医学的发展,超声造影也被报道可用于乳腺癌 SLN 的检测。微气泡超声造影剂(六氟化硫)的直径(平均 2.5μm)远小于红细胞直径(平均 7.2μm),可以轻易进入毛细血管及淋巴管、追踪区域淋巴引流途径并检测 SLN。

超声造影指导外科进行前哨淋巴结活检的流程:术前1天或当天术前行腋窝 SLN 超声造影检查。首先使用灰阶超声进行腋窝淋巴结扫查及定位,随后进行局部麻醉,在乳晕的四个象限经皮内或者皮下注射 0.2~0.4mL 的微泡。注射后,可以看到引流淋巴管通道的发出、延伸、随后进入腋窝,显影的第一个淋巴结即为前哨淋巴结,并用龙胆紫染料于体表标记淋巴管走行及 SLN 的位置,同时将纳米炭染料或定位针 / 夹注射 / 放至前哨淋巴结皮质进行染色标记定位。

手术开始前15分钟于患侧乳晕区皮内注射 1% 亚甲蓝 2mL,对乳管进行染色。常规消毒铺巾,手术开始后于标记处切开皮肤、皮下脂肪组织后继续探测,蓝染的淋巴管汇入的黑染的淋巴结或与定位针 / 夹标记一致即为前哨淋巴结。

超声造影相较于其他示踪法,具备简便易行和无辐射、可视化的特点。在术前就能确定 SLN 的位置和数量,指导外科活检手术切口的选择,避免经验性手术切口选择导致的切开偏差,增加寻找 SLN 的难度和手术时间,特别是在使用染料示踪法定位活检 SLN 时。同时,超声造影与其他示踪法相结合的双示踪法活检 SLN,可提高显影和活检成功率,降低假阴性率。基于现阶段关于超声造影在 SLN 示踪方面的研究报道和我院超过 2 000 例 SLN 超声造影示踪定位的经验,超声造影与核素示踪法具有相似的定位识别成功率,与其他染料法相结合的双示踪法可以提高 SLN 的显影成功率,降低活检的假阴性率。

同时,超声造影不仅可以示踪定位 SLN,其方便引导活检的优势和较其他示踪法独具的形态学表现,为 SLN 微创活检甚至无创评估奠定了基础,展现出颇具研究的未来图景。

二、超声造影指导乳腺癌新辅助治疗患者疗效评价

乳腺癌是血供极为丰富的恶性肿瘤,肿瘤区血管网络丰富,肿瘤逐渐长大,其供血动脉增粗增多变得密集,毛细血管也呈扩张状态。乳腺癌新辅助治疗后,肿瘤细胞变性坏死,肿瘤内部血管发生栓塞、萎陷等变化,肿瘤供血减少,肿瘤变性坏死加速。因此评估肿瘤新辅助治疗前后血管密度及血管生成情况的变化就可以间接提示病灶对新辅助治疗的反应。

超声造影所用的造影剂是一种微泡式造影剂,六氟化硫是最为常用的一种。超声造影剂的直径为 1~10μm,因此大血管和微血管均可显像。同时由于六氟化硫造影剂的微泡直径较小,仅可存在于肿瘤实质组织血管内,而不会向血管外扩散,因此可以间接反映病灶实质组织内部的微血管情况。我们可以通过观察同一个病灶同一个切面在不同的时刻内造影剂浓度的变化,定性地评估和分析肿瘤实质血流灌注的情况,同时根据超声造影结果,还可以对感兴趣区域进行拟合,生成时间 - 强度曲线,分析病灶血流灌注的定量参数,主要包括:上升时间(RT)、峰值强度(PI)、曲线下面积(AUC)、上升斜率(AS)和达峰时间(TTP)等。时间 - 强度曲线主要由上升支和下降支组成,两者分别反映了造影剂在病灶内部微血管内的流速及其内部流量随着时间变化的关系;PI 值提示流入患处病灶新生血管内的造影剂总量。AUC 可反映病灶的灌注情况,间接反应肿瘤实质组织微血管的改变情况,进而用来评估新辅助治疗的治疗效果。

超声造影评估乳腺癌新辅助治疗疗效的优势和不足：

1. 优势　①与二维超声相比,超声造影测量的新辅助治疗后的肿瘤大小更接近术后病理,同时还能清晰显示肿瘤周边浸润趋势。②与彩色多普勒超声相比,超声造影能更清晰显示癌灶内部的微血管网。③相较于 RECIST 评估,经增强后的 mRECIST 评估才能更准确地反映疗效。

2. 不足　超声造影图像的清晰度就是二维超声图像的清晰度,增强时图像清晰度还有降低,故对癌灶边界的判定虽优于普通灰阶超声,但较增强磁共振仍显不足。磁共振能清晰地显示各组织层次关系,图像分辨率明显优于超声造影。一些病灶经新辅助治疗后纤维化、坏死伴散在癌细胞,超声造影易误认为病灶消失。对于一些较大的病灶,同一切面不能完整显示时,超声造影也不能完整显示,缺乏对病灶整体观的观察,与同侧乳腺病灶周围正常腺体和对侧腺体对比观察不足,在基线评估时不能全面评估患侧乳腺除病灶外,其他部位和对侧乳腺的情况,容易漏诊多灶性或多中心病灶,导致临床分期不准确。同时,超声造影对操作者有一定的要求,在没有严格质控的情况下,前后评估一致性不足,操作和诊断医师需要具有较为丰富的乳腺超声造影诊断经验。故应用超声造影进行乳腺癌新辅助治疗评估时,基线评估和手术前的增强磁共振仍然是非常必要的。超声造影在基线时,病灶穿刺安置定位标记夹或体表投影文身标记病灶边界、疗程中的密切监测、手术前对残余病灶穿刺安置定位勾丝或标记夹以指导手术切除和病理切片方面,具有自己独特的价值。

三、超声造影指导新辅助完成后残余病灶评估加术前定位(勾针,标记夹或纳米炭染色标记残余病灶位置)

对于一些新辅助治疗后病灶缩小较为明显,或者二维超声无法准确判断位置的病灶,拥有完善的、连续的超声造影评估能在术前对病灶进行较为准确的评估,并且能在超声造影引导下对残余病灶进行标记,以指导术中准确取材,减少手术时间。常用的定位材料有染料法、勾丝法、金属标记夹法。

超声造影引导下新辅助治疗后残余病灶定位简要操作流程如下：

1. 常规二维超声联合超声造影对残余病灶进行评估,确定残余病灶大小及边界。

2. 推荐二维超声/超声造影双幅显示模式下引导对残余病灶进行经皮穿刺定位,如残余病灶经超声造影评估后在二维超声引导下可准确识别病灶边界,也可在二维超声引导下定位。

(1) 染料法定位：常规消毒铺巾,穿刺点局部浸润麻醉后,超声引导下经皮穿刺,于残余病灶周围及中心注射染料,染料注射完毕后,穿刺点消毒并盖敷料。穿刺点应位于计划手术切除范围内。以纳米炭为例,可在每个点位注射 1∶10 稀释的纳米炭溶液 1~2mL。如果残余病灶较小,可只于病灶中心注射纳米炭。

(2) 勾丝法定位：常规消毒铺巾,穿刺点局部浸润麻醉后,在超声引导下经皮穿刺,将勾丝沿残余病灶最长径线中心部分进行穿刺,针尖到位后,释放勾丝,轻轻回拉,确认固定后,剩余皮肤外导丝于穿刺点皮肤处固定并消毒,盖敷料。穿刺点应位于计划手术切除范围内。超声引导下穿刺推荐采用单勾,因为单勾导丝相较于双勾导丝更固定,如果残余病灶较大,可根据实际情况采用双勾导丝或者多支单勾导丝。

(3) 金属标记夹法：常规消毒铺巾,穿刺点局部浸润麻醉后,在超声引导下经皮穿刺,于残余病灶周围及中心放置金属标记夹,金属标记夹放置完毕后,穿刺点消毒并盖敷料。穿刺点应位于计划手术切除范围内。如果残余病灶较小,可只于病灶中心放置一枚金属标记夹。

3. 残余病灶定位完成后,推荐立即前往手术室进行手术,有条件者可直接在手术室进行定位。超声造影引导下新辅助治疗后残余病灶定位应由具有丰富乳腺超声造影诊断经验,以及介入超声操作经验的医师完成。

四、超声造影指导新辅助后保乳患者外科精确切除和指导病理科对残余病灶精确取材

若新辅助治疗后患者拟行保乳治疗,其在超声造影引导下能准确定位残余病灶(见第十一章)。经由超声造影定位后的病灶,其定位材料能指导外科术中精确地切除病灶,极大地缩减手术时间,减少手术创伤,并且超声造影是血池显像,其定位的残余病灶具有相对丰富的血流信息,在超声造影引导下定位的残余病灶区,更能体现残余病灶的活性部分,可精确指导病理取材,提高病理制片效率,减少病理制片时间,减少病理假阴性率。(图 14-0-1)

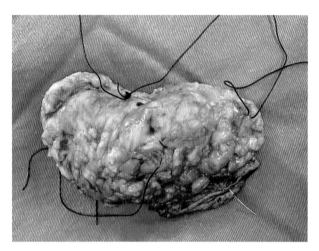

图 14-0-1　超声造影引导下对 NAT 后残余高增强病灶
行穿刺导丝定位指导病理取材

五、超声造影鉴别诊断 BI-RADS 4 类病灶,减少不必要的穿刺活检

临床过程中,很多乳腺良性病灶在行乳腺 X 线或超声检查时因病灶边界不清、形态不规则等影像学表现而被判定为 BI-RADS 4 类,按现有 BI-RADS 分类管理要求,这些病灶都应行穿刺活检以进一步鉴别良恶性。以 BI-RADS 4A 类病灶为例,其恶性风险不超过 10%,也就意味着有超过 90% 的被分为 BI-RADS 4A 类的病灶进行了不必要的穿刺活检。这是由于目前常用的乳腺超声和 X 线检查都是单纯的形态学检查,缺乏病灶微血管灌注信息,而良恶性病灶常常在形态学上有相似表现,故使鉴别诊断相对困难。虽然乳腺增强 MRI 能提供病灶微血管灌注信息以增强鉴别诊断能力,但由于其检查时间长、费用高等因素,使其在临床难以常规应用,且假阳性相对较高也导致了系列问题。

超声造影不仅能提供以纯血池增强为基础的病灶微灌注信息,而且具有操作简便、检查时间短、费用相对低廉、所用造影剂安全性极高的特点,对发现的可疑增强病灶还可以及时准确地行靶向穿刺活检。笔者所在单位经过 10 余年超声造影在 BI-RADS 4 类病灶鉴别诊断及靶向活检方面积累的临床经验和多中心研究证实,超声造影在降低不必要活检,提高活检的阳性率,提高诊断的准确性方面具有很好的价值。

但同时也要指出,超声造影对操作和诊断医师的要求较高,其诊断有一定难度,需要由有丰富的乳腺超声(乳腺影像学)诊断和超声造影诊断经验的医师来实施。并且由于乳腺疾病和病理构成、发展阶段的复杂性,超声造影不能作为唯一的诊断依据,结合多因素分析的综合评估诊断能力尤为重要。

附录 免疫组化名词

ALK 为一种酪氨酸激酶受体,可用于间变性大细胞淋巴瘤及炎性肌成纤维细胞瘤的诊断与鉴别诊断,1/2~2/3 的炎性肌成纤维细胞瘤核膜阳性

AR 雄激素受体,可用于乳腺癌(Luminar AR 型,AR 阳性,ER、PR、HER2 阴性)与浸润性癌,非特指型的鉴别诊断

B-Catenin WNT 信号通路的重要调节蛋白,其自身发生突变或与之结合的 APC 蛋白异常时,可出现异常核表达

Calponin 结合肌球蛋白和 F- 肌动蛋白的一种钙调蛋白,与平滑肌细胞收缩和调节有关

Cam5.2 是常用的极低分子量角蛋白,对应 CK7 与 CK8,与 CK7 反应相对较弱,正常分泌上皮阳性,复层鳞状上皮阴性,常与 CK18 联用

CD21 树突细胞标记物,是 EBV 及 HHV8 等病毒的受体,表达于滤泡树突细胞、边缘区细胞及套细胞,用于显示生发中心轮廓

CD34 一种分子量 110kDa 的单链穿膜蛋白,作为一种内皮细胞标记物被广泛应用在病理诊断及研究中。标记不成熟造血细胞、血管内皮细胞、胚胎成纤维细胞和某些神经组织细胞

CD35 分子量 210~220kDa 的穿膜蛋白,可与补体 C3b 和 C4b 结合,表达于所有 CD20$^+$ B 细胞和 CD14$^+$ 单核细胞

CK14 分子量为 50kDa,与 CK5 是合作伙伴,用于乳腺导管内乳头状瘤与乳头状瘤型导管内癌的鉴别

CK5/6 CK5 的分子量为 58kDa,与 CD14 协同作用,和 CK6 关系密切(抗体常同时与 CK5、CK6 反应),是基底细胞样乳腺癌的确诊标记物之一。也用于乳腺 UDH 与导管上皮异性增生(ADH、DCIS、ALH、LCIS 等)的鉴别

E-cadherin 钙黏附蛋白家族成员之一,可用于鉴别乳腺导管癌(+)和小叶癌(–)

EGFR 表皮生长因子受体,恶性肿瘤预后指标之一

EMA 细胞表面黏糖蛋白,由 MUC1 基因编码,表达于大多数腺体及导管上皮和一些造血细胞,主要标记上皮细胞及其来源肿瘤

ER 雌激素受体,可与其他抗体联用,用于乳腺癌及女性生殖系统腺癌与其他器官腺癌的鉴别诊断

HER2 应用于乳腺癌分型及靶向治疗患者的选择,为乳腺癌不良预后指标

Ki-67 与核糖体 RNA 转录有关,提示细胞的增殖活跃程度

P120 可区分乳腺小叶癌和导管癌

P40 P63 蛋白亚型之一,广泛应用于肺癌分型

P53 肿瘤抑制基因,位于 17p13,确保细胞分裂前损伤的 DNA 达到修复。其突变是人类肿瘤常见的遗传学异常,是多数肿瘤预后不良的指标(主要用于乳腺癌)

P63 P53 家族成员,标记多种上皮的基底细胞,胸腺瘤中的上皮样成分(+),标记肌上皮及其肿瘤。表达于鳞状上皮及尿路上皮的基底层和乳腺、前列腺、唾液腺基底细胞

PR 加用 ER 和其他多种标记物可用于乳腺或女性生殖道起源的腺癌

S-100 一类酸钙结合蛋白,可用于乳腺 Paget 病与浅表扩散性黑色素瘤的鉴别

syn 分子量为 38kDa 的跨膜糖蛋白,可鉴别神经内分泌肿瘤和癌

Vimentin 波形蛋白,用于上皮源性肿瘤与间叶性肿瘤的鉴别诊断